AF458283

TRAITÉ

D'HYGIÈNE

PUBLIQUE.

ANGOULÊME, IMPRIMERIE ET LITHOGRAPHIE E. GROBOT FILS,
Place du Marché-Neuf, 12.

TRAITÉ

D'HYGIÈNE

PUBLIQUE,

PAR

M. A. CHAPELLE,

DOCTEUR EN MÉDECINE;

ANCIEN INTERNE EN MÉDECINE ET EN CHIRURGIE DES HÔPITAUX DE PARIS;

MEMBRE CORRESPONDANT DE LA SOCIÉTÉ ANATOMIQUE DE LA MÊME VILLE, ETC., ETC.

OUVRAGE

Destiné particulièrement aux Comités d'Hygiène.

PARIS,

VICTOR MASSON, LIBRAIRE,

PLACE DE L'ÉCOLE DE MÉDECINE.

1850.

INTRODUCTION.

L'HARMONIE est la loi dominante de la nature. Depuis le *caillou* jusqu'au *lichen*, depuis celui-ci jusqu'au *mimosa*, depuis le *polypier* jusqu'à l'*homme*, il y a une succession non interrompue de perfectionnements et de complications. Cette chaîne lie entre eux les types distincts, conserve quelques-uns des attributs de la série qui finit et fait entrevoir ceux de la série qui commence. Le terme de cette grande échelle des êtres, c'est l'*homme*. Il participe des propriétés du règne animal, dont il est le type et le couronnement, et retient une étincelle de l'intelligence de l'Être supérieur et parfait qui gouverne les mondes. Aussi les phénomènes de la vie humaine tiennent-ils à deux forces différentes : l'une, aveugle, irréfléchie, se révèle par les faits d'accroissement, de nutrition, d'innervation, de mouvements instinctifs ; l'autre, au contraire, active, intelligente, réfléchie, se produit sur le théâtre de notre conscience.

La première de ces forces destinée à animer la matière, à diriger la vie physique, à présider à toutes les fonctions organiques, porte le nom générique de *principe vital.* C'est de là qu'émanent les sensations, les instincts, les appétits, dont la satisfaction importe à la conservation de l'individu et à la perpétuation de l'espèce. Cette force règne sans partage dans l'animal.

La seconde, différente des opérations de l'organisme, a une fin distincte du corps, une destinée plus haute : c'est l'*âme,* c'est le *moi,* c'est le principe de la vie intellectuelle et morale qui constitue la personnalité humaine. C'est de cette source que naissent les volitions, les souvenirs, l'activité propre, l'amour du devoir, le sentiment du droit, l'aspiration incessante vers la découverte du vrai, vers la recherche de l'inconnu. C'est aussi à ce foyer purement spirituel que nous puisons et ces espérances infinies que rien ne saurait tarir en notre cœur, et cette croyance heureuse qui nous montre à travers le néant du tombeau l'éternité de la vie.

La distinction entre ces deux éléments, l'un animal, l'autre psychique, est certaine. C'est pour avoir méconnu cette différence, pour avoir proclamé la fausse identité de ces deux principes, que tant de philosophes et de physiologistes sont tombés dans les erreurs du matérialisme. Je n'ai point à m'occuper ici de la spiritualité de notre être. La philosophie proprement dite en fait la spécialité de ses investigations. Mon but est de tracer quelques règles pour la conservation et le développement de la partie physique de l'homme. Mais avant il importe d'appeler l'attention du lecteur sur le rôle et l'importance de l'organisme dans les phénomènes de la vie en général. C'est là l'objet principal de cette introduction.

Chez les animaux, les perceptions dépendent uniquement de l'action que les choses du dehors exercent sur les sens. Ainsi l'attachement manifesté par ces êtres résulte de l'association entre la satisfaction des appétits, des besoins, par conséquent l'impression de plaisirs, et l'image d'une personne, cause de ces sensations agréables. Tout en eux est instinct. L'instinct, a dit Cuvier, est comme une vision permanente chez les animaux. Ceux-ci semblent avoir dans leur *sensorium* des perceptions innées qui les déterminent à agir à l'instar des sensations ordinaires. Mais ce qui excite cette vision, ne peut être que le principe vital, organique, qui pousse l'animal à marcher dans une voie déterminée, immuable, à parcourir toujours le même cercle de travaux. C'est ce principe qui incite les deux sexes à s'accoupler, qui enseigne aux palmipèdes à nager sur l'eau sans éducation préalable, aux abeilles à fabriquer avec tant de régularité des cellules de cire d'après un type invariable, aux oiseaux à construire leur nid, à accomplir chaque année leurs migrations lointaines. Aucun animal n'a la faculté d'associer des idées, de réfléchir, car la bête ne peut rien inventer, rien perfectionner. Incapable de calcul, elle ne sait point se liguer et comploter contre l'homme ou les êtres qui la tyrannisent. Elle est complètement dépourvue du principe pensant, raisonnable.

Il en est de même de l'homme au début de son existence. Tout se passe en lui sans qu'il en ait connaissance. Il est alors purement animal. En effet, pendant tout le temps que l'être humain reste un appendice de la mère, les modifications dont il est le siége se produisent sans sa participation. Sculpteur incomparable, le principe organique façonne silencieusement et dans l'ombre les différentes parties nécessaires à l'existence et à l'harmonie de l'ensemble, distribue la vie aux divers instruments qu'il a créés, les place dans un ordre où tout se combine sans se confondre, où tout a ses fonctions spéciales et des rapports essentiels avec le reste. Aussi, lorsque le nouvel être commence son existence individuelle, est-il apte à résister aux agents extérieurs, à élaborer, à assimiler à sa propre substance les matières nutritives prises dans le monde qui l'entoure. Toutefois, au début de la vie extra-utérine, l'encéphale de l'enfant est mou, d'un blanc presque mat; la substance grise des circonvolutions cérébrales est encore confuse, indistincte, tandis que le système rachidien, dans toute son étendue, posséde la même composition anatomique, présente à peu près la même consistance que chez l'adulte. Or, la physiologie a démontré que tous les mouvements qui dépendent de la moëlle épinière sont involontaires. Voilà pourquoi les contractions qu'on observe chez les nouveau-nés sont seulement provoquées par des sensations apportées à la tige nerveuse spinale, et pourquoi elles sont instinctives, irréfléchies. Toute impression produite sur les nerfs sensitifs de la peau ou des muqueuses agit directement et immédiatement à travers la moëlle et détermine des mouvements. Aussi voit-on le jeune enfant avaler sans distinction les liquides qu'on place dans sa bouche, exercer des efforts de succion sur le doigt qui touche à ses lèvres, comme sur le sein même qui l'allaite. Sa main cherche à saisir tout ce qui est en contact avec elle, quelle que soit la couleur et la dimension de l'objet. Sa tête, son tronc, ses membres sont continuellement agités; ses yeux roulent dans leur orbite sans se fixer. C'est que toute impression extérieure détermine en lui des mouvements. L'intelligence et la réflexion dorment encore, n'ont donné aucun signe d'existence. Mais à mesure que l'appareil cérébral se perfectionne, les sensations sont perçues avec plus de conscience; alors commence la transformation de la sensation et de l'instinct en raisonnement, en volonté. Déjà l'enfant est sur le seuil d'une vie nouvelle; encore quelques années de plus, et les aspirations de l'âme vont partager avec les appétits du corps les tendances de son être.

Ainsi, dans la première période de notre existence, la force organique agit en souveraine, gouverne sans contrôle. Plus tard même, lorsque la raison aura acquis tout son développement, non-seulement l'élément physique disputera encore à l'élément moral le domaine de la nature humaine, mais parfois aussi arrivera à ressaisir sa toute-puissance. Les faits suivants, colligés au hasard, en témoignent hautement.

Par l'intermédiaire du système nerveux, les organes de la vie plastique transmettent au cerveau les impressions reçues. Lorsque ces organes sont lésés, souffrants, ils pervertissent l'activité sensorialle, amènent une perturbation dans les manifestations de l'intellect et du moral. Un simple panaris allume chez l'homme une fièvre ardente, l'agite, lui fait perdre souvent la conscience de lui-même. La spermatorrhée émousse rapidement l'énergie morale, engendre l'hypochondrie. Une diminution lente des globules du sang suffit pour modifier le caractère, pour changer les tendances de l'esprit. Quelques jours d'abstinence épuisent les forces, abattent le courage, amènent une aberration des facultés intellectuelles. Suivant la quantité de sang qui abonde au cerveau, l'âme en éprouve des modifications plus ou moins profondes. La dose de fluide sanguin qui y afflue est-elle légèrement augmentée? l'encéphale se trouve excité, stimulé : les idées deviennent plus vives, plus rapides, plus nettes. Si le liquide s'y porte en abondance, au lieu d'excitation, il y a prostration, paralysie : les idées se montrent confusément, sans liaison, sans ensemble. Elles cessent même complètement de se manifester si l'hémorrhagie encéphalique est considérable et occupe certaines parties déterminées du cerveau. Alors l'homme a perdu ses attributs supérieurs ; il est réduit à l'état de bête. De même lorsque les fonctions du centre nerveux cérébral sont empêchées ou suspendues, comme dans la syncope, dans les circonstances d'ivresse alcoolique ou autre, la personnalité humaine disparaît. Toutes les causes qui tendent à troubler le système nerveux central contenu dans le crâne, conduisent à des modifications analogues dans les manifestations de la vie morale. L'inflammation des méninges et des couches cérébrales superficielles produit le délire, fait cesser l'exercice de la volonté, et la chronicité de la phlegmasie peut conduire à la folie. N'observe-t-on pas chaque jour que les tempéraments nerveux, sanguin, lymphatique, et toutes leurs nuances, influent sur le moral, modifient les dispositions intellectuelles? Qui ne sait que c'est à la période de l'existence où le corps est dans toute sa puissance que les facultés intellectuelles atteignent toute leur force. Mais qui ne sait aussi que l'affaiblissement de l'organisme, son épuisement sénil, entraîne plus ou moins à la longue la dégradation de l'intelligence.

Ainsi l'homme ne jouit de la plénitude de son libre arbitre que lorsque ses fonctions organiques et ses facultés se trouvent en parfaite harmonie. Entre la santé morale et la santé physique il existe donc une solidarité intime. Le bien de l'âme se lie avec le bien du corps ; et il nous devient impossible d'aller à notre fin, d'entrer en participation avec l'élément supérieur de notre nature, lorsque l'organisme est malade, impuissant. Sans l'intégrité du cerveau, l'intelligence ne pourrait déployer son activité, et le principe spirituel, à son tour, ne saurait commander aux rouages de notre économie. Tout a été coordonné dans l'homme de manière que l'âme ait besoin de l'intervention de la *force vitale* pour parvenir à sa destinée ; de même que la force vitale pour atteindre le but que lui assigne la nature, exige l'accomplissement de l'action du *moi*. Proscrire l'un de ces deux éléments de notre être, est donc contraire à l'essence des choses, aux préceptes d'une saine morale.

A part les idées de quelques philosophes, la civilisation ancienne porte l'empreinte d'un matérialisme profond. Son but est surtout le perfectionnement du corps, le triomphe de la force physique, l'amour de la belle nature. Dans les arts, le paganisme n'a cherché à faire revivre que la forme, les proportions de la créature, sans s'inquiéter de la pensée qui doit animer l'œuvre de la création. La beauté corporelle telle que l'entendaient les Grecs et les Romains est toute plastique, toute sensuelle, pleine de lascivité.

Le christianisme déclare au contraire la guerre au corps, offre en holocauste au principe moral la partie matérielle de l'homme. Aussi la vie du vrai chrétien est-elle une lutte incessante contre lui-même, une souffrance continuelle destinée à combattre par des pénitences, par des jeûnes, par des macérations, cette chair maudite, siège et principe du mal. Tous les peintres et les sculpteurs qui se sont pénétrés du dogme catholique, se sont efforcés de faire passer sur la toile et le marbre les douleurs du Crucifié. C'est qu'en effet, pendant plusieurs siècles, on a cru que le meilleur moyen de développer l'intelligence, d'accroître l'empire de l'âme, était de mortifier le corps. Aux époques de foi ardente, on a vu les grands hommes de la chrétienté fuir l'aspect du monde pour aller disputer aux bêtes fauves leurs cavernes et enfouir la raison sous les langes d'une croyance mystique. Le but de leurs sombres pratiques était d'arracher l'esprit aux liens qui l'attachent au corps, d'affaiblir la partie périssable de nous-mêmes, pour fortifier d'autant cette âme immortelle purifiée par le sang d'un Dieu immolé pour elle.

Tandis que la force matérielle jouissait des honneurs de l'apothéose dans les jeux Olympiques, Isthmiques, Pythiens, la société catholique, vouée à une vie de privations, couvrait le sol de monastères, se livrait aux âpres voluptés de la mortification.

Ces deux tendances opposées de l'humanité sont également fausses; elles ne tendent à rien moins qu'à modifier l'œuvre du Créateur, à simplifier notre nature, mais en la mutilant. Si l'homme qui cherche uniquement à satisfaire ses besoins matériels, à entretenir son embonpoint, excite le mépris et la pitié du moraliste, le pénitent qui se réfugie dans la solitude pour éteindre les aspirations de sa nature physique, se dégrade aux yeux du physiologiste. Sous l'habit d'anachorète, il devient le promoteur du suicide. Aujourd'hui seulement, nous commençons à comprendre qu'il ne faut rien rompre dans l'harmonie de notre être, qu'il faut respecter le corps comme l'esprit, car l'un et l'autre sont l'ouvrage de Dieu.

Toutefois, nos mœurs et nos usages, nés de ces époques de réprobation de la chair, ont fait négliger l'éducation physique, ont jeté sur l'étude de la santé une sorte de dédain qu'il importe de détruire dans l'intérêt même de l'intelligence. En me préoccupant du bien du corps, mon but n'est pas de chercher à faire prédominer le principe organique sur le principe spirituel. Je m'éleverai toujours contre ces apôtres de la matière qui mettent les appétits à la place des idées, et qui n'aperçoivent dans les questions sociales que le côté sensuel. Satisfaire ses besoins physiques, c'est en effet là toute la bête, mais ce n'est pas là tout l'homme. Notre destinée terrestre n'est pas de vivre seulement de pain matériel, mais aussi, et surtout, de cette vie intellectuelle, raisonnable, libre, responsable qui nous fait une place à part dans l'échelle des êtres. Quelque chose de subalterne s'attache et s'attachera toujours au bien-être social tant qu'il ne produira que des jouissances corporelles, tant qu'il ne contribuera pas à agrandir les facultés humaines. Mais si on habitue l'homme à avoir plus de souci de lui-même, si on rehausse sa dignité physique, on arrivera ainsi à influer peu à peu sur ses sentiments, à faire pénétrer dans sa conscience le degré de son importance, à élever son esprit au niveau de la position que lui assigne la nature. Le corps n'est que la condition, mais la condition nécessaire de cette vie supérieure. Aussi, quiconque s'efforcera de réhabiliter la chair dans des limites justes et rationnelles, n'arrivera à rendre à cette partie de notre être que l'honneur qui lui est dû, comme à l'agent indispensable de nos destinées, comme à la représentation visible de la beauté suprême.

Le but de l'homme ici-bas est de rechercher la vérité, de pratiquer le bien, de mériter, par conséquent, de travailler. Or, le travail est-il en définitive autre chose qu'un effet, un produit, tandis que la cause de toute richesse, le capital le plus fécond, la première condition de tout labeur, résident dans cet exercice libre et complet des fonctions de l'économie qu'on appelle la santé. C'est en donnant à notre organisme une vigueur suffisante que nous arriverons à surmonter les fatigues auxquelles nous sommes condamnés sur cette terre. Il est donc du devoir de l'État, tuteur des intérêts de tous, de donner au corps, serviteur de l'âme, la culture qu'il mérite, de veiller aux besoins matériels comme aux besoins spirituels, car la maladie physique et la maladie morale s'engendrent réciproquement. L'esprit se corrompt, s'épuise dans une enveloppe souffrante et détériorée. C'est avec raison qu'Hallé a dit : « L'homme physique est inséparable de l'homme moral. »

Pour accomplir cette œuvre de réhabilitation, il ne s'agit pas de copier l'antiquité, mais de prendre le vrai là où il se trouve. Je suis loin de désirer qu'on revienne à la République de Sparte : elle était basée sur l'ilotisme et tolérait le vol ; ni à la République Romaine, car elle s'appuyait sur la servitude, le patriciat et la clientelle. Enlevons la rouille laissée par les siècles passés, effaçons les formules incomplètes des générations emportées par la mort; soyons de notre temps. Les connaissances des modernes sont en tout supérieures à celles des anciens. C'est la conséquence de la perfectibilité humaine; c'est la loi du progrès, si admirablement définie depuis quelques années.

Toute l'antiquité croyait que l'humanité allait se dégradant avec les âges, que l'époque où vivaient les aïeux était supérieure à celle où les descendants avaient pris naissance, et que les pères laissaient des fils de plus en plus dépravés. Horace n'a fait que traduire l'opinion de son époque dans les vers suivants :

Œtas parentum, pejor avis, tulit
Nos nequiores, mox daturos
Progeniem vitiosiorem.

Aussi les hommes de la période antique plaçaient-ils la Perfection, le suprême Bonheur, l'Age d'or, l'Éden, à l'origine des sociétés, aux époques primitives du monde. On sait maintenant que la vérité est dans une croyance contraire. L'étude comparative des différentes périodes de l'histoire montre que les générations en se transmettant le fruit de leurs travaux, le tribut de leurs réflexions, créent des moyens de plus en plus perfectionnés pour améliorer leur nature. Et dans cette grande élaboration de l'esprit humain, la science médicale est venue grossir, par ses apports nombreux, le grand courant de la civilisation. A elle, est dévolue la haute mission de veiller sur le maintien de la santé et sur le développement des instruments de la vie. Rétablir dans ses voies normales l'organisme troublé, faire disparaître les causes extérieures des maladies par une distribution convenable de l'air, des eaux, de la chaleur, de l'habitation, du régime, modifier dans un sens favorable la constitution des individus, détruire dans la société les vices morbides qui tendent à l'affaiblir, à la détériorer; tel est en effet le but sublime de la médecine. Les recherches de la physique et de la chimie, en se reflétant sur l'hygiène, ont agrandi son domaine et augmenté la somme de ses connaissances positives. Et maintenant, notre science est en possession de lois précises qui devront servir plus tard à produire au sein des sociétés des réformes sérieuses et équitables. Elle ne borne pas son horizon, comme le pensent quelques esprits étroits, au traitement des maladies individuelles. Elle éclaire encore de ses lumières les problèmes les plus élevés de l'économie sociale. Il est temps que ces conquêtes de l'intelligence humaine pénètrent au sein des masses populaires et servent à leur amélioration physique et morale.

Rendons hommage à la vérité : depuis quelques années, la santé publique a marché dans une voie rapide de progrès. Il suffit, pour s'en convaincre, de consulter les tables de mortalité. Avant la révolution de 1789, en France, le nombre des décès pris en général était à peu près de 1 sur 30. Il est maintenant de 1 sur 40. La vie moyenne est, suivant l'illustre Laplace, la mesure la plus exacte du bien-être ou de l'état de misère des populations. Or, la moyenne de l'existence, dans notre pays, évaluée par Duvillard à 28 ans trois quarts, à l'époque de notre première Révolution, s'élève actuellement à 34 ans. Assurément, beaucoup de causes ont contribué à prolonger le cours de la vie. Mais ces causes ne tiennent-elles pas, en grande partie, à ce que la science, en étendant ses limites, a fait passer ses formules dans la pratique des choses. L'histoire de la médecine nous montre, en effet, un grand nombre de maladies, tant épidémiques que sporadiques, qui, fréquentes autrefois, disparaissent peu à peu au souffle de la civilisation. Tels sont le scorbut, le typhus, la lèpre, le mal des ardents, les fièvres paludéennes. A peine trouve-t-on aujourd'hui de temps en temps la trace de ces grands fléaux épidémiques : peste, variole, dyssenteries, etc., qui, au Moyen-Age, moissonnaient des populations entières. Thomas Short a calculé qu'en Angleterre, avant 1750, c'est-à-dire jusqu'à l'époque où l'hygiène commença à faire des progrès véritables, les années épidémiques furent aux autres comme deux est à onze. Et à mesure qu'on se rapproche de notre époque, non-seulement on s'aperçoit que le nombre des épidémies diminue et que la mortalité des années épidémiques décroît, mais encore on voit des maladies disparaître des cadres nosologiques. Lorsque de nos jours ces affections meurtrières se présentent, elles ne frappent que les pays dont la salubrité et les institutions sanitaires sont aussi arriérées qu'elles l'étaient dans le nôtre, il y a quelques siècles. En parcourant cet ouvrage, il sera facile de voir qu'un grand nombre de maladies, et des plus graves, peuvent facilement être extirpées du sein des sociétés actuelles, par des mesures hygiéniques appropriées.

Sans doute, la médecine n'a pas la prétention d'accomplir le prodige de l'Hercule antique abattant toutes les têtes de l'Hydre. Non ; elle n'arrivera jamais à enlever tout le mal-être qui existe dans le monde ; car de même que la mer a ses tempêtes, la terre ses frimats, de même l'organisme est exposé, par la nature de son mécanisme, à des perturbations d'autant plus fréquentes que les parties qui le constituent sont plus délicates, plus multipliées. Mais l'homme découvre chaque jour des moyens de plus en plus efficaces pour vaincre les mille causes de douleur et de mort qui viennent l'assiéger. Il est nécessaire que la société en général profite de ces longues investigations de l'esprit. Souvenons-nous que la santé publique est une condition essentielle de la prospérité des États.

Des *os*, de dimension, de disposition diverses, formant la charpente solide de l'organisme ; des *ligaments*, à fibres résistantes, flexibles, servant à lier entre elles les différentes pièces osseuses ; des *organes digestifs*, où s'élaborent les matières destinées à entretenir et à développer la substance vivante ; des *vaisseaux*, de nombre infini, de grandeur variable, pratiqués dans toutes les parties du corps, et destinés, d'un côté, à porter aux organes leur nourriture déjà préparée, de l'autre, à reprendre les matériaux usés dans le mouvement de la vie ; un *appareil pulmonaire*, par où pénètrent dans l'organisme les gaz indispensables à notre existence, et par où s'échappent les substances volatiles impropres à l'entretien de la santé ; des *viscères* divers, dont l'intégrité des fonctions importe à l'équilibre de l'économie; un *système nerveux,* principe animateur, présidant à tous les actes de la sensibilité et de la locomotivité, indispensable à toute perception ; des *sens,* sentinelles vigilantes créées par la nature pour que l'organisme individuel et le monde extérieur maintiennent leurs relations nécessaires, indispensables ; telle est cette admirable composition qu'on appelle l'homme physique, ensemble riche de détails, majestueux d'unité et d'harmonie, où chaque fonction nous paraîtrait une merveille si nous n'étions les témoins habituels de ses actes, la scène accoutumée de ses jeux.

Considérée d'une manière plus intime, la vie consiste dans une rotation non interrompue de la matière, dans une mutation continuelle d'éléments qui vont du monde extérieur à l'organisme, deviennent sang, tissus, puis s'usent, se décomposent et rentrent dans le grand courant sanguin, d'où ils s'échappent au dehors. Pour subvenir aux pertes incessantes qui se produisent dans l'acte de la vie, l'homme puise dans le milieu qui l'entoure trois sortes de matières: les unes, organiques, de nature végétale et animale ; les autres, minérales, formées d'eau et de sels ; enfin de l'air, dont une partie pénètre dans l'économie et suit le torrent circulatoire.

Voilà par quels agents se conserve et se développe l'organisme humain avec ses trois sensations : faim, soif, besoin de respirer. Lorsque les matériaux absorbés sont insuffisants, le corps se flétrit, dépérit et penche vers la tombe. Au contraire, lorsque l'air qui arrive aux poumons est exempt de tout mélange insalubre, lorsque l'alimentation est suffisante, l'énergie vitale augmente. Toutefois, les fonctions digestives ne pourront s'exercer normalement, les organes prendre un accroissement convenable, si le corps reste dans l'inaction, si les divers appareils de l'économie ne sont pas stimulés par le mouvement.

Ainsi les conditions générales de la santé se réduisent à trois :

1° Respiration d'un air pur, soit dans l'intérieur des habitations, soit au dehors ;

2° Usage d'une nourriture suffisante ;

3° Exercice approprié aux forces du sujet.

Tel est aussi le cadre général de cet ouvrage.

CHAPITRE PREMIER.

DE L'AIR ET DES HABITATIONS.

SOMMAIRE : Importance de l'air dans les phénomènes de la vie. Ses altérations. Maladies qu'il détermine. — Ignorance des architectes en matière d'hygiène. Données fournies par la physiologie médicale pour la construction des habitations en général. — Du chauffage et de la ventilation des appartements. — Dispositions à donner aux fenêtres. — Conditions que doivent remplir les latrines pour rester salubres. — Des émanations délétères venues de l'extérieur. Moyens de préserver les maisons de l'action nuisible des miasmes fébrifères. — Des hôpitaux et des prisons : modifications réclamées par la science à leur égard. — De la construction des villes. — De l'insalubrité des logements des ouvriers villageois et citadins. Règles sanitaires à suivre pour l'édification de ces demeures. — Nécessité de la part de la société de surveiller les établissements destinés à contenir un grand nombre de personnes.

La pénétration de l'air dans les poumons et de là dans le sang, est une condition indispensable à la vie. Le premier souffle de l'homme en venant au monde, son premier cri se produit sous l'influence du fluide atmosphérique; et notre existence s'éteint lorsque l'action de ce gaz vient à cesser. Tandis que nous pouvons supporter l'abstinence d'aliments pendant plusieurs jours, il nous est impossible de résister à la privation d'air au-delà de quelques instants. Trois minutes de suspension complète de la respiration suffisent ordinairement pour déterminer la mort.

Ce fluide si essentiel à l'organisme, ce *pabulum vitæ*, la nature prévoyante l'a distribué avec profusion à ses créatures. Il forme autour de la terre une couche de seize lieues d'épaisseur. Doué d'une ténuité extrême, il pénètre par tous les orifices, par toutes les issues, arrive et séjourne dans nos demeures, se précipite partout où existe un vide communiquant avec l'atmosphère du dehors. Et cependant, au lieu de puiser largement dans cet immense réservoir gazeux qui s'offre toujours à nous, et que la respiration des deux règnes organisés maintient constamment dans les mêmes proportions, nous en usons, au contraire, d'habitude avec une dangereuse parcimonie. Notre incurie est si grande, que l'atmosphère qui arrive à nos poitrines est souvent viciée par des mélanges insalubres qui altèrent la santé, épuisent la constitution.

L'air pris en rase campagne contient pour cent parties, en volume, 79 d'azote et 21 d'oxygène, ou plus exactement, d'après MM. Boussingault et Dumas, 79,19 d'azote et 20,81 d'oxygène. Il faut ajouter à ces corps des quantités variables de vapeur d'eau, de l'acide carbonique, représentant en moyenne 4 dix-millièmes du poids de la masse atmosphérique, de l'hydrogène carboné dans un rapport à peu près égal, et accidentellement des traces d'hydrogène sulfuré, d'oxyde de carbone, quelques composés ammoniacaux. Enfin, il s'y rencontre des miasmes qui, à dose suffisante, parviennent à eux seuls à engendrer des maladies redoutables.

Malgré l'impuissance de l'analyse à dévoiler la composition et les propriétés chimiques des miasmes, leur existence n'en est pas moins certaine. Elle se révèle et par des caractères physiques et par des perturbations morbides dont notre organisme devient le théâtre.

MM. Thénard et Dupuytren ont fait voir qu'en agitant de l'eau distillée dans un amphithéâtre de dissection, ce liquide s'imprégnait de particules animales, car il répandait au bout de peu temps des exhalaisons putrides. D'un autre côté, Mascati a montré qu'en suspendant des globes de verre remplis de glace, soit sur les rizières de la Toscane, soit dans des salles d'hôpital, l'eau, après être passée à l'état de fusion, entrait promptement en putréfaction. M. Rigaud a constaté l'exactitude de ces expériences et a démontré, en outre, que ce liquide pris à l'intérieur exerce sur les animaux une action délétère. Dès 1829, M. Boussingault remarqua que l'air recueilli près d'une mare où rouissait du chanvre, noircissait l'acide sulfurique concentré au bout de quelques heures, tandis que, à une distance de quelques hectomètres, cet acide conservait sa coloration. Le même savant a observé des résultats semblables dans diverses contrées de l'Amérique où régnaient des fièvres intenses. Ces émanations insalubres manifestent souvent leur présence par l'odeur qu'elles dégagent. Ainsi, les matières volatiles qui sortaient des cheminées d'appel de l'ancienne Chambre des Députés répandaient, comme l'a constaté M. Péclet, une odeur infecte. Qui n'a éprouvé le matin, avant le renouvellement de l'air des appartements, une impression olfactive désagréable en pénétrant, soit dans une salle d'hôpital remplie de malades, soit dans une chambre à coucher qui a servi à abriter quelques personnes pendant la nuit ?

Mais ces divers miasmes sont loin d'exercer sur l'économie une action égale, identique. Ceux qui s'exhalent directement de notre corps ont des propriétés différentes de celles que possèdent les effluves créés par les substances organiques, végétales surtout, en fermentation dans les eaux croupissantes. Les premiers déterminent le développement d'affections typhiques ; les seconds donnent naissance à des pyrexies intermittentes, rémittentes ou continues, d'une tout autre nature. L'opinion de Parent-Duchâtelet sur l'innocuité des émanations produites par les matières qui se putréfient, ne saurait trouver aujourd'hui de partisans sérieux. Les raisons alléguées par cet auteur ont été complètement réfutées par les observateurs de l'époque actuelle.

Parmi les éléments définis de l'air, l'acide carbonique est celui dont la proportion va le plus en augmentant par suite du séjour de l'homme dans une atmosphère limitée. C'est à ce gaz et aux particules organiques qui naissent de l'exercice des organes, qu'il faut rapporter surtout l'insalubrité des lieux où des individus sont restés longtemps en permanence.

Le corps de l'homme est une sorte de calorifère vivant où, à chaque instant, brûle une quantité notable de charbon, versé ensuite au dehors sous la forme d'acide carbonique. Comme chacun de nous introduit dans ses poumons environ un tiers de litre d'air par inspiration, et que, dans l'état de santé et de repos, nous faisons 16 inspirations par minute, il en résulte que dans les circonstances ordinaires de la vie, il passe par heure dans la poitrine 320 litres d'air. Dautre part, l'expérience apprend que l'air expiré des poumons contient en moyenne 4 pour cent d'acide carbonique. D'après cela, il est facile de calculer la quantité de ce gaz rejeté par la respiration dans un temps déterminé ; l'expression numérique suivante :

$$\frac{320 \times 4}{100} = 12^{\text{lit.}}80$$

représente cette valeur en une heure. Ainsi l'acide carbonique rendu en un jour s'élève à 307 litres 20 centilitres.

Ces nombres nous montrent combien une atmosphère confinée où l'homme séjourne s'imprégne fortement et avec rapidité de ce composé délétère.

A la dose de quatre pour cent, l'acide carbonique paraît exercer sur les organes des propriétés nuisibles, puisque nous éprouvons le besoin de l'expulser au dehors. Dans un air qui en contient six pour cent, une bougie allumée y brûle incomplètement : au bout de peu de temps sa flamme devient pâle, vacillante, et finit par s'éteindre. Néanmoins, notre vie se maintient dans un semblable mélange. Mais, à la longue, la respiration s'embarrasse ; on éprouve un malaise général, de la pesanteur de tête. Des recherches expérimentales ont montré qu'un chien de taille ordinaire meurt au bout de quelques minutes dans une enceinte où l'air renferme trente pour cent de ce gaz.

Toutefois, l'insalubrité des pièces habitées est due bien plus encore à la transpiration pulmonaire et cutanée qu'à l'acide carbonique exhalé de la poitrine. On sait que les matières volatiles qui se dégagent de la surface des muqueuses et de la peau se trouvent mêlées de vapeur d'eau et de particules animales en suspension. Ces matières organiques, source de l'odeur désagréable répandue dans les appartements où l'homme reste quelque temps, sont l'agent le plus actif de cette insalubrité. En effet, dans plusieurs cas où l'on a fait l'analyse de l'air des pièces renfermant un grand nombre de personnes dont la respiration commençait à devenir pénible, on n'a pas trouvé des quantités d'acide carbonique suffisantes pour expliquer cette gêne. Ainsi, dans une expérience dirigée par M. Leblanc, rue Neuve-Coquenard, cet observateur a trouvé que dans une salle d'école primaire bien fermée, sans ventilation, et où séjournaient depuis cinq heures cent quatre-vingts enfants, l'air contenait 87 dix-millièmes d'acide carbonique, c'est-à-dire moins de 1 pour cent ; et cependant « l'atmosphère, dit-il, était lourde, l'inspecteur se plaignait de la chaleur et attendait avec impatience le moment d'ouvrir les fenêtres. » La température intérieure était étrangère à ce malaise; car elle ne s'élevait qu'à +18°.

Lorsqu'on pense à l'importance du rôle de l'air dans l'hématose et à l'influence du sang sur tout l'organisme, on comprend facilement combien l'altération du gaz atmosphérique doit jeter de perturbations dans l'énergie vitale. Une fois privé d'une partie de son oxygène, que remplace l'acide carbonique, de l'oxyde de carbone provenant d'un foyer où la combustion est incomplète ; une fois chargé de particules animales volatiles dues aux sécrétions diverses de l'organisme et à l'exhalaison des surfaces cutanée et pulmonaire, ce mélange impur se comporte comme un agent toxique spécial. Suivant la nature et le degré d'insalubrité auquel l'atmosphère qu'on respire se trouve parvenue, des maladies diverses et d'une gravité variable naissent directement de cette source. Si la variation est très-marquée, la mort par asphyxie arrive promptement. Si, au contraire, la proportion des substances délétères est peu notable, mais leur présence continue, peu à peu surviennent l'anémie, la chlorose, un dépérissement graduel de toute l'économie. Le développement des affections scrofuleuses est favorisé par cette même influence. Le méphitisme dépend-il surtout de matières organiques produites dans le mouvement de la vie? c'est alors la fièvre typhoïde, le typhus qui éclatent.

La fièvre typhoïde apparaît, en effet, soit chez les individus isolés, mais respirant un air mal renouvelé, soit chez les personnes réunies en masse plus ou moins considérable et vivant dans une atmosphère viciée, comme parmi les ouvriers logeant la nuit dans des chambrées mal ventilées, d'une capacité insuffisante; les militaires couchés dans des casernes trop étroites ; les élèves des lycées, des pensions, agglomérés en trop grand nombre dans un espace restreint. Toute cause d'affaiblissement de l'organisme : nourriture insuffisante, fatigue ou exercices incomplets, etc., prédispose l'économie à recevoir plus sûrement l'influence des exhalaisons miasmatiques qui se développent dans ces différents milieux.

Lorsque les circonstances d'insalubrité augmentent encore, l'affection typhique revêt des caractères plus graves, éclate sous la forme de typhus, franchit les limites de son berceau et étend au loin ses ravages. On voit la maladie naître et se développer dans les hôpitaux, les prisons, les bagnes, les lazarets, les vaisseaux, les villes assiégées lorsque les soldats restent long-temps confinés dans des casemates, en un mot, dans les lieux d'une capacité trop faible pour le nombre des hommes qui s'y trouvent accumulés. Elle frappe de préférence les personnes débilitées par des maladies antérieures, des privations, des excès, des affections morales. On a donné au typhus le nom de *fièvre d'hôpital*, à cause de sa fréquence dans les salles encombrées de malades ; il a été appelé *fièvre des prisons*, parce qu'il se montre d'ordinaire dans les cachots, les salles où sont entassés les détenus. L'agglommération des soldats dans des enceintes trop étroites pour la multitude qu'elles recèlent, a valu à la maladie la qualification de *fièvre des camps*. Dans tous ces cas, la cause morbide est la même : la viciation de l'air par suite de la présence prolongée de l'homme dans un espace limité.

En songeant au triste état où se trouvaient les habitations dans les siècles précédents, à l'absence de toute mesure hygiénique, on peut affirmer que les affections typhiques étaient fréquentes et intenses dans ces époques reculées. Mais le cadre alors très-borné de la nosologie, le peu de précision des descriptions pathologiques, nous ont privé de leur relation exacte. On confondait sous le nom générique de *peste* toute épidémie de gravité même médiocre. C'est ainsi que dans son histoire des maladies épidémiques, Ozanam compte plus de deux cents affections dites *pestilentielles*, qu'il considère comme étant des typhus véritables.

Quelques exemples bien authentiques de ce fléau vont nous expliquer son mode réel de génération.

En 1577, le libraire Jankins, accusé pour injures adressées au roi, fut traduit avec ses complices devant les assises d'Oxford. Pendant tout le temps que dura ce procès célèbre, l'affluence fut immense. Les assistants se trouvaient entassés dans une enceinte étendue mais mal aérée, mal ventilée. Aussi, à la suite de ces assises devenues fameuses, le typhus apparut, frappa surtout les personnes assidues aux débats et en fit mourir près de trois cents. Plus tard, en 1750, une épidémie semblable et presque aussi meurtrière se développa à celles d'Old-Bailey. Les mêmes circonstances amenèrent les mêmes phénomènes pathologiques.

Si, à l'encombrement, viennent s'ajouter d'autres causes d'insalubrité, telles que l'accumulation d'immondices, la présence d'un grand nombre de blessés, d'amputés, dont les vastes plaies en suppuration répandent une odeur forte et fétide, la maladie devient encore plus certaine dans son explosion, plus redoutable dans ses symptômes. Ainsi dans la désastreuse retraite de Moscou, les débris de notre armée épuisée s'étant concentrés dans Wilna, les hôpitaux se remplirent aussitôt de malheureux couverts de blessures ;

les cadavres amoncelés le long des murailles se trouvaient au milieu des déjections alvines. De ces tristes asiles, qu'on ne contemplait qu'avec angoisse, se dégageaient les exhalaisons les plus méphitiques. Le typhus rencontrant là son propre aliment, y fit bientôt explosion. Sur 30,000 hommes retenus prisonniers, 25,000 succombèrent. De ces centres d'infection, le fléau s'étendit sur le reste de la ville, et fit périr plus de 6,000 habitants. A Dantzick, Torgaw, Mayence, la maladie prit naissance au sein des mêmes désordres et y exerça des ravages presque aussi considérables.

Depuis trente-cinq ans, la paix et les progrès de la civilisation ont produit de notables améliorations, ont fait cesser ces grandes agglomérations d'hommes si nuisibles à la santé. Dès-lors le typhus a fait des apparitions plus rares. En même temps la gravité de ses attaques a diminué. Mais toutes les fois que ses causes viennent à se reproduire, il se montre de nouveau. Ainsi, en 1829, il se déclara dans le port de Toulon, à la suite de l'entassementde six cents forçats sur un bagne flottant. Lorsqu'il sévit à Reims, en 1839 et 1840, il éclata d'abord dans la prison où l'on avait réuni un trop grand nombre de détenus. M. Landouzy, qui a publié la relation de cette épidémie de typhus, rapporte que la prison de cette ville, construite pour quatre-vingts personnes, en contenait depuis plusieurs mois cent quatre-vingts à cent quatre- vingt-dix lors des premières manifestations de la maladie. Il y a quelques mois seulement, on a vu naître les mêmes accidents morbides à l'hôpital de Novarre (Piémont). L'encombrement des salles où se trouvaient réunies les malheureuses victimes de la désastreuse bataille livrée au mois de mars dernier en avait été la cause génératrice.

Partout il est facile d'éteindre ces foyers d'infection miasmatique d'où sortent les affections typhiques. Il suffit pour cela de désemplir les pièces encombrées, de faire parvenir aux poumons un air plus pur, plus salubre. Ainsi en 1805, le typhus s'étant montré dans un dépôt de mendicité placé à Vilvorde, on fit promptement cesser la maladie par l'emploi de moyens convenables de désinfection, de propreté, de ventilation. Dupuytren rapporte qu'en 1814 et 1815, lors de l'invasion de Paris par les armées ennemies, les blessés confiés à ses soins arrivaient à une guérison prompte et facile, tant qu'ils se trouvaient suffisamment espacés, tant que leur chiffre ne s'élevait pas au-delà de deux cents dans une même salle. Mais passé ce nombre, le typhus s'y déclarait. Son invasion coïncidait d'ordinaire avec celle de la pourriture d'hôpital, dont le développement paraît dépendre de circonstances analogues.

Les émanations du corps humain ne sont pas les seules qui déterminent l'altération de l'air confiné. Les lumières artificielles, les cheminées mal établies contribuent également à vicier l'air des appartements. On sait par des expériences directes qu'un kilogramme de charbon en brûlant transforme en acide carbonique tout l'oxygène contenu dans 9 mètres cubes d'air. D'autre part, l'air devient impropre à la respiration quand il ne renferme plus que sept pour cent d'oxygène ; d'où il résulte qu'un kilogramme de charbon, en passant tout entier à l'état d'acide carbonique, rend irrespirable l'atmosphère d'un appartement bien clos de 27 mètres cubes de capacité. D'un autre côté, la combustion du charbon ou du bois donne toujours lieu à la formation d'une quantité plus ou moins notable d'oxyde de carbone, dont l'action délétère est des plus prononcées. Aussi dans un air où il entre un deux-centièmes de ce gaz, un oiseau de grandeur médiocre y périt au bout de deux minutes. M. Félix Leblanc a vu mourir, frappé d'asphyxie, un chien de haute taille qu'on avait placé dans une enceinte où le gaz atmosphérique contenait 0,54 d'acide carbonique et seulement 0,005 d'oxyde de carbone.

Les matières qui servent à l'éclairage domestique créent aussi en brûlant d'énormes quantités de substances volatiles nuisibles à la santé. D'après les calculs de M. Dumas, un bec de gaz d'éclairage obtenu par la distillation de la houille, dépensant 158 litres de gaz par heure, donne naissance, par sa combustion pendant une heure, à 128 litres un tiers d'acide carbonique. Un bec de gaz retiré de la distillation des huiles, consommant 38 litres de gaz par heure, produit 42 litres et demi d'acide carbonique. Outre l'acide carbonique, l'oxyde de carbone, l'hydrogène carboné dégagés par la flamme des chandelles ou des lampes à huile, il se forme en même temps des particules odorantes douées également de propriétés insalubres.

Un arrangement vicieux dans les appareils de chauffage suffit à lui seul à rendre irrespirable l'air des appartements. Outre la fumée qui détermine de la toux, des bronchites, des maux de gorge, des ophthalmies, les gaz résultant de la combustion peuvent encore devenir la source d'accidents des plus graves.

Que les matières à brûler soient du charbon, du bois, de la tourbe, de la houille, la combustion dépend toujours de la combinaison de l'oxygène de l'air avec ces matières. De là, la production des substances gazeuses : acide carbonique, oxyde de carbone, hydrogène, hydrogène carboné, vapeurs d'eau qui, dans les circonstances ordinaires, se dégagent au dehors par les tuyaux des poêles et des cheminées. Si la combustion était complète, absolue, il ne se formerait que des vapeurs aqueuses et de l'acide carbonique. Mais les choses se passent autrement dans nos foyers, parce que les matériaux de chauffage sont mal préparés, mal distribués ; que l'air qui leur arrive se trouve en quantité insuffisante et contient trop peu d'oxygène. Or, plus les matières brûlent mal, plus le développement de l'oxyde de carbone devient considérable. Voilà pourquoi ce composé abonde dans les produits gazeux que les cheminées rejettent au dehors ; et on l'y rencontre en proportion d'autant plus grande que le tirage est plus lent, plus imparfait, que l'air affluant est moins pur. Les expériences précédemment citées nous montrent tout le danger attaché à la respiration d'un mélange où sa présence se fait sentir. C'est à lui, en effet, qu'on doit rapporter la plupart des accidents que déterminent les vapeurs de charbon et de bois. Aussi doit-on bannir l'usage des foyers isolés qui versent dans les appartements les gaz nés de l'ignition, comme cela existait chez les anciens, et comme on l'observe encore de nos jours dans certains ateliers et dans quelques localités du continent européen.

Des états morbides redoutables, la mort même, peuvent

dépendre d'une combustion qui s'opère dans des milieux dont la disposition est condamnée par la science. Qu'on suppose un appartement exigu, hermétiquement fermé et muni d'une cheminée étroite et en activité, l'air de l'enceinte sera rapidement épuisé par les matériaux carbonés que le feu consume. Cet air ne pouvant être remplacé par celui du dehors, le foyer perd de son ardeur, la flamme diminue d'éclat, prend l'aspect bleuâtre. Peu à peu un vide se forme dans l'enceinte; et il arrive un moment où les gaz brûlés, au lieu de s'élever dans la cheminée, refluent dans l'appartement et peuvent alors amener la mort par asphyxie.

Cet accident survient encore quelquefois dans une habitation mal close, communiquant avec l'extérieur, si l'appareil où la combustion a lieu se présente dans des conditions vicieuses. Ainsi, le docteur Marye rapporte qu'au mois de janvier 1835, un marchand de nouveautés de Paris fut rencontré étendu mort dans une chambre placée à l'entresol, séparée de son magasin situé au rez-de-chaussée, par un escalier ouvert, et présentant un des carreaux de sa fenêtre brisé. Voici quelle fut la cause du décès : Le soir, avant de se coucher, il avait imprudemment fermé la clef du poêle placé à quelques mètres de son lit. Cette fermeture ayant ralenti la combustion des fragments de coke et de charbon contenus dans le foyer, détermina le reflux des gaz délétères dans l'appartement. De là l'asphyxie. Un examen attentif du cadavre montra, en effet, que les vapeurs du combustible avaient seules occasioné la mort.

J'ai été témoin en 1847 d'une asphyxie commençante

produite par le mauvais entretien d'un appareil de chauffage : un poêle dont les cylindres du tuyau étaient engorgés de suie et laissaient apercevoir des vides nombreux à leurs points de jonction, se trouvait placé au centre d'un appartement de capacité médiocre. Un des habitants du logis, après avoir rempli entièrement le foyer de coke et de bois et enflammé ce mélange, ferma le plus complètement possible la porte et la fenêtre de l'appartement, et sortit ensuite de la maison. Trois quarts d'heure après, cette même personne rentra chez elle, croyant y trouver un feu ardent. Mais à peine a-t-elle séjourné quelques minutes dans ce milieu délétère, qu'elle se trouve prise de dyspnée, de vertiges. Bientôt elle tombe à la renverse. Suivie heureusement à peu de distance d'un ami qui appela au secours, elle ne fut exposée qu'aux premières atteintes de l'asphyxie. La respiration d'une atmosphère plus pure suffit pour la ramener promptement à son état normal. Évidemment ici le trouble des phénomènes vitaux était dû à ce que l'air afférant se trouvant en quantité insuffisante pour opérer une combustion complète, l'oxyde de carbone se formait en abondance. D'autre part, les gaz sortis du foyer en activité, au lieu d'être transportés au dehors en totalité, refluaient en grande partie dans l'appartement par les nombreuses ouvertures placées le long du tuyau de poêle.

Dans certains cas, les gaz produits par l'ignition exercent leur action délétère loin du foyer d'où ils émanent.

Lorsque le tuyau d'une cheminée communique avec celui d'une cheminée adjacente, les matières volatiles qui se dégagent de l'une peuvent pénétrer dans l'appartement correspondant à l'autre et y déterminer des accidents mortels. Rappelons-nous que l'air se refroidit à mesure qu'il monte dans un conduit vertical chauffé seulement dans la partie inférieure. Si, dans son ascension, ce gaz rencontre une issue donnant accès à une atmosphère plus raréfiée, il s'y précipite, pénètre dans l'enceinte voisine et y exerce sa funeste influence. C'est ainsi que Vauquelin, Darcet ont observé des cas d'asphyxie déterminés par la communication de deux tuyaux de cheminée l'un avec l'autre.

D'autres fois, il arrive que les gaz délétères produits par une combustion sourde cheminent dans des conduits étroits, cachés, et vont répandre au loin leur action méphitique. Hencke, M. Alph. Devergie ont rapporté des exemples de mort causée par la carbonisation de poutres ou de solives placées sous des foyers fortement chauffés. Tel est le cas arrivé à Belleville en 1845, chez les époux Drioton, qu'on trouva asphyxiés dans leur lit. Des recherches minutieuses et prolongées parvinrent à faire découvrir la source de l'accident : dans une chambre située au même étage et distante de huit mètres de celle où la mort était venue frapper, on rencontra sous la plaque en fonte qui formait l'âtre de la cheminée des lambourdes attaquées par le feu; ignition qu'avait déterminée le contact médiat du foyer exposé à une haute température. Les gaz carbonés ne trouvant pas d'issue dans cette même pièce, s'étaient glissés le long des lambourdes du parquet, puis, avaient pénétré à travers une large fissure dans la chambre où reposaient les deux victimes.

J'ai montré précédemment combien le gaz de l'éclairage contribuait par sa combustion à vicier l'air des appartements. Et cependant, ce n'est pas le seul effet de ses propriétés délétères. Non-seulement, ce gaz peut altérer l'air en brûlant, mais encore par lui-même, par son simple mélange avec le fluide atmosphérique. Si le tube où il circule est mal fermé, s'il existe quelque crevasse dans la longueur du tuyau de conduite, il peut déterminer rapidement la mort, pourvu que sa proportion se trouve suffisamment considérable. On rencontre dans les annales de la science des exemples nombreux de ce genre de décès. C'est ainsi qu'à Strasbourg, en 1841, cinq personnes de la même famille succombèrent de la sorte, ainsi que M. Tourdes nous l'apprend. M. Alph. Devergie a recueilli l'observation d'un accident de même nature arrivé au mois d'avril 1830, dans une maison de commerce de Paris. Un commis périt asphyxié et quatre autres furent en danger de mort.

Quelle doit être la proportion du mélange nécessaire pour rendre irrespirable l'air d'une pièce habitée? L'expérience directe apprend que lorsque le gaz de l'éclairage forme la onzième partie d'une atmosphère, il détonne à l'approche d'un corps en ignition. Dans l'observation de M. Devergie, une lampe allumée portée dans le magasin où l'accident avait eu lieu, ne produisit aucune explosion. La proportion de un onzième est donc plus que suffisante pour déterminer l'asphyxie.

L'air des appartements chargé de vapeurs aqueuses est également nuisible à la santé de l'homme. On sait, en effet, que plus l'atmosphère se trouve saturée d'humidité, plus l'évaporation se ralentit, et plus par conséquent la transpiration pulmonaire et cutanée diminue d'activité. Lorsque le fluide sudoral trouve un obstacle à sa volatilisation, il se condense, se réunit en gouttelettes sur toute la surface du corps. Dès-lors les canaux sudorifères s'engorgent de liquide, les glandes de l'appareil diapnogène sécrètent en moins grande abondance; et, comme le pouvoir absorbant des poumons est très-considérable, ces organes reprennent le fluide qui, dans l'état normal, est exhalé au dehors. D'où résulte une augmentation du poids du corps, comme l'a montré Fontana.

Cette altération de la fonction sudorale, unie à la résorption du liquide aqueux, exerce sur l'économie une action déprimante; l'hématose devient de moins en moins complète, l'activité nutritive s'affaiblit, l'appétit se ralentit progressivement, les tissus et les glandes se gonflent de fluides blancs, l'atonie générale se prononce de plus en plus. Alors éclatent, pour peu que les sujets y soient prédisposés, la cachexie scrofuleuse, tuberculeuse, etc.

D'un autre côté, l'eau qui recouvre la peau, contribue au refroidissement du corps. Or, le froid humide est la source principale des rhumatismes, lesquels engendrent, comme l'a montré M. Bouillaud, la plus grande partie des affections organiques du cœur. A leur tour, ces affections cardiaques produisent l'hydropisie, la dyspnée, qui paralysent les forces, rendent le travail impossible.

Voilà à quelles conséquences morbides conduit l'humidité permanente des appartements. Qu'on ajoute à cela la rare et courte apparition des rayons solaires interceptés par de hautes murailles, par des constructions vicieusement établies, une atmosphère stagnante, ou bien des courants d'air froid circulant à travers les larges interstices des portes et des fenêtres, et l'on a des habitations d'une insalubrité complète. Et cependant, c'est dans un milieu semblable que vit la grande majorité de nos populations laborieuses dont la santé est toute la richesse !

Jusqu'ici le public, les architectes, étrangers aux premières notions de l'hygiène, n'ont été guidés dans leurs constructions par aucune règle sanitaire. On n'a cherché ni à proportionner les dimensions des appartements au nombre d'individus qui doivent y séjourner, ni à établir dans l'intérieur des pièces un renouvellement d'air suffisant, ni à donner aux habitations une orientation convenable, ni à élever des appareils de chauffage salubres et économiques. Il suffit de visiter les demeures privées, même les plus élégantes, les lycées, les hôpitaux, les prisons, etc., pour être frappé de l'ignorance des constructeurs en matière d'hygiène. Quant au chauffage, il faut bien savoir qu'avec des appareils mieux construits, avec l'usage de calorifères bien ordonnés, on arriverait, avec la même quantité de combustible qui se consomme de nos jours dans une seule de nos cheminées, à porter à une température plus élevée et plus constante plusieurs appartements, et même plusieurs étages.

On se figure généralement que lorsqu'un architecte a levé le plan d'un édifice, indiqué la hauteur et l'épaisseur des murailles, présidé au percement de quelques fenêtres plus ou moins symétriques, couronné l'habitation d'une toiture, veillé au cloisonnement intérieur du local, il a satisfait à toutes les obligations d'une bonne construction. Non ; il n'a encore rempli que la plus faible partie de sa tâche; car la demeure où l'homme est appelé à vivre, doit être établie bien moins pour flatter le regard que pour conserver sa propre santé. Au reste, les prescriptions de l'hygiène sont toujours en parfaite harmonie avec les exigences de l'architecture. La science et l'art ont la même origine et se prêtent toujours un mutuel appui.

L'équerre et le compas, si utiles à l'art du constructeur, sont insuffisants pour résoudre tout le problème des habitations. Ce n'est point avec leur secours qu'on arrivera à déterminer la dose d'air pur nécessaire aux poitrines, à apprécier si telle exposition convient à une maison, à un édifice public, à une rue, si l'atmosphère est plus salubre sur un point que sur un autre, si telle industrie réclame pour la santé des dispositions particulières dans la construction. Les connaissances médicales seules peuvent conduire à la solution de ces questions.

Recherchons donc les données que fournit notre science pour l'édification de nos demeures.

Et d'abord, quelles conditions doit réunir l'air des appartements habités pour rester salubre ?

On sait que l'homme fait passer par heure dans ses poumons 320 litres d'air. En supposant une personne placée pendant neuf heures dans une chambre hermétiquement close, sans aucune ventilation, il lui faudrait donc un appartement représentant une capacité de 2 m. c. 880, et dans les 24 heures, 7 m. c. 680, pour que le même air ne passât qu'une seule fois dans les poumons, pour que l'atmosphère respirée puisse toujours rester salubre. Mais le mélange des gaz étant une de leurs propriétés les plus essentielles, ces conditions deviennent impossibles à réaliser. L'air qui a servi à la respiration se répand dans la pièce et communique ses propriétés nuisibles à la masse gazeuse qu'elle contient.

Pour que l'atmosphère des appartements habités conserve sa salubrité, il est donc nécessaire qu'elle soit incessamment renouvelée si l'espace est étroit, ou qu'elle trouve à se répandre dans une masse considérable d'air pur, de telle sorte que sa dissémination extrême lui fasse perdre ses propriétés nuisibles.

Comment apprécier la quantité d'air qu'exige un homme adulte confiné dans sa demeure, pour que sa respiration reste normale et que sa santé se soutienne?

L'insalubrité des appartements n'est pas due seulement, comme je l'ai montré plus haut, à l'acide carbonique exhalé des poumons, mais encore, et surtout, aux matières animales qui se dégagent avec les fluides aqueux des surfaces cutanée et pulmonaire. Par conséquent, il est plus exact de prendre, pour la dose d'air à fournir par heure à chaque individu, le volume d'air nécessaire à la dissolution des produits de la transpiration. Or, les expériences de M. Seguin et celles, plus récentes de M. Dumas, ont fait voir que la quantité de vapeur qui se forme en une heure s'élève en moyenne à 38 grammes. Le poids de la vapeur qui sature 1 mètre cube d'air à + 15° est de 13,028. En supposant l'air à moitié saturé, circonstance ordinaire de l'atmosphère, on a

$$38 : \frac{13,028}{2}, \text{ ou } 38.2 : 13,028 = 5^{\text{m. c.}}84.$$

Ainsi, le volume d'air à fournir par individu et par heure s'élève à peu près à 6 mètres cubes à la température de + 15°. L'exactitude de ce nombre a été vérifiée par plusieurs expériences. A une semblable dose, l'air de l'enceinte ne prend aucune odeur, la respiration reste libre et facile, et la quantité d'acide carbonique de la salle ne dépasse pas 2 millièmes.

En appliquant ces données à la détermination de la capacité que doit avoir un appartement habité pour que l'air reste pur, on voit que cette dimension est subordonnée au degré de renouvellement du gaz qu'il contient, à la durée moyenne du séjour de l'homme dans cette enceinte.

Pour une pièce bien close, dépourvue de moyens de ventilation, le nombre des individus et le temps qu'ils ont à y séjourner doivent être tels que, par heure, chaque personne trouve un cube d'air de 6 mètres. Supposons un dortoir où l'atmosphère ne peut être renouvelée. S'il est destiné à contenir 40 personnes, et qu'elles y restent pendant 8 heures, sa dimension devra être de $6^{\text{m. c.}} \times 8^{\text{h.}} \times 40^{\text{hab.}}$, c'est-à-dire 1,920 mètres cubes, ou 48 mètres cubes par personne pour la nuit. Passé ce temps, la ventilation deviendrait nécessaire. Dans les circonstances ordinaires, ce cubage de 48 mètres par individu ne semble pas indispensable, à cause des fissures des portes et des fenêtres et de la présence des cheminées. Toutefois, l'expérience a montré que le renouvellement de l'air qui peut s'effectuer à travers ces ouvertures plus ou moins étroites, est généralement peu considérable, et que la capacité des appartements demande à être mesurée comme s'ils ne recevaient qu'une très-faible quantité d'air extérieur. Or, il existe un grand nombre de salles d'étude, de dortoirs, de geôles où la ration d'air par individu et par heure s'élève à peine à un ou deux mètres cubes !

Le séjour des enfants dans les dortoirs est en moyenne de huit heures par nuit. Conséquemment, là où il n'y a pas de ventilation, ce qui est le cas à peu près universel, il devrait y avoir un lit pour une capacité de 48 mètres cubes. En admettant que la salle ait une élévation de 3 mètres, chaque lit devrait occuper sur le plancher une surface de 16 mètres carrés. Qu'on visite les divers établissements d'instruction publique, et l'on verra que sur cette étendue on trouve ordinairement quatre ou cinq lits.

Que dirai-je de l'habitation des ouvriers ? Si la plupart d'entre eux ne sont pas asphyxiés dans leur demeure, ils le doivent à leur large cheminée où circulent des courants d'air qui les glacent en hiver, à leur porte mal jointe, à leur croisée mal fermée.

Le degré d'élévation des appartements importe-t-il à leur salubrité ?

La chaleur qui se développe dans l'économie humaine est très-considérable. En prenant pour unité de chaleur du carbone et de l'hydrogène les chiffres qui résultent des expériences précises de MM. Favre et Silbermann, on trouve, en nombres ronds, qu'un homme adulte soumis à la ration d'entretien, produit dans les 24 heures 2,500 colories, ou une quantité de chaleur suffisante pour porter à 100°, 25 kilogrammes d'eau à 0°. Cette chaleur sert à maintenir la température du corps à son équilibre normal, à déterminer la volatilisation des gaz que la respiration fait naître, à former la vapeur exhalée par la transpiration pulmonaire et cutanée. Mais, plus les gaz s'échauffent, plus ils diminuent de densité, et plus ils ont de tendance à s'élever à la partie supérieure du milieu où ils se trouvent. Aussi, à mesure que se dégagent de la poitrine les fluides nés du mouvement respiratoire, ils gagnent la voûte de l'enceinte où l'homme séjourne. Et tandis que l'atmosphère qui s'étend à ses pieds reste pure, celle qui avoisine sa tête devient de plus en plus viciée par sa respiration. En supposant une personne debout dans une chambre étroite et dont le niveau supérieur dépasse à peine sa hauteur, au bout de quelques heures, elle arrivera à n'inspirer que l'air qui a déjà passé par ses poumons. D'où, la nécessité de donner aux appartements ordinaires une élévation d'au moins 2 mètres 50 centimètres. Cette hauteur devra augmenter avec le nombre des hommes destinés à y habiter. Ainsi l'hygiène exige qu'elle soit portée à 4 ou 5 mètres pour les casernes, les grands dortoirs, les salles d'hôpital, les ateliers destinés à contenir un nombre considérable d'ouvriers.

Toutes les fois que les circonstances s'opposeront à la construction d'établisssments publics ou d'habitations privées pouvant offrir la capacité indiquée précédemment, il deviendra indispensable de recourir à des appareils de ventilation pour combattre l'exiguité des pièces, pour conserver à l'air que l'homme respire ses propriétés salubres.

Le chauffage des appartements mérite de fixer l'attention de l'hygiéniste. Suivant l'arrangement du foyer et du tuyau d'écoulement des gaz brûlés, suivant la nature et la disposition du combustible placé au foyer, la santé de l'homme se conservera intacte ou en éprouvera des ébranlements funestes.

Tout appareil où s'opère la combustion, doit satisfaire à la double condition d'échauffer d'une manière uniforme l'intérieur des pièces habitées et de renouveler l'air qu'elles contiennent. Les cheminées découvertes, construites suivant les données de la science, remplissent en partie ce but. Voici quel est leur mode d'action :

La chaleur développée au foyer élève la température de l'air ambiant. Cet accroissement de calorique diminue la densité et accroît la force élastique de la colonne gazeuse qui s'élève alors dans le tuyau de conduite, en vertu de sa légèreté spécifique et de l'excès de pression qu'elle détermine sur les couches d'air supérieur. Par suite de la tendance des fluides à prendre l'équilibre, l'atmosphère extérieure pénètre dans l'appartement à travers les orifices en communication avec l'air du dehors, et remplace la colonne de gaz brûlés que la cheminée en activité rejette incessamment.

Mais pour que ce système de chauffage remplisse le double but d'économie et de salubrité auquel on doit toujours tendre, il est nécessaire qu'il satisfasse à certaines conditions qui manquent à presque tous les appareils actuellement établis.

Lorsqu'on visite les habitations publiques et privées, on remarque généralement des vices graves dans la construction des cheminées. Ainsi elles déterminent une ventilation incomplète, produisent d'ordinaire une température insuffisante et mal distribuée, occasionent une dépense inutile, exagérée de combustibles, permettent le reflux de la fumée dans l'intérieur des appartements.

Recherchons quels sont les moyens de faire disparaître ces inconvénients.

L'expérience apprend que les mouvements des gaz et des liquides sont sensiblement soumis aux mêmes lois. Lorsqu'un de ces fluides circule dans un canal, ses molécules en frottant sur les parois de ce conduit, éprouvent une résistance qu'on reconnaît être en raison inverse de la section du tuyau. De là, la nécessité de donner aux canaux où se meuvent les gaz, aux cheminées, une surface peu étendue. La forme circulaire est celle qui convient le mieux; car le cercle est la figure qui, pour une capacité donnée, présente le moins de contour, par conséquent détermine le moins de frottement, engendre le moins de force rétardatrice pour l'ascension des gaz. Après le cercle vient la section polygonale à un très-grand nombre de côtés.

Tandis que la forme aplatie et une grande section du tuyau de conduite diminuent la vitesse d'écoulement des gaz brûlés, favorisent la production des doubles courants, amènent le refoulement de la fumée dans la pièce où s'effectue le chauffage, un tuyau circulaire et étroit produit des effets opposés. La veine d'air, en remplissant la capacité du canal, jouira d'une température plus élevée, parce que le gaz non brûlé se trouvera en moins forte proportion, présentera une ascension plus rapide et donnera moins de prise au vent.

Ainsi, par suite de la forme et de la section des tuyaux de conduite, on arrive à communiquer à l'air qui a servi à la combustion une vitesse d'écoulement plus grande et, par suite, à préserver l'intérieur des pièces d'une disposition favorable à l'accès de la fumée. L'expérience montre que pour les cheminées ordinaires une ouverture circulaire de 0 m 25 de diamètre est la plus convenable, est celle qui réalise le maximum d'effet utile. On atteint sensiblement le même résultat efficace en rétrécissant sur un ou plusieurs points le conduit d'écoulement des gaz brûlés ; car l'étranglement d'un canal active constamment le mouvement des fluides qui y circulent. Quelle que soit la modification apportée, l'orifice supérieur de la cheminée doit toujours avoir un faible diamètre, afin de donner le moins de prise possible à l'action perturbatrice de la pluie, des vents, du soleil. Le contact de l'eau abaisse, en effet, la température de la fumée, diminue sa vitesse d'ascension. D'un autre côté, les courants d'air extérieur opposent au mouvement des gaz brûlés leur force impulsive souvent contraire. Quant au soleil, ses rayons en frappant la partie supérieure du tuyau de cheminée l'échauffent, déterminent des courants d'air chaud ascendants, et par suite des courants froids à marche descendante.

Une grande hauteur des cheminées est nécessaire à la salubrité des appartements. D'une part, l'étendue de la colonne d'air chaud augmente sa force de pression et par conséquent sa vitesse d'écoulement ; de l'autre, l'élévation du tuyau conducteur de la fumée sert à neutraliser l'action des vents.

Les courants atmosphériques peuvent se présenter dans trois directions opposées et exercer des influences différentes. S'ils ont une direction verticale de haut en bas, et si leur vitesse est égale ou supérieure à celle de l'air brûlé, la fumée refluera nécessairement dans l'appartement. Si, au contraire, leur course est verticale, mais de bas en haut, la vitesse d'écoulement de l'air chaud se trouvera accélérée. S'ils soufflent horizontalement, ils sont sans effet nuisible. Mais presque jamais ils ne sont directement ni verticaux ni horizontaux ; le plus ordinairement ils arrivent obliquement. Dans tous les cas, on combattra leur influence en élevant les cheminées qui, alors posséderont un plus fort tirage, domineront la direction des vents, ou seront frappées par eux dans un sens plus horizontal. On diminuera encore les chances de fumée produite par l'action de la pluie et des courants atmosphériques en armant d'un chapeau en tôle la partie supérieure du tuyau d'écoulement des gaz.

Les accidents graves résultant de la communication des cheminées entre elles imposent aux constructeurs l'obligation de munir chaque foyer d'un tuyau conducteur distinct, isolé. L'appel de l'air dans la cheminée a lieu, en effet, par tous les embranchements existants, qu'ils fournissent ou non de l'air chaud. Cette circonstance favorise le refoulement de la fumée dans les pièces privées de feu et peut y déterminer, comme je l'ai montré précédemment, des phénomènes graves d'asphyxie.

La disposition du foyer et le choix du combustible influent également sur la salubrité et l'économie du chauffage.

Généralement le foyer des cheminées est trop enfoncé et présente une étendue trop considérable. Lorsque l'ouverture des foyers a des dimensions exagérées, une trop forte proportion de l'air afférent échappe à la combustion, abaisse la température de la fumée, diminue par conséquent la vitesse du courant ascensionnel. L'aspiration devenant insuffisante pour l'évacuation des gaz brûlés, ceux-ci refluent dans l'appartement, sous l'influence des moindres circonstances retardatrices.

Comme la seule chaleur utilisée dans les foyers ordinaires est celle qui provient du rayonnement, il importe que les parois soient construites avec des matières ayant un grand pouvoir réflecteur, qu'elles soient constituées par des murs latéraux à surface polie, afin de rendre plus complète la réflexion de la chaleur.

Dans tous les foyers, il est nécessaire de placer au-dessus du cendrier une grille en fer destinée à supporter le combustible. Le but de cet appareil est d'utiliser le plus possible le gaz comburant, de forcer l'air à traverser la totalité des matières à brûler. Par là, l'ignition deviendra plus vive, la fumée sera moins à craindre; car le tirage des cheminées dépend en grande partie de l'activité du foyer.

Si la grille ou le foyer présentent une trop grande surface, le passage de l'air se fera plus lentement, la combustion sera moins active, le feu moins ardent. Une grande quantité d'air traversera alors inutilement le foyer, en sortira non altéré ou ayant éprouvé une altération incomplète. Au lieu d'acide carbonique, il ne se formera à peu près que de l'oxyde de carbone. Si on diminue l'étendue de la grille, l'air qui passera à travers le combustible sera animé d'une plus grande vitesse et y arrivera en plus forte proportion. La combustion se trouvant plus vive et plus complète, moins d'oxyde de carbone prendra naissance; de là plus d'économie et de salubrité. Toutefois, il est une limite qu'il importe de ne pas dépasser, parce qu'alors les inconvénients seraient les mêmes que ceux qu'entraîne une trop grande grille : l'air affluant se trouverait en quantité insuffisante pour brûler convenablement le combustible nécessaire au chauffage de la pièce. Au reste, l'expérience a appris que les foyers les plus avantageux étaient ceux d'où l'air s'échappait à moitié brûlé, c'est-à-dire renfermant 10 pour cent d'oxygène. Et, d'après les recherches de Darcet, il faut que la surface de la grille soit trois fois plus grande que la section de la cheminée.

L'épaisseur du combustible doit toujours être proportionnée à l'étendue de la grille, à la capacité de la cheminée. On conçoit, en effet, qu'une accumulation trop considérable de combustible dans le foyer, en rétrécissant l'orifice d'entrée du tuyau de cheminée, diminue la section générale du passage de l'air, et par suite nuit à la combustion, favorise la production de l'oxyde de carbone. Il importe d'éviter par tous les moyens possibles la formation de ce gaz : il est l'agent d'une insalubrité extrême, l'occasion d'une grande déperdition de calorique. 1 kilogramme de carbone en se transformant en acide carbonique produit 7,170 unités de chaleur, c'est-à-dire une quantité de calorique suffisante pour élever de 1° 7,170 kilogrammes d'eau. La même dose de carbone en se convertissant en oxyde de carbone ne développe que 1,386 unités de chaleur. Il est donc nécessaire de communiquer au foyer une grande activité, afin de rendre la combustion aussi complète que possible. Des registres destinés à régler le tirage devraient être placés dans ce but à chaque cheminée.

Quant au combustible qu'on dépose dans les foyers découverts, on devra toujours choisir de préférence celui qui a un pouvoir émissif ou rayonnant très-marqué. L'expérience apprend que les matières qui brûlent sans flamme possèdent ce pouvoir à un degré bien plus marqué que celles qui brûlent avec flamme. Aussi les houilles et le coke sont-ils préférables aux autres combustibles.

Lorsqu'on fait usage de bois, il importe qu'il soit bien desséché; parce que l'humidité est une cause de ralentissement de la combustion et de perte considérable de calorique. Si l'on représente par 1 la chaleur spécifique de l'air, celle de l'eau sera représentée par 4. Par conséquent, plus la vapeur développée est notable, plus la quantité de calorique perdu va en augmentant.

Les cheminées, telles qu'elles sont construites ordinairement, laissent dégager en pure perte une énorme proportion de la chaleur produite. L'air brûlé qui se répand dans l'atmosphère possède une température élevée, comme le montre le thermomètre placé au sein de ce gaz. Les poêles ont sur les foyers découverts le grand avantage d'utiliser une très-grande partie de la chaleur développée par la combustion. Mais ils ont l'inconvénient de déterminer une ventilation insuffisante, d'occasioner de la céphalalgie, de communiquer à l'air, s'ils sont en métal, une odeur forte, désagréable. De plus, ils privent de la vue du feu, qui est une jouissance réelle, une sorte de nécessité de notre nature. Aussi ne doivent-ils être placés que dans les appartements où l'homme ne fait qu'un séjour court, momentané, comme les salles à manger.

Le renouvellement de l'air des appartements où l'homme est obligé d'habiter est une condition indispensable au maintien de la santé. J'ai fait voir plus haut les accidents attachés à la respiration de cette atmosphère viciée. Mais, pour que la ventilation soit suffisante, il faut qu'il pénètre constamment dans la pièce un volume d'air égal à celui qui s'échappe par la cheminée, que les orifices d'entrée et de sortie des gaz offrent la même capacité. Or, dans les appartements ordinaires, l'air extérieur qui y arrive est uniquement fourni par les fissures des portes et des fenêtres. Ce mode d'appel entraîne la formation de courants d'air froid et la pénétration de la fumée dans l'enceinte habitée, si ces ouvertures ont une surface insuffisante. Quelquefois, au lieu de fissures, on a recours aux ventouses qui, bien établies, seraient plus convenables, plus avantageuses. Mais généralement elles présentent des dispositions vicieuses. Leur section est d'ordinaire trop petite; leur ouverture placée près du foyer, y déverse l'air froid du dehors. De cette disposition résulte un défaut de renouvellement de l'atmosphère de la pièce, car le gaz affluant se trouve porté directement au foyer ; d'autre part, les courants d'air froid arrivant sur les pieds des personnes placées près de la cheminée, y déterminent des impressions fâcheuses. Pour que leur rôle devienne réellement utile, efficace, il faut qu'elles possèdent des dimensions suffisantes et qu'elles soient placées de manière à établir une ventilation complète des appartements. Le renouvellement de l'air à l'aide de vasistas, d'ouvertures placées à la partie supérieure des croisées, est un procédé également avantageux et trop peu répandu.

Mais le système le plus salubre et en même temps le plus économique pour opérer la ventilation des pièces consiste à chauffer le gaz respirable avant son introduction dans les appartements. De la sorte, on évite les courants d'air froid, on chasse l'humidité des enceintes habitées. Il suffit pour cela d'établir une cheminée à tuyau double et concentrique ; de faire que chacun des deux tuyaux reste sans communication l'un avec l'autre ; de les séparer par un intervalle où circulerait en s'échauffant l'air venu du dehors. Un canal de conduite pratiqué dans l'épaisseur de la muraille, mis en relation par une de ses extrémités avec l'air extérieur, servirait à déverser dans l'intervalle laissé entre les deux tuyaux le gaz atmosphérique pur de toute combustion. A mesure que cet air se mettrait en contact avec les parois du premier tuyau où circule la fumée, il augmenterait de température, prendrait une ascension rapide, et irait déboucher dans l'appartement, à la hauteur du plafond, à l'aide d'une ventouse de section convenable.

Un poêle, dont le tuyau serait garni d'une double enveloppe, satisferait aux mêmes conditions, remplirait le même but.

Toutefois, s'il s'agit d'élever la température des pièces où un grand nombre de personnes doivent séjourner, il importe de recourir à d'autres calorifères, où l'air arrive dans l'enceinte habitée chauffé soit par la fumée, soit par l'eau chaude, soit par la vapeur. Dans ces cas, le foyer doit être placé hors de l'appartement destiné à contenir la foule. Les orifices d'accès qui servent à la pénétration de l'air chaud dans l'enceinte peuvent varier quant à leur hauteur au-dessus du niveau du plancher ; mais ils doivent toujours se trouver opposés aux orifices de sortie de ce même air et présenter une section égale. Quels que soient les points où l'air chaud pénètre dans l'enceinte, comme sa température est supérieure à celle de l'atmosphère de la pièce habitée, le courant gagne directement la voûte de l'appartement en s'étendant par couches horizontales ; puis, à mesure qu'il se refroidit, il prend la même marche descendante régulière et disparaît au dehors par aspiration. Voilà comment s'établit la ventilation des appartements chauffés par des calorifères.

On sait combien la chaleur spécifique de l'eau est considérable. Une faible quantité de ce liquide porté à une haute température peut suffire à échauffer un très-grand volume d'air. Ainsi, 1 kilogramme d'eau à 100°, en se refroidissant jusqu'à 20°, laisse dégager 80 unités de chaleur, lesquelles sont capables d'élever de + 10° 24,61 mètres cubes d'air. Aussi les calorifères à eau chaude se refroidissent-ils avec une grande lenteur. Ils peuvent aussi maintenir le jour et la nuit une température convenable dans les lieux chauffés par ce liquide, quoique le foyer ne soit alimenté que le jour. De plus, si les appartements où l'on doit porter la chaleur sont nombreux, étendus, éloignés les uns des autres, il est nécessaire de recourir à des corps qui, sous le même volume, renferment beaucoup de calorique. Aussi, dans ce cas, la vapeur et l'eau chaude sont-ils les seuls agents qui doivent être employés.

Un calorifère à eau chaude se compose : 1° d'une ou plusieurs chaudières à eau chaude; 2° d'un ou plusieurs tubes d'ascension d'un grand diamètre aboutissant directement au sommet de l'édifice ; 3° d'un vase d'expansion correspondant qui termine la colonne d'ascension ; 4° de tubes de distribution à trajet horizontal partant du vase d'expansion ; 5° de tubes verticaux unis aux précédents et communiquant entre eux avec des réservoirs d'eau chaude, en nombre ordinairement égal aux étages à chauffer ; 6° d'appareils de chauffage consistant en poêles ou serpentins environnés d'un manchon, où l'air circule et prend de la chaleur ; 7° de tubes de retour d'eau disposés comme ceux de distribution. Réunis en un seul, ces derniers tubes vont communiquer avec la partie inférieure de la chaudière fortement chauffée. De tous les calorifères à eau chaude, le système de M. Léon Duvoir est un des plus perfectionnés. Appliqué au palais du Luxembourg, du quai d'Orsay, de l'église de la Madeleine, à Paris, etc., ce mode de chauffage a produit les résultats les plus satisfaisants.

Les calorifères à air chaud conviennent, au contraire, toutes les fois qu'on a à distribuer la chaleur dans des pièces peu nombreuses, peu éloignées les unes des autres, ou dans celles qui, quoique très-étendues, ne sont destinées qu'à un séjour momentané de l'homme. A cause de sa simplicité et de son bas prix, ce genre de calorifères est devenu plus général que le précédent, et mérite d'être plus largement répandu encore. Voici un système qui, par la facilité de la construction, me paraît digne d'une application étendue.

Soit, par exemple, une chapelle à chauffer et à ventiler. En dehors de la nef, on établirait une cheminée à double tuyau. Dans l'intervalle des deux conduits concentriques circulerait l'air pur destiné à élever la température de l'atmosphère de la pièce. Une fois porté à une chaleur suffisante, ce gaz irait se rendre dans une chambre à air, d'où il affluerait dans l'intérieur de l'édifice au moyen de deux ou plusieurs bouches situées à quelques mètres au-dessus du plancher de l'enceinte. Des trous de même capacité que les orifices d'accès de l'air chaud devraient se trouver au niveau du sol et aboutir, à l'aide de tuyaux appropriés, à la grille de la cheminée de chauffage. De la sorte, cette cheminée remplirait le double office d'appareil d'échauffement et d'aspiration du gaz atmosphérique.

Pour les amphithéâtres où un grand nombre de personnes sont appelées à séjourner quelques heures, l'air chaud doit pénétrer dans l'enceinte au moyen d'orifices nombreux placés aux gradins mêmes, et s'échapper au dehors par un ou plusieurs trous pratiqués à la voûte de la pièce. Dans tous les théâtres, il devrait exister une disposition analogue. L'air extérieur une fois échauffé arriverait au parterre et aux premières loges; puis, après avoir servi à la respiration des assistants, il s'échapperait de la salle à travers l'ouverture qui surmonte le lustre.

Dans les maisons d'éducation il existe peu d'appartements convenablement chauffés et ventilés. Là où l'établissement a une grande étendue et peut suffire à des dépenses élevées, il importe de recourir à un appareil unique de chauffage. Il est incontestable, en effet, qu'un calorifère à eau chaude destiné à échauffer et à ventiler toutes les pièces : dortoirs, salles d'étude, classes, salles de récréation, réfectoire, serait préférable à cette multitude de poêles, de construction vicieuse, qui dépensent beaucoup sans produire des résultats en rapport avec les frais de premier établissement et d'entretien. Si les ressources de la maison ne permettent pas la construction de ces calorifères, il faudrait recourir aux poêles à double enveloppe dont j'ai parlé. Et pour maintenir une ventilation convenable, on établirait à l'opposite de la bouche à air chaud, des ventouses ou une cheminée, servant à évacuer au dehors les gaz qui ont traversé la salle.

Presque partout, les dortoirs présentent une trop faible élévation, possèdent une capacité trop petite pour le nombre des personnes appelées à y séjourner. Mais quelles que soient leurs dimensions, on peut toujours assurer leur salubrité au moyen d'une ventilation appropriée. De toutes les dispositions, la plus convenable à cet égard « consisterait, dit M. Péclet, à placer dans l'axe de la pièce un certain nombre de poêles à eau chaude, chauffés par circulation et par un même foyer situé en dehors; chacun d'eux serait placé sur l'orifice d'un canal communiquant avec l'extérieur, et garni d'une enveloppe formant autour de lui un espace annulaire dans lequel l'air s'éleverait en s'échauffant ; quelques petites cheminées en bois, appliquées contre les murs et s'ouvrant à une petite distance du sol, feraient écouler l'air comprimé par le mouvement de l'air chaud. Pour la ventilation d'été, on fermerait les orifices inférieurs des cheminées, et on ouvrirait d'autres orifices percés sur leurs faces latérales à 1 m 50 de hauteur. » Le procédé suivant me paraîtrait encore plus simple, plus économique, et non moins efficace : Au lieu de recourir à cette série de petites cheminées dont parle M. Péclet, il serait préférable d'établir un tuyau d'une section proportionnée à l'étendue de la salle, partant de la voûte de l'enceinte et allant déboucher au dehors. Une lampe allumée placée à l'orifice inférieur du conduit, servirait en même temps à l'éclairage et à l'écoulement de l'air de la pièce habitée.

S'il est utile d'établir un bon système de chauffage et de ventilation dans les appartements qui doivent abriter des personnes bien portantes, à plus forte raison est-il nécessaire de veiller à la salubrité des asiles où vivent des malades. Il me paraît incontestable que si la guérison est si lente et la mortalité si considérable dans nos hôpitaux, on doit l'attribuer à l'impureté de l'air qu'on y respire.

C'est ainsi que presque partout le seul moyen employé pour le renouvellement de l'atmosphère des salles consiste à ouvrir les fenêtres de temps en temps, à mettre en communication, à de courts intervalles, l'air extérieur avec l'air du dedans que la respiration des malades, les émanations produites par les crachats, les déjections contenues dans des vases appropriés, la suppuration des plaies, vicient à chaque instant. On sait que, dans l'état de santé, près de 150 mètres cubes d'air sont nécessaires dans les 24 heures à un individu pour que le gaz atmosphérique qui arrive à ses poumons reste salubre. Cette dose doit être proportionnellement plus considérable encore pour les asiles hospitaliers, les produits malsains s'y trouvant en plus grande abondance. Comme le séjour des malades dans les hôpitaux est permanent, le chauffage et la ventilation doivent y être non plus intermittents, mais continus, durer la nuit et le jour. Aussi les appareils à eau chaude sont-ils, dans cette circonstance, préférables à tous les autres. L'air pur et chaud arriverait alors dans l'enceinte à travers une série d'orifices pratiqués dans différents points du plancher; et l'air vicié qui a traversé la salle s'échapperait au dehors, aspiré par une cheminée d'appel.

Quel que soit l'arrangement que présentent les pièces, on doit toujours assurer la ventilation d'été, comme celle d'hiver. Dans quelques édifices, comme les théâtres, la chaleur développée par les lumières suffit à elle seule pour produire un renouvellement suffisant de l'air de l'enceinte. Là, à mesure que le gaz atmosphérique s'échauffe et se vicie, il disparaît au dehors par l'orifice placé au-dessus du lustre. Tel est le mode de ventilation de ces pièces. Mais dans tous les cas où cette disposition n'existe pas, il est toujours facile d'établir dans toutes les saisons un tirage convenable, soit au moyen d'un ventilateur, soit, et mieux encore, au moyen d'une cheminée d'appel.

Des trous çà et là distribués communiquant de l'intérieur à l'extérieur de l'enceinte et servant à l'introduction de l'air pur du dehors; des orifices d'aspiration pratiqués soit à travers les murailles, soit à travers la voûte ou le plancher des appartements, allant se réunir à un tuyau unique, mis lui-même en relation avec une cheminée d'appel; voilà quel est le mode de ventilation le plus généralement employé. La cheminée disposée pour l'écoulement de l'air vicié doit être alimentée par un foyer à combustion lente du coke, ou par une lampe allumée dans le tuyau lui-même, si l'aspiration doit être peu marquée; ou bien si le renouvellement de l'atmosphère des appartements exige, par sa rapide altération, plus d'activité dans le tirage, il importerait alors de recourir à une masse plus considérable de combustibles.

Il est toujours facile, comme je l'ai montré déjà, de doser la quantité d'air qui doit être introduite dans une pièce habitée. Il faut tenir compte et du nombre des personnes qui y séjournent, et des lumières qui y brûlent, et des émanations accidentelles ou permanentes qui peuvent s'y trouver, et de la quantité de combustible en ignition, si l'appartement est pourvu d'une cheminée.

Au moyen de l'anémomètre de M. Combes, on peut toujours arriver à connaître la vitesse de tirage d'une cheminée et mesurer par conséquent la quantité d'air qui doit affluer dans les appartements habités par l'homme.

En se basant sur la composition chimique des différents combustibles employés dans l'industrie, il serait toujours facile de calculer le volume d'air nécessaire à leur combustion si ces matières étaient pures, dépourvues de tout corps étranger. Ainsi, d'après M. Péclet, la quantité d'air que réclame la combustion de 1 kilogramme de charbon de bois, est de 8 $^{m.c.}$ 20; pour la houille, de 9$^{m.c.}$ 05; et pour le coke, 7 $^{m.c.}$ 05. Toutefois, comme le volume d'air qui traverse un foyer bien établi doit être à peu près double de celui qu'exige le combustible pour être complètement brûlé, il en résulte qu'il faudrait doubler les chiffres théoriques précédents pour avoir la dose d'air que réclame la combustion de chaque kilogramme de matières carbonées déposées au foyer.

La chaleur perdue au contact des vitres et des murailles des appartements est assez considérable pour que, dans les circonstances ordinaires, on doive en tenir compte. Si l'appartement est destiné à contenir un petit nombre de personnes, il est utile que l'air chaud versé par les calorifères possède une température supérieure à celle que l'on doit maintenir dans l'enceinte. Mais dans les pièces qui contiennent un grand nombre d'individus, comme les théâtres, les amphithéâtres, les salons encombrés de monde, il n'est plus nécessaire de veiller à cette compensation de calorique, parce que la chaleur développée par les assistants équilibre ordinairement celle qui est enlevée par les vitres et les murailles.

La température des appartements habités doit être maintenue, pendant la saison froide, à + 15° centigrades environ. Portée à un degré plus faible, elle serait insuffisante. D'un autre côté, une chaleur trop considérable deviendrait nuisible, à cause de la débilité qu'elle détermine et de l'impression morbide qu'occasione sur l'économie une transition brusque de température.

Les animaux par leur respiration, les parties vertes des végétaux plongés dans l'obscurité, les graines en travail de germination, exhalent une quantité notable d'acide carbonique. De là, la nécessité d'éloigner ces diverses sources insalubres de la demeure de l'homme pendant sa séquestration nocturne et diurne, ou d'établir une ventilation en rapport avec le degré d'impureté qu'elles déterminent.

La distribution des fenêtres des appartements mérite de fixer aussi l'attention de l'hygiéniste. On sait que les gaz sont essentiellement élastiques et compressibles. Cette propriété, loin de favoriser le renouvellement de l'air des pièces, y porte au contraire obstacle. Ainsi, lorsque l'atmosphère extérieure arrive dans une enceinte par une seule issue, le courant qui se produit refoule et comprime l'air intérieur dans les angles rentrants de l'habitation et dans les parties distantes de la fenêtre, sans en déterminer l'expulsion. M. Caffe compare ce gaz comprimé à des couches de coton cardé dont les plus inférieures, aplaties par les couches superposées, diminuent de volume en augmentant d'élasticité. Une fois débarrassées de cet excès de pression, elles regagnent l'espace qu'elles occupaient primitivement, mais sans changer pour cela de place. L'air extérieur n'a fait que glisser sur elles. Aussi les lits placés aux coins des salles d'hôpital sont-ils moins salubres, la mortalité y est-elle plus grande, surtout aux époques épidémiques, que dans ceux qui occupent le milieu de l'enceinte librement et facilement balayée par les courants partis des fenêtres pratiquées à l'opposite les unes des autres. Autant que possible, il faut donc multiplier les ouvertures destinées à la circulation de l'air et les placer aux faces opposées des appartements. L'hygiène en fait une loi aux constructeurs. C'est aussi par suite de la tendance incessante de l'air atmosphérique à se confiner dans les enfoncements, d'où il devient difficile de l'expulser, que les rues tortueuses, irrégulières, sont toujours moins salubres que les rues dont la rectitude et l'alignement permettent la libre circulation de l'air sur tous les points.

Il est une autre partie des habitations également digne de la sollicitude de la science : c'est le lieu de dépôt des matières alvines. On sait que le mouvement de la vie entraîne constamment la formation de substances excrémentitielles dont l'accumulation nuit à la santé. Aussi importe-t-il de tenir ces déjections éloignées le plus possible de la demeure de l'homme, ou de les placer dans un endroit où leur méphitisme puisse disparaître. Dans les villes, c'est au sein des maisons mêmes que sont déposées ces matières dont la fétidité suffit à elle seule à engendrer des états morbides. Trop souvent, en effet, les latrines des habitations tant publiques que privées deviennent malsaines et par la malpropreté qu'elles présentent et par les courants d'air qui, en traversant leur surface intérieure, répandent au loin une odeur repoussante. Mais généralement leur insalubrité tient à un vice de construction. Ainsi, presque partout les cabinets d'aisance communiquent avec la fosse par un tuyau peu étendu ; et la capacité de la fosse elle-même étant ordinairement très-grande favorise la circulation des doubles courants d'air, que des variations de température tant soit peu brusques développent rapidement. Les exhalaisons fétides déterminées par ces courants gênent la respiration et étendent au loin leur funeste influence.

Comment faire disparaître ces graves inconvénients ? Comment assurer la salubrité des latrines ? D'une part, il faut que les sièges soient hermétiquement fermés, afin d'empêcher le reflux des gaz dans l'appartement. Une cuvette à l'anglaise bien construite remplira ce but. D'autre part, il importe de faire communiquer, par l'intermédiaire d'un tuyau d'évent, l'intérieur de la fosse avec une cheminée d'appel dont l'office sera d'expulser au dehors les effluves putrides nés de la fosse elle-même. Et pour se préserver de ces émanations délétères, il est nécessaire que ce tuyau d'évent, distinct du tuyau de chute ou de descente, parte du sommet de la voûte pour s'étendre de là au-dessus des toits de l'habitation. De la sorte, ces miasmes versés dans une région élevée de l'atmosphère iront se perdre au loin sans pénétrer dans l'intérieur des appartements. On peut encore, comme cela se pratique avec avantage dans quelques établissements, faire communiquer le tuyau d'évent avec la cheminée la plus voisine.

La disposition actuelle des tuyaux de descente est pour

les latrines une des causes les plus puissantes d'insalubrité. Dans la plupart des constructions, ces conduits s'arrêtent à la voûte de la fosse sans dépasser son niveau, et mettent ainsi en communication permanente la totalité de l'atmosphère méphitique avec l'intérieur de l'habitation. Si, au contraire, comme l'a proposé récemment M. le docteur Sucquet, on prolonge ces tuyaux jusqu'aux deux tiers supérieurs de la hauteur de la fosse en les évasant progressivement, il en résultera que la surface de dégagement des gaz délétères diminuera d'étendue, et qu'au moment où les matières fécales auront, par leur accumulation, atteint ou dépassé le niveau de cette ouverture, les émanations fétides de la fosse cesseront alors de pénétrer dans le conduit de descente et n'exerceront plus au dehors leur action nuisible. Il ne pourra se dégager que les substances nées de la surface des excréments accumulés dans le tuyau de chute. Voilà par quels moyens on arrivera à diminuer considérablement et souvent à tarir cette source d'insalubrité des pièces destinées au séjour de l'homme.

Telles sont les causes générales qui altèrent l'air intérieur des maisons.

Mais là ne se bornent pas les sources de viciation du fluide qu'on respire dans les habitations. L'atmosphère des appartements peut encore être viciée par les émanations délétères venues du dehors.

Les eaux stagnantes imprégnées de matières organiques donnent naissance à des effluves que les courants atmosphériques transportent au loin dans des directions diverses. L'air chargé de miasmes limniques étant plus lourd que celui où ce mélange n'existe pas, les parties basses des terres se trouvent plus exposées aux attaques des fièvres paludéennes que les lieux élevés. La science a cherché à préciser la limite de hauteur où ces effluves cessaient de se montrer ou du moins d'exercer leurs ravages; et l'on a vu que la zône salubre se trouvait d'ordinaire à 100 ou 120 mètres au-dessus du niveau de la source délétère. Toutefois, cette ligne de démarcation peut s'abaisser ou s'élever suivant l'intensité et la direction des vents, l'état hygrométrique de la masse gazeuse, la puissance du foyer paludéen, les abris interposés entre l'habitation et les courants aériens servant de véhicule aux miasmes. Mais, dans tous les cas, là où règnent les endémies palustres, l'air est d'autant plus pur qu'on gagne les régions supérieures de l'atmosphère. Aussi, lorsqu'il existe des marais près du lieu où l'homme est appelé à fixer sa demeure, doit-on placer l'habitation sur les hauteurs, la construire à plusieurs étages, l'orienter de manière à éviter les vents qui ont balayé les surfaces marécageuses, ne pratiquer ni portes ni fenêtres de ce côté, ne pas édifier de maison aux gorges des montagnes, dans les bas-fonds des vallées où s'engouffrent les miasmes morbifiques. S'il existe des accidents de terrain assez considérables, les habitants devront en profiter pour asseoir leur demeure derrière des collines, des montagnes, qui la protégeront contre les émanations insalubres créées par les eaux stagnantes.

Dans les lieux où règnent les fièvres paludéennes, la santé de l'homme lui commande de quitter les parties inférieures de son habitation pour occuper les étages supérieurs.

C'est ainsi que dans certains quartiers de Rome, de Naples, bourgeois et gentilshommes, pour se préserver de la fièvre, abandonnent pendant l'été et l'automne leurs appartements les plus rapprochés du sol pour habiter les pièces placées près du faîte de leur demeure. A la Jamaïque, les maisons n'ont que deux étages. Sur trois cas de fièvre intermittente, deux frappent l'étage inférieur, et un l'étage supérieur.

C'est surtout dans les pays chauds que les plaines présentent une insalubrité extrême. Les côtes basses de Madagascar, les savanes de l'Amérique, les terrains de l'Algérie, de l'Italie, de l'Espagne où l'on rencontre des dépressions étendues, sont des plus nuisibles à la santé. Instruits par l'expérience, les Arabes ne bâtissent de villes, ne plantent leurs douars que sur les hauteurs ou derrière une arête de montagne qui les protège contre les sources d'infection palustre. Toutes les fois que l'administration française a négligé ces salutaires exemples, a créé des postes militaires, a fondé des villes sur le territoire conquis sans faire appel aux préceptes de l'hygiène, elle a condamné à une mort certaine une partie de la population, victime de l'inclémence du sol. Ainsi à Lalla-Maghrina, Bouffarick, Fondouck, etc., etc., les maladies paludéennes ont exercé bien plus de ravage que le fer de l'ennemi. M. le docteur Félix Jacquot rapporte qu'à la redoute de Lalla-Maghrina « dans l'automne de 1845, sur 523 militaires du 10e chasseurs d'Orléans, 15 soldats seulement et 3 officiers n'éprouvèrent aucune atteinte de la fièvre ; du 23 septembre au premier janvier 1846, il y eut 113 morts par la fièvre ou ses suites. Un bataillon du 15e léger fut plus maltraité encore. Pendant l'automne de 1847, sur 75 zouaves 8 étaient valides et en état de faire leur service, et sur 110 hommes du 44e de ligne 3 seulement étaient bien portants. On a commis une grande faute en fondant Lalla-Maghrina dans cette plaine empoisonnée qui reçoit chaque année des hommes robustes et ne rend que des morts ou des mourants. Elle est à peu près adossée à une chaîne de montagnes qui lui enlève les bénéfices du vent du nord, mais qui repousse sur le poste et concentre dans la plaine les chaudes haleines du sud avec de nombreuses sources d'impaludation. »

Partout où le terrain se trouve dépourvu d'élévations pouvant abriter la demeure de l'homme contre les effluves apportés par les courants atmosphériques, il importera d'y élever des barrières artificielles, en créant des massifs d'arbres serrés et touffus, en faisant des plantations étendues qui arrêteront l'action délétère de ces miasmes. Lancisi attribuait en partie l'insalubrité de Rome à la coupe d'une forêt qui lui servait d'écran contre le vent venu des marais Pontins.

A côté de ce rôle utile et bienfaisant des forêts, il faut également savoir que ces amas de plantes peuvent devenir, dans certaines circonstances, pernicieux à la santé.

Les arbres réunis en masses profondes, considérables, abaissent la température du sol et de l'atmosphère ambiante, en interceptant la lumière solaire ; en étendant par leur tronc, leurs rameaux, leurs feuilles, la surface de rayonnement et par conséquent de refroidissement de la terre ; en augmentant, par la transpiration incessante des expansions foliacés, l'humidité ordinaire de l'air.

Pour pouvoir apprécier l'importance des émanations aqueuses produites par une forêt, il faut se rappeler que les expériences de Hales, reconnues exactes par les botanistes modernes, ont montré qu'un cep de vigne sans rameaux, d'environ 18 millimètres de diamètre, coupé en avril, absorbe une quantité d'eau telle que la sève sortie de ce tronc élève en quelques jours une colonne de mercure de plus de 90 centimètres. D'autre part, Senebier a fait voir que le rapport entre l'eau aspirée par les plantes et celle que les feuilles rejettent au dehors par évaporation est comme 3 est à 2. Aussi, voit-on des brouillards d'une immense étendue couronner constamment le faîte des grandes forêts équinoxiales qui, dans les pays arrosés par les fleuves Amazone et Orénoque, ont une superficie de 260,000 lieues marines carrées. La présence des massifs d'arbres augmente donc l'humidité de l'air et partant abaisse la température propre du sol. Voilà pourquoi la Germanie, les Gaules, autrefois couvertes de bois, jouissaient d'une température inférieure à celle que ces mêmes contrées possèdent maintenant.

On voit par là combien il serait funeste de peupler d'arbres des vallées déjà froides et humides, d'y construire des abris destinés au séjour de l'homme. Le tempérament lymphatique des habitants donnerait bientôt naissance, en s'exagérant, à des maladies réelles de même origine. Le goître et le crétinisme sont deux états pathologiques distincts, mais qui relèvent du même ordre étiologique. La cause prochaine de ces deux affections est évidemment générale, mais leur nature nous est encore inconnue.

Toutefois, l'observation apprend que les circonstances favorables au développement d'une constitution lymphatique et scrofuleuse influent puissamment sur la production de l'une et de l'autre de ces maladies. Aussi l'absence de courants d'air, de rayons solaires, une atmosphère humide concourent-elles à leur génération réelle. Le défrichement de la vallée d'Aoste en 1792 a opéré parmi les crétins, les scrofuleux, les goîtreux de cette partie de la Sardaigne les résultats les plus heureux. Et c'est en soustrayant les très-jeunes crétins à l'influence débilitante de l'air épais et stagnant des vallées et des gorges des montagnes alpestres pour leur faire respirer une atmosphère sèche et renouvelée, en même temps qu'il les soumet à une éducation physique et intellectuelle particulière, que le savant et philanthrope Guggenbuhl est arrivé à obtenir sur ces êtres dégradés par la nature de si remarquables succès.

Ainsi, la présence des bois est tantôt salutaire à l'homme, constitue un abri efficace, un rempart suffisant contre des courants atmosphériques nuisibles à la santé. Tantôt, au contraire, les forêts sont des obstacles élevés contre des influences favorables à l'état hygiénique des populations. Pour résoudre le grand problème du reboisement, digne à tous égards de la sollicitude du pouvoir législatif, il ne suffit donc pas seulement de faire appel aux notions de sylviculture, aux lumières des ingénieurs, les données de la médecine sont également indispensables à l'accomplissement de cette œuvre véritablement nationale.

Parmi les membres de la société, le prisonnier et le

malade, condamnés l'un et l'autre à une vie sédentaire, méritent de fixer d'une manière particulière l'attention de l'hygiéniste. Plus le corps reste dans l'immobilité, plus l'air qui doit servir à la respiration doit être salubre, afin que cet excitant de l'économie puisse remplacer, au moins en partie, l'affaiblissement déterminé par un défaut d'exercice ; et que l'organisme, déjà ébranlé par la maladie, ne trouve pas dans l'atmosphère destinée à pénétrer dans la poitrine une cause nouvelle de détérioration.

Au Moyen-Age et jusqu'à l'époque de notre première révolution, les *hôpitaux* furent des asiles dirigés par une philanthropie vraiment barbare. Il suffit de lire le rapport de Bailly fait à l'Académie des Sciences sur l'Hôtel-Dieu de Paris, un des plus anciens hôpitaux de l'Europe, pour se faire une idée de l'état affreux où se trouvaient encore ces refuges de la souffrance à la fin du siècle dernier. Sur un même lit gisaient 4, 5 et même 6 malades. Les morts étaient mêlés aux vivants. A côté des hommes en délire, des aliénés, on rencontrait des malheureux auxquels on venait de faire endurer les plus cruelles opérations. Un seul et même grabat réunissait quatre ou un plus grand nombre de femmes enceintes et accouchées. Séparées par des passages étroits où la lumière pénétrait à peine, où l'air épais et humide croupissait faute de pouvoir se renouveler, les salles contenaient autant de lits que leur capacité pouvait le permettre. L'atmosphère intérieure était si infecte que les commissaires envoyés par l'Académie déclarèrent avoir vu des convalescents forcés de sortir les jambes nues, été comme hiver, pour aller respirer l'air extérieur sur le pont Saint-Charles. Qu'on juge par là de l'action meurtrière de ces tristes demeures !

Grâces aux progrès de la civilisation, au développement éclairé de la charité publique, ces retraites sont devenues peu à peu moins dangereuses, moins repoussantes. Les relevés statistiques nous montrent que la mortalité de l'Hôtel-Dieu de Paris a diminué de plus de moitié depuis quarante ans. Les importantes réformes sanitaires qui ont été introduites dans les grandes maisons hospitalières de la France et de l'étranger ne datent que d'un demi-siècle environ. C'est à d'Howard, surtout, que l'Angleterre est redevable de l'état prospère de ses hospices et hôpitaux. Animé du plus pur sentiment de philanthropie, cet homme généreux consacra sa fortune et sa vie au soulagement des maux de ses concitoyens.

Toutefois, les hôpitaux actuels sont encore loin d'être construits suivant les données exactes de la science. Voyons quelles sont les règles qui doivent présider à leur édification et à leur distribution intérieure.

Autant que possible, il faut les établir hors de l'enceinte des villes, loin des usines et des émanations insalubres, sur un lieu élevé où l'air et la lumière peuvent arriver librement, à l'abri de l'humidité et des courants d'air froid. Comme la viciation de l'atmosphère augmente avec le nombre des malades renfermés dans une même enceinte, chaque salle ne devra contenir qu'une quantité limitée de personnes qu'on proportionnera rigoureusement à sa capacité et à son degré de ventilation. Il importe que les salles soient multipliées, isolées les unes des autres, séparées entre elles par un corridor, par une galerie couverte qui, en même temps, servira aux convalescents de lieu de promenade dans les jours froids et pluvieux. D'après l'état des constructions ordinaires, deux rangées de lits seulement, distantes l'une de l'autre d'environ deux mètres, régneront dans la même pièce ; et entre les lits de chaque rangée, il devra exister un intervalle d'à peu près un mètre. Il conviendra de donner aux fenêtres de grandes dimensions, de les placer à l'opposite les unes des autres, de les diviser dans le sens de leur hauteur en deux compartiments inégaux pouvant s'ouvrir isolément, afin de faciliter le renouvellement de l'atmosphère intérieure, tout en préservant les malades de l'impression funeste des courants d'air froid. Quant aux cours, il sera nécessaire qu'elles soient larges et à préau.

Ces dispositions sanitaires applicables à tous les hôpitaux sont surtout indispensables à ceux qui sont destinés à l'enfance, aux femmes en couches, aux blessés. Là, la respiration d'un air salubre, non-seulement importe au rétablissement de la santé, mais encore est nécessaire à la prophylaxie des maladies qu'engendre l'atmosphère malsaine des pièces habitées.

Chez l'enfant, les fonctions de la vie de nutrition possèdent une activité bien plus grande que chez l'adulte. La respiration est plus accélérée, les excrétions sont plus fréquentes à cette période de l'existence qu'à un âge plus avancé. Aussi l'air ambiant acquiert-il dans ces circonstances une altération rapide et profonde. D'autre part, les états morbides qui affectent le premier âge ont une disposition marquée à revêtir le caractère contagieux. Les angines couenneuses, les ophthalmies purulentes, les fièvres éruptives : rougeole, variole, scarlatine, sont des affections qui frappent principalement l'enfance et se transmettent d'un individu à un autre. Voilà pourquoi la mortalité est si considérable dans les salles où se trouvent réunis un grand nombre d'enfants malades. Trop souvent, en effet, on voit de jeunes sujets arriver à l'hôpital pour une indisposition légère, qui contractent le croup ou telle maladie contagieuse, cause réelle de leur mort, au moment où ils étaient prêts à en sortir guéris de leur affection première. Rien de plus fréquent que de rencontrer dans les immenses salles de l'hôpital des enfants malades de Paris de ces tristes exemples de complications morbides.

Chez les femmes en couches, la perte de sang qui suit la délivrance, et dont la durée est de douze à quinze heures; les lochies qui remplacent l'écoulements sanguin; l'excrétion superflue du lait; les linges presque toujours imprégnés de ces liquides putrescibles; telle est la série des causes favorables à la viciation de l'air confiné où vivent les nouvelles accouchées. L'épuisement qui accompagne toujours la parturition prédispose à l'absorption des miasmes nés de ces foyers insalubres. Or, plus l'encombrement sera grand, plus la maladie aura de tendance à se développer. Aussi la fièvre puerpérale, rare dans la pratique de ville, dans les campagnes, est-elle fréquente dans les hôpitaux d'accouchement où elle prend quelquefois les plus redoutables allures. Dans l'épidémie si grave dont l'hospice de la Maternité de Paris fut le théâtre en 1829, M. Paul Dubois, frappé des dangers de l'encombrement, fit établir en dehors du corps principal du bâtiment un local bien aéré où l'on transportait les nouvelles accouchées. Les plus heureux résultats vinrent couronner cette sage mesure. Tandis que la mort faisait de nombreuses victimes dans l'hospice même, sur 60 malades placées successivement dans cette annexe, 2 seulement succombèrent. En comparant le nombre des décès et des accouchements effectués à la Maternité, de 1830 à 1841, M. Lasserre est arrivé à cette conclusion : que la mortalité augmente avec le chiffre des accouchements ; que les femmes en couches sont d'autant plus exposées à contracter des métro-péritonites que l'air qu'elles respirent est plus limité.

De tous ces faits, résulte évidemment la nécessité de construire partout de petits hôpitaux ; ou, si on les érige sur de grandes dimensions, il importe de les diviser en pavillons distincts, séparés les uns des autres, et de ne placer dans chaque salle qu'un petit nombre de lits.

Avant la révoluion de 1789, les quelques *prisons* qui se trouvaient en France étaient toutes préventives. C'était le lieu où était passagèrement placé l'accusé avant de subir son jugement, et le condamné avant d'endurer la peine qui lui était infligée. Le grand mouvement philosophique d'alors imprimant aux idées sociales une direction nouvelle, apporta des modifications profondes dans cette partie de la législation pénale. L'Assemblée Constituante, partant du principe de la réhabilitation morale de l'homme, de la possibilité de la part du coupable de revenir à des sentiments meilleurs par le repentir de la faute commise, établit comme base générale de répression l'emprisonnement temporaire. Les châteaux, les couvents que la tempête révolutionnaire avait rendus déserts, furent tout d'abord transformés en maisons de réclusion jusqu'au moment de l'édification des établissements définitifs. Mais lorsque ceux-ci s'élevèrent, l'hygiène ne fut point appelée à diriger leur construction. Aussi, en pénétrant dans nos prisons, y observe-t-on partout une insalubrité extrême. Les fenêtres sont généralement insuffisantes et mal disposées. La ventilation et l'insolation sont incomplètes. Les salles possèdent une trop faible capacité pour le nombre des personnes qui y séjournent. L'air qu'on y respire est si imprégné de vapeurs aqueuses, que les murailles se trouvent recouvertes d'une humidité presque permanente. Qu'on ne s'étonne plus, dès-lors, de voir dans ces tristes asiles tant d'hommes languissants, au teint pâle, minés par la phthisie, quoique au début de la réclusion leur santé fût des plus robustes. Les statistiques officielles nous montrent, en effet, que le nombre des décès de nos maisons centrales est supérieur à celui que présente la classe ouvrière la plus misérable de Paris. M. Ch. Lucas a fait voir que, dans l'état actuel des choses, une détention de dix ans équivaut à peu près aux 5/7 d'une condamnation à mort. D'autre part, si on compare la mortalité des différentes maisons centrales entre elles, on remarque des variations considérables qui s'élèvent quelquefois de l'unité jusqu'au triple. Ainsi, tandis que pour le même nombre de prisonniers le chiffre des décès est de 110 à Melun, il est de 280 à Eysses. Les recherches faites par M. le docteur Chassinat, d'après les ordres du ministre de l'intérieur, nous apprennent que la différence dans les tables mortuaires des divers établissements pénitentiaires dépend, non pas du régime des prisons qui est uniforme, ni du moral des détenus qui est à peu près partout le même, mais des conditions hygiéniques diverses que présentent ces maisons de répression. M. le docteur Villermé a également montré que la différence observée dans la mortalité des bagnes de Rochefort, Toulon, Brest, Lorient était uniquement due au degré de salubrité de ces lieux. Tel est l'aveuglement de la justice humaine, qu'on ne tient aucun compte, dans l'application de la peine infligée au condamné, de l'état sanitaire de l'établissement destiné à le recevoir. Et cependant, pour les mêmes méfaits et une pénalité égale, ici, on subit une mort rapide, là, on ne supporte qu'une simple détention.

Cette triste situation de la population prisonnière appelle sur notre régime pénitentiaire des réformes promptes et radicales. L'intérêt et la dignité de la société les réclament. On n'arrivera jamais à ramener le coupable dans la voie de l'honneur et du devoir qu'en montrant que la répression exercée vis-à-vis de lui est exempte de haine, qu'elle est dictée par l'équité la plus pure, qu'on punit dans la personne du criminel, non la nature humaine, innocente par elle-même, mais des écarts funestes, des actes préjudiciables au corps social, dont lui seul est responsable. Plonger le détenu dans un milieu insalubre où il doit supporter des maux qui le conduiront prématurément à la tombe, n'est-ce pas exercer sur lui, quoique à son insu, une vengeance cruelle, reproduire en partie la torture abolie par le dix-huitième siècle aux applaudissements du monde nouveau ?

Deux systèmes pénitentiaires se partagent actuellement le domaine de la discussion : l'emprisonnement cellulaire ou individuel et l'emprisonnement en commun. Pour se former à cet égard une opinion précise, il faut se rappeler le but de la détention, qui doit être de punir le coupable tout en travaillant à sa régénération morale. Or, la réclusion solitaire remplit mieux que tout autre cette importante mission. On sait, en effet, que par le contact des détenus victimes d'un égarement momentané avec les hommes endurcis dans le crime, le vice, loin de s'effacer, se propage au contraire avec une rapidité extrême. Les moins corrompus se trouvent bientôt à l'unisson des autres. C'est avec raison qu'on a dit que nos prisons actuelles étaient autant d'écoles mutuelles de dépravation. L'isolement plus ou moins complet des condamnés entre eux est donc préférable, au point de vue moral, à la vie en commun. Au point de vue physique, le séjour plus ou moins *prolongé* dans des cellules spacieuses, bien aérées, bien ventilées, n'a rien que de conforme aux lois de l'hygiène. Toutefois, il pèse sur l'emprisonnement individuel une accusation grave qu'il importe d'apprécier à sa juste valeur. Je veux parler de l'aberration des facultés intellectuelles que produirait l'encellulement.

Lorsqu'on examine sans prévention cette question difficile, qu'on compulse les statistiques publiées par les partisans de l'un et l'autre système, on trouve les documents les plus contradictoires, les résultats les plus opposés. Pour dégager la vérité de cet amas confus de faits, il importe d'établir des catégories. Ainsi, il est certain que les hommes au caractère emporté, aux passions vives, à l'imagination ardente, ne trouvant aucun écho à leurs paroles, aucune réponse aux idées qui les préoccupent, leur exaltation peut parfois se changer en folie sous l'influence d'une séquestration absolue. D'un autre côté, il est exact de dire que les personnes vivant peu par l'imagination, d'un caractère froid, habituées à traîner une existence monotone, et les jeunes gens qui n'ont vu qu'une face des passions de la vie, peuvent demeurer et demeurent, en effet, calmes dans la solitude, conservent dans l'isolement toute leur raison sans dérangement, sans altération aucune. De là, la nécessité d'établir un classement des individus condamnés à l'emprisonnement cellulaire. La règle du pénitentier devra fléchir, au gré de la science, devant les dispositions morales et physiques des détenus. Au reste, l'observation est venue démontrer que lorsque l'aliénation mentale doit frapper les prisonniers, elle apparaît presque toujours dans la première année de leur réclusion. L'attention du médecin devra donc être d'autant plus active et soutenue que la date de la détention des condamnés se trouvera plus rapprochée. Et si parfois l'œil vigilant de la science vient à découvrir quelques traces de folie, il importera de faire disparaître les rigueurs de l'encellulement. Alors, si l'isolement est la cause du mal, bientôt on verra cesser tout dérèglement de la raison.

La réclusion est fatale à tous les âges. Mais son influence morbide est d'autant plus funeste qu'elle s'exerce sur des prisonniers jeunes encore, où les organes n'ont atteint qu'un développement incomplet, chez les hommes prédisposés à la phthisie, aux scrofules. Aussi serait-il nécessaire, comme l'a proposé M. le docteur A. Fourcault, d'annexer à chaque prison cellulaire un pénitentier agricole où seraient placés les convalescents, les hommes faibles et étiolés, les prisonniers auxquels le contact de leurs semblables est indispensable à l'harmonie des idées. Qui ne sait, en effet, que par l'exercice à l'air libre, par des travaux champêtres appropriés au goût et aux forces des sujets, par l'action directe de la lumière, par l'usage d'une nourriture convenable, on arrive à ramener à la santé des personnes minées par des affections morales et physiques.

Considérons maintenant l'homme vivant au sein d'une société libre, active, condensée.

L'instinct de sociabilité et le besoin de résister à la tyrannie de la force brutale ont porté les humains à se réunir, à bâtir des villes. Chez les anciens, les hommes libres d'origine auxquels appartenaient les richesses de la société, habitaient en grande partie les cités et avaient seuls su approprier leurs demeures à leurs besoins. Le travail manuel, exclusivement dévolu aux esclaves, était considéré comme une œuvre avilissante, sordide. Les plus grands génies de l'antiquité, Platon, Aristote, Xénophon, partageaient ces préjugés et les avaient érigés en doctrine sociale. D'après les idées d'alors, celui qui se livrait à un métier avait une existence dégradée aux yeux du philosophe et du politique. Aussi l'homme libre ou le citoyen menait-il une vie presque toute extérieure. Il passait son temps dans les armées, le gymnase, l'agora, le forum, fréquentait les promenades, les places publiques pour entendre la voix des orateurs, se rassemblait sous les colonnades des temples, des portiques, des théâtres pour s'entretenir des choses politiques. Il n'habitait guère sa maison que la nuit et aux heures des repas.

Chez les Grecs, les habitations n'étaient ordinairement qu'à un seul étage. Elles se trouvaient, dans la plupart des cas, isolées les unes des autres et bâties sur une large surface, de telle sorte que l'air et le soleil leur arrivaient facilement. Le gaz atmosphérique qui affluait aux poumons était ainsi presque toujours pur et salubre. De là, une des causes de la vigueur corporelle des hommes de l'antiquité.

Au Moyen-Age, le manoir et le cloître habités par les maîtres de la société d'alors, étaient seuls construits d'après les exigences de la vie. Les villes, au contraire, séjour des bourgeois et des affranchis, étaient hideuses de laideur, meurtrières par leur insalubrité, dépourvues des commodités qui importent à l'existence. Obligés de lutter presque incessamment contre la tyrannie féodale, nos pères en se groupant s'étaient enfermés dans des enceintes entourées de fossés et de hauts remparts. Les maisons que limitaient ces ceintures fortifiées étaient sans air, sans lumière, plongées dans une humidité presque permanente. Elles se trouvaient irrégulièrement entassées, garnies d'ordinaire de pignons saillants, présentaient des étages établis le plus souvent en encorbellement les uns sur les autres. Des rues étroites, boueuses, fétides, traversaient çà et là ce labyrinthe de constructions insalubres. Aussi la population urbaine du Moyen-Age était-elle faible, étiolée, en proie à des maladies qui jetaient sur le moral et le physique une détérioration profonde. Les forces et le courage lui manquaient pour secouer le joug féodal. Languissante et désarmée, elle ne pouvait songer à vaincre ces robustes chevaliers couverts d'une enveloppe de fer qui les transformait en autant de machines de guerre.

Tandis que le bourgeois respirait dans sa demeure obscure et enfoncée une atmosphère épaisse et viciée, le seigneur habitait avec sa suite le château placé sur la crête des collines, respirait un air salubre et pur, se livrait aux exercices fortifiants de la guerre et de la chasse. Des hommes nés au milieu d'un pays montueux, habitués aux périls et aux fatigues, menant une vie active, indépendante, aspirant partout une atmosphère vivifiante, étaient donc seuls aptes à attaquer de front la puissance féodale. C'est, en effet, des montagnes de l'Helvétie que sortirent ces émancipateurs de l'humanité. Les immortelles victoires de Morat et de Nancy ne furent en partie que le triomphe de l'hygiène.

Pour nous, modernes, courbés naguère sous l'oppression de la féodalité, nous commençons à peine à établir nos habitations sur un plan régulier, à les disposer suivant les besoins de notre nature. Qu'on visite les maisons les plus somptueuses, les plus élégantes de nos grandes villes, on y découvrira partout des causes nombreuses d'insalubrité. Ordinairement, la cage trop rétrécie de l'escalier ne permet qu'une circulation incomplète de l'air intérieur. Les appartements sont mal ventilés, d'une capacité insuffisante pour le nombre des personnes qui doivent y rester. Lorsqu'il existe une cour, elle est ordinairement trop étroite et ne présente de communication avec la rue que par une porte d'entrée presque toujours hermétiquement close. De hautes murailles circonscrivent de chaque côté cette enceinte et y entretiennent une atmosphère humide et stagnante. Pour qu'une cour soit salubre, il est nécessaire que son étendue dans le sens longitudinal et transversal soit au moins égale à la hauteur de l'habitation, afin que l'air arrive facilement aux étages inférieurs de la maison, que les rayons solaires puissent y parvenir et y séjourner long-temps. Si cette proportion est impossible à réaliser, il importera alors d'élever le côté qui regarde la rue au niveau seulement d'un premier étage et d'y pratiquer une porte large, étendue, en partie grillée, pour que les fluides nécessaires à la santé y pénètrent librement.

Si, dans certaines circonstances que j'ai précédemment indiquées, il est utile de donner aux maisons des dimensions considérables en hauteur, dans l'état ordinaire des choses, une forte élévation nuit dans les villes à la salubrité des logements. C'est qu'en effet, une série de bâtiments réunis en groupes plus ou moins réguliers, présentant un grand nombre d'étages, arrêtent la lumière solaire, répandent l'obscurité dans les appartements, empêchent la circulation de courants atmosphériques salutaires, amènent, par suite, la viciation de l'air, et disposent les pièces à l'humidité. Ces inconvénients augmentent avec le défaut de largeur des rues.

Dans nos vieilles cités, l'insalubrité qui y règne tient en grande partie à ces vices de construction. Frappé des dangers que fait naître l'excès d'élévation des maisons, l'État a cherché depuis long-temps à y poser des limites. En France, la première ordonnance réglementaire qui fut rendue à ce sujet date de 1783. On prit pour base unique de fixation de la hauteur des habitations la largeur de la rue. Une seconde ordonnance, confirmative de la première, parut en 1792. Enfin, en août 1848, un arrêté du chef du pouvoir exécutif établit que la façade des maisons de la ville de Paris donnant sur cours et espaces intérieurs ne pourrait excéder la hauteur de 17 mètres 55 centimètres. Mais il est facile de voir, d'après les observations qui précèdent, que ce dernier règlement, quoique en progrès sur les autres, est encore imparfait, insuffisant. Ne perdons jamais de vue, en effet, que la hauteur des façades des maisons doit toujours être *en rapport* avec l'étendue des cours et espaces intérieurs.

Toutes les fois que les habitations doivent s'élever sur un terrain salubre, deux étages seuls suffisent. On évitera de placer ces bâtiments dos à dos ; on laissera entre les deux rangées de maisons qui se regardent par leur face postérieure, un intervalle tel que l'air puisse arriver aussi pur et abondant dans les pièces placées de ce côté que dans celles qui ont vue sur la voie publique.

Quant à l'orientation des rues, elle doit être, autant que possible, dans le sens du méridien, c'est-à-dire du nord au sud. Cette disposition permet une répartition égale de la lumière solaire sur la façade des maisons, favorise la circulation des courants atmosphériques opposés qui chassent l'humidité du pavé et de l'intérieur des habitations. Les vents du nord, dont l'influence se fait sentir surtout dans les jours sereins de l'été, répandent de la fraîcheur sur toutes les demeures ; tandis que ceux du midi modèrent par leur souffle les rigueurs de l'hiver. Cette dernière exposition, utile dans la période hibernale, devient pernicieuse en été par la vivacité de la chaleur qu'elle détermine dans les appartements. Quant aux pièces uniquement dirigées du côté opposé, elles restent froides, humides, obscures pendant une grande partie de l'année, et peuvent par cela même provoquer de graves accidents. La direction des rues dans le sens de l'est à l'ouest, quoique préférable aux deux dernières expositions dont je viens de parler, participe aux inconvénients de l'une et de l'autre. Le côté tourné vers le midi est avantageux en hiver, et le côté qui regarde le nord est salutaire en été. Mais cette orientation conduit à une très-inégale distribution de la lumière solaire dans les différents appartements et ne fait disparaître qu'incomplètement l'humidité, à cause des vents d'ouest ordinairement chargés de vapeurs aqueuses. Dans nos climats, il serait utile que les maisons eussent une partie des appartements exposés au midi et quelques-uns seulement dirigés vers le nord, de manière à pouvoir jouir en été de la fraîcheur des vents septentrionaux et en hiver de l'haleine un peu tiède de ceux du midi.

Les rues doivent être larges, droites, afin que les courants atmosphériques puissent y circuler librement et emporter au loin les gaz et les miasmes nés de la décomposition des matières organiques, et produits par le mouvement de la vie des hommes et des animaux. Des trottoirs et des bornes-fontaines sont partout nécessaires pour maintenir dans toute rue fréquentée la propreté que commande l'hygiène.

Adonnés à des travaux plus pacifiques que nos pères du Moyen-Age, nous détruisons chaque jour les enceintes fortifiées des villes, nous comblons les fossés, nous abattons les remparts, nous disséminons les maisons élevées sur une surface trop étroite, nous faisons pénétrer l'air et la lumière dans les rues étroites, tortueuses de nos cités. Ces travaux, d'une utilité incontestable, manquent cependant d'ordinaire le but que l'on désirait atteindre, parce que l'hygiène, sans écho dans les conseils de l'édilité, ne préside point à l'édification des nouvelles demeures, et que le raccoutrement auquel on se livre a lieu sans ensemble et d'une manière irrégulière. L'élargissement des rues sur des points isolés est presque sans profit pour les habitants, ne conduit trop souvent qu'à la formation de cloaques nuisibles à la santé et à la sécurité des passants. Là, en effet, où se font des élargissements partiels, la voie reste sale et encombrée; on n'aperçoit que des maisons dont les plus anciennes, restées en saillie, présentent un aspect triste et grimaçant et se détachent des constructions nouvelles qui, plus enfoncées, ne renferment qu'un air stagnant et insalubre.

Ce n'est qu'en procédant avec ensemble qu'on arrivera à

introduire de larges et réelles améliorations dans les quartiers sales et tortueux de nos cités. A Londres, il se forme des compagnies qui abattent chaque année des rues entières de la vieille ville, remplacent ces misérables masures par des maisons plus saines, élevées sur un plan uniforme, tandis qu'en France chaque propriétaire reconstruit quand il veut et suivant le mode qui lui convient. Aussi ces raccommodages partiels, incomplets ont-ils laissé la demeure de l'ouvrier dans un état encore presque voisin de la barbarie.

Pour arriver aux logements occupés par les travailleurs de nos villes manufacturières, il faut traverser des rues qui ne sont que de longues galeries obscures, étroites, mal pavées, sillonnées de ruisseaux fangeux et croupissants, où le soleil ne descend qu'à intervalles éloignés. Si on élève le regard, on n'aperçoit que des maisons sombres, attristant la vue, présentant plusieurs étages très-souvent établis en surplomb. On dirait que la main du constructeur n'a édifié ces habitations sur une si grande hauteur que pour mieux porter au ciel le cri de la détresse et de la douleur. Les toitures sont dominées par des pignons qui servent uniquement à obstruer les quelques rayons solaires destinés à visiter les appartements rapprochés du sol. Les fenêtres sont généralement étroites. Si elles ont des dimensions suffisantes, elles se trouvent coupées de larges meneaux. Aux angles de chaque toit, on rencontre des matières organiques en décomposition exhalant une odeur fétide.

Pour pénétrer dans l'intérieur du logis, il faut franchir

une porte étroite et enfoncée, suivre un corridor bas, humide, obscur, souvent tapissé de mousses, de moisissures, où séjournent d'ordinaire des eaux ménagères grasses et puantes, des immondices de toute nature sortis des étages de la maison ou d'une cour mal pavée, sale, couverte d'ordures, située sur le derrière de l'habitation. Au fond ou sur un des côtés de ce couloir, on rencontre la première assise d'un escalier sombre qui ne présente aucun point d'arrêt dans toute son étendue, et dont les marches vermoulues, disjointes, sont constamment souillées de débris organiques en fermentation putride. Si on visite les appartements eux-mêmes servant d'abri aux ouvriers, on n'aperçoit que des réduits sans meubles, sans ustensiles de ménage. La même pièce sert de cuisine et de chambre à coucher. Là, lorsque le soir arrive, les membres de la nombreuse famille se réunissent pour amortir leur appétit, faire taire le cri de la faim au moyen d'aliments grossiers et mal préparés. L'air qui parvient dans ces enceintes est déjà vicié. Il n'y arrive, en effet, que par le tuyau de la cheminée, par les interstices de la porte et de la fenêtre, qu'après avoir déjà parcouru la rue humide et infecte, balayé la cage fétide de l'escalier. La respiration des assistants ne fait qu'ajouter à cette insalubrité de l'atmosphère.

Tel est le logement de la plupart des ouvriers de Paris, Rouen, Lyon, Reims, etc. Quant à Lille, elle a le triste privilège de posséder des habitations plus malsaines encore. Trois mille ouvriers vivent dans des caves situées à plus de deux mètres au-dessous du niveau du sol. La porte qui y conduit donne, comme le rapporte M. Blanqui, sur une ruelle sombre et étroite ou sur une petite cour infecte appelée *courette* destinée en même temps à servir d'égoût et de dépôt d'immondices. C'est par cette ouverture unique que pénètrent l'air et la lumière. Là, d'après l'observation de M. Villermé, le jour arrive une heure plus tard que pour les autres hommes, et la nuit une heure plus tôt. Jamais un rayon solaire ne pénètre dans ces tannières.

Il est une autre variété d'habitations d'ouvriers dont l'aspect est non moins repoussant, et dont le séjour est aussi funeste à la santé que celles dont je viens de parler. Ce sont ces affreux réduits, fréquents surtout à Paris, qu'on désigne sous le nom de *chambrées, d'hôtels à la nuit*. Au lieu d'être placés, comme les précédents, au-dessous du niveau du sol, ils sont ordinairement situés près des combles des maisons, et, moyennant une faible rétribution, balayeurs de rues, ramoneurs, chiffonniers, journaliers viennent s'y entasser pêle et mêle pour y passer la nuit. De ces tristes asiles, dont la hauteur dépasse à peine la stature de l'homme, s'exhale une odeur infecte. Huit ou dix lits pressés les uns contre les autres, souvent remplis de vermine, ou quelques couches de paille sale et puante, composent l'ameublement de ces horribles demeures, servent de lieux de repos aux parias de notre société.

« Les chiffonniers, dit M. Buret dans son ouvrage sur la *misère*, se réunissent par chambrées, couchent dans des espèces d'auges, sur des chiffons ou sur quelques poignées de paille. Chaque locataire garde auprès de lui sa hotte, quelquefois remplie d'immondices, et quelles immondices ! Ces sauvages ne répugnent pas à comprendre dans leurs récoltes, des animaux morts, et à passer la nuit à côté de cette proie puante. Lorsque les agents de la police arrivent chez les logeurs, ils éprouvent une suffocation qui tient de l'asphyxie. Ils ordonnent l'ouverture des croisées, quand il y a moyen de les ouvrir, et les représentations sévères qu'ils adressent aux logeurs sur cet horrible mélange d'êtres humains et de matières animales en dissolution, ne les émeuvent point. Les logeurs répondent à cela que les locataires y sont accoutumés. »

Ces diverses et tristes habitations deviennent le berceau de maladies nombreuses, redoutables. C'est là que la fièvre typhoïde prend si souvent sa source ; c'est la que l'on rencontre des sujets au visage pâle et terreux, au corps chétif et maigre, des hommes courbés sous le poids des infirmités, minés par l'anémie, vieillis avant l'âge, caducs à l'époque où la virilité commence pour le reste de la population ; c'est là que, dans les temps d'épidémie grave, le fléau vient exercer ses ravages ; c'est là que l'on trouve, inscrite en caractères lugubres, la loi de solidarité physique qui lie les parents aux descendants. Il résulte, en effet, des recherches de M. le docteur Gosselet, que presque tous les enfants qui viennent au monde dans le quartier Saint-Sauveur, centre de la misère de la population ouvrière de Lille, succombent avant l'âge de cinq ans. De même M. Villermé a fait voir qu'à Mulhouse, la moitié des enfants des fileurs meurt avant d'avoir atteint leur première année. Quand ils arrivent à l'âge de vingt ans, à peine s'il s'en trouve quelques-uns propres au service militaire. La maladie remplit donc ici le triste office de la loi spartiate : elle retranche impitoyablement de la société les membres que la nature a le plus déshérités, a rendus les plus faibles et les plus souffreteux.

Mais les altérations du corps ne se produisent pas isolément. Elles entraînent d'ordinaire la défaillance de l'âme. Quoique double de sa nature, l'être humain conserve dans les diverses phases de son existence son unité, son identité. La perversion physique conduit insensiblement à la perversion morale. Obligé de s'abriter sous un réduit d'un aspect repoussant, d'une odeur fétide, l'ouvrier s'en tient éloigné le plus long-temps possible. Il fuit son foyer sombre et froid, s'enferme dans les repaires du vice, cherche dans l'ivresse et la débauche l'oubli de ses misères. Partout dans les centres manufacturiers, on trouve de tristes exemples de cette dégradation humaine. L'observation est venue démontrer que la consommation des boissons fortes est en raison inverse du bien-être des habitants. Ainsi, dans son rapport sur l'organisation du commerce de la boucherie, M. Boulay (de la Meurthe), aujourd'hui vice-président de la République, s'exprime ainsi : « L'Angleterre proprement dite, population 13 millions 897,187 habitants, consomme annuellement 12 millions 341,238 gallons de liqueurs spiritueuses, soit 7 pintes par tête. L'Irlande, population 7 millions 767,401 habitants, consomme 12 millions 293,644 gallons, soit 13 pintes par tête. L'Écosse, population 2 millions 365,114 habitants, consomme 6 millions 767,715 gallons, soit 23 pintes par tête. » Et ce sont les hommes les plus misérables qui consomment le plus de boissons enivrantes. La pauvre Irlande, où le peuple meurt de faim, boit plus de vin que la riche et luxueuse Angleterre. En Écosse, ceux qui sont dans un trop grand dénuement pour pouvoir se procurer du *gin*, des *spirits*, emploient le laudanum pour arriver plus facilement et à meilleur marché à l'ivresse qu'ils recherchent. A Paris, les mêmes faits se présentent. La consommation des liqueurs alcooliques est bien plus considérable dans les quartiers pauvres que dans les quartiers riches. Ceux qui ont visité en observateurs la place Maubert et ses environs ont été témoins d'un spectacle affligeant. Matin et soir, on y voit des troupes d'hommes et de femmes décharnés, sales, déguenillés se presser autour des comptoirs des distillateurs et des marchands de vin, et s'y enivrer avec une sorte de satisfaction stupide. Ils dédaignent le vin comme conduisant trop lentement au but qu'ils veulent atteindre. L'eau-de-vie est leur boisson habituelle.

Sans doute l'intempérance endort la faim, jette momentanément une teinte dorée sur le sombre tableau de la vie. Mais que ses résultats sont funestes ! C'est dans ces lieux hantés par le vice et la souffrance que commence trop souvent la dissolution de la famille et toutes les calamités qu'elle entraîne à sa suite. A mesure que l'homme se dégrade, il sent de plus en plus faiblir le lien moral qui l'unit à la société. Il perd peu à peu le sentiment de sa dignité, la conscience de ses devoirs. Il finit par tomber dans l'abjection et descend fatalement la pente du crime.

Et cet avilissement de la nature humaine tient en partie u triste état des habitations ! Oui, la paix, la dignité des amilles et de la société, le devoir de l'État exigent la disarition rapide de ces masures et de ces ruelles infectes ù l'homme s'étiole, se flétrit. Il faut que la loi intervienne t porte un remède efficace à ces maux. Partout où les naisons ne pourront être assainies par des travaux intéieurs ou extérieurs suffisants, le pouvoir municipal dera en interdire d'abord la location, puis recourir aux ienfaits de la loi d'expropriation pour cause d'utilité pulique, lorsque le conseil ou la commission d'hygiène du essort en aura proclamé l'urgence. En Angleterre, pays e liberté par excellence, le logement des ouvriers a été objet de règlements spéciaux. Ainsi, la loi du 31 août 848 accorde à des corps administratifs le droit d'interdire 'habitation des caves. Il importe que la France marche ésolument dans cette voie de justice et d'amélioration. 'intérêt général le réclame. La société attend une législation qui règle le mode d'édification des demeures destiées à l'homme, détermine la hauteur des étages, les imensions à donner aux ouvertures extérieures, les conitions indispensables à l'entretien et à la réparation des âtisses, les mesures essentielles pour conserver la salurité des maisons. Rappelons-nous, en effet, que le bon tat des habitations exerce sur l'esprit de famille une nfluence heureuse; qu'un des moyens efficaces de moraiser l'ouvrier, c'est de lui inspirer l'amour du foyer domestique, en rendant son abri moins hideux, moins reoussant. Par ces simples réformes, nous arriverons à faire disparaître une cause active, puissante de dégénérescence et d'affaiblissement de l'espèce humaine, à cicatriser une des plaies saignantes du corps social.

Ceux qui ne connaissent la campagne que par les idylles et les pastorales envient sans doute le sort du villageois. Ils se représentent le cultivateur avec les attributs d'une santé florissante, stable. Mais lorsqu'on vient à parcourir en observateur impartial les villages d'une grande partie de la France, notamment de l'ouest, du centre et du midi, on trouve à chaque pas la misère, l'insalubrité, et son inséparable compagne, la maladie. Partout on rencontre des hommes grossièrement vêtus, sales, au corps maigre et souffreteux, au teint terreux, au visage sillonné de rides amenées bien moins par l'âge que par les douleurs physiques. Pendant que la civilisation déplace les idées, change les mœurs, développe les connaissances scientifiques, le paysan demeure immobile au milieu du mouvement qui emporte le reste de la population. Malgré les secousses vives produites par la Révolution française, malgré les réformes utiles qu'elle a fait naître de toutes parts, on retrouve l'homme attaché au labeur des champs encore logé dans la même habitation, couvert de la même bure, livré aux mêmes habitudes, soumis aux mêmes superstitions, parlant le même langage, labourant avec la même charrue que ses ancêtres du Moyen-Age.

Visitons la chaumière qui sert d'abri au cultivateur. Le chemin qui conduit au village est ordinairement étroit, inégal, raboteux, plein de fondrières. Le pied du passant, les roues des charrettes, le cours des eaux pluviales ont seuls contribué à son tracé. Quelle que soit la beauté du site qui l'environne, le laboureur ne sait point en jouir; on dirait même qu'il cherche à s'en dérober la vue, tant sont considérables les amas de fumier qui entourent sa demeure, tant les haies qui bornent sa cour sont hautes et sombres, tant les constructions placées à l'opposite du logis raccourcissent son horizon. Méconnaissant les beautés réelles de la nature, ignorant les conditions de salubrité des habitations, le paysan sacrifie tout à la commodité. Il assied ordinairement sa maison et ses dépendances près d'une mare, d'un étang, dans le fond des vallées, afin de faciliter le transport des eaux nécessaires au ménage, d'abreuver plus aisément ses bestiaux, de rendre l'exploitation de sa terre mieux à sa portée, sans s'inquiéter si les vapeurs aqueuses, l'odeur marécageuse qui s'exhale des eaux croupissantes ne portent pas une atteinte funeste à sa santé. Les ombrages qui couvrent sa maison, disposés avec art, serviraient à l'embellir, à la préserver des rayons éclatants du soleil; mais ici, distribués pêle-mêle, ils n'ont pour résultat que d'entretenir l'obscurité et l'humidité du local. L'habitation elle-même est si hideuse dans sa construction qu'on se demande involontairement si l'homme, ce roi de la création, en a tracé le plan, a participé à son édification. Pour y aborder, il faut que le pied pose sur quelques pierres jetées çà et là à dessein, et dont le clapotement se fait entendre, à mesure qu'elles deviennent des points d'appui. Une porte étroite et basse, qu'on ne franchit souvent qu'en courbant la tête, conduit dans l'intérieur de la demeure, qui se compose d'une seule pièce, destinée à servir en même temps de cuisine et de chambre à coucher. Et encore quelle pièce ! Les rayons solaires y pénètrent en si faible proportion qu'il faut souvent, quand on passe de la lumière vive du dehors à l'obscurité du dedans, attendre plusieurs minutes pour pouvoir discerner les objets qui s'y trouvent. Une fois que la vue est devenue plus distincte, on remarque au fond de l'appartement, en face de la porte d'entrée, un ou plusieurs lits contigus les uns aux autres. Quelques-uns se trouvent enfoncés sous des escaliers où l'air ne circule que très-difficilement. Lorsqu'il existe des rideaux, ils sont ordinairement sales et épais. Les habitants du logis s'en forment en hiver une clôture aussi hermétique que possible, afin de se garantir des courants d'air froid qui pénètrent à travers la porte mal jointe, la fenêtre grossièrement fermée. Mais cette occlusion nuit à la santé, crée un obstacle au renouvellement de l'air qui a déjà servi à la respiration. Une cheminée large et froide, où brûle, en répandant une épaisse fumée, une couche de bois vert, est le seul appareil qui serve à échauffer le corps mal garanti contre le froid, couvert de vêtements si souvent trempés par la pluie. La surface intérieure des murailles noircie par la fumée laisse suinter quelques gouttelettes d'eau, tant l'atmosphère de l'habitation se trouve chargée d'humidité. Au-dessus de la porte, et quelquefois à une distance variable sur les côtés, existe une fenêtre, ou plutôt une lucarne, par où pénètrent les quelques rayons de lumière qui éclairent l'intérieur du logis. Les dimensions de cette ouverture sont des plus exiguës, afin de se prémunir contre les rigueurs de l'hiver et d'échapper aux atteintes du fisc. Presque nulle part on ne rencontre de plancher. Le pied n'appuie que sur un sol humide, inégal, souvent boueux. Les porcs, les oiseaux domestiques pénètrent librement dans la pièce, s'y promènent, y déposent leurs excréments, et souvent prennent leur nourriture près de la table du maître.

Dans certains villages de France, notamment dans quelques contrées du Midi et en Corse, l'insalubrité des habitations est encore plus grande. Les maisons ne sont que des réduits de cinq à six pieds de hauteur, sans fenêtre, chauffés par un foyer découvert placé au centre de l'appartement. Il n'existe aucun trou de cheminée pour l'évacuation des produits de la combustion. Seulement on rencontre à la voûte de l'enceinte un large orifice pratiqué directement au-dessus du foyer, et par où les gaz brûlés se dégagent partiellement au dehors. Un tel logis ne rappelle-t-il pas la hutte enfumée du serf russe ou de l'habitant des glaces polaires ? N'est-il pas aussi grossier, aussi insalubre que le wigwam de l'Indien ?

Sur près de six millions de bâtiments ruraux, on compte trois millions de maisons à une, deux ou trois ouvertures : une porte sans fenêtre, ou seulement une porte à une ou deux fenêtres. Tel est l'abri de la majorité de notre population agricole. Or, il n'est ni juste ni convenable que le cultivateur, dont le travail est si indispensable à la société, reste logé dans ces affreuses demeures où la maladie l'affaiblit et la misère le dégrade. Il est du devoir de l'hygiène de tracer le plan, d'indiquer les règles de construction qui doivent présider à l'établissement de ces habitations.

Il importe que toute maison rurale soit placée de manière à être préservée de l'humidité, à permettre la libre et facile pénétration de l'air et de la lumière dans l'intérieur des appartements. Elle doit être débarrassée des immondices qui l'entourent, l'attristent et engendrent la maladie. Il faut qu'elle soit assez spacieuse pour pouvoir loger sans encombre une famille d'agriculteurs. Cinq pièces au moins seraient nécessaires : — deux en bas : l'une servant de cuisine et de salle à manger, l'autre de buanderie et en même temps de dépôt des provisions nécessaires au ménage, des instruments que réclame l'exploitation du sol ; — trois en haut : l'une destinée au coucher du père, de la mère et des plus jeunes enfants ; les deux autres réservées aux garçons et aux filles, placés dans deux pièces distinctes. Pour garantir les appartements du rez-de-chaussée de l'action nuisible de l'humidité, il serait nécessaire de couvrir le sol d'une couche isolante. Partout où l'on ne pourrait faire usage de bois, il importerait de recourir à un dallage en briques. Un cailloutage ou un pavage en larges pierres serait encore préférable à la terre humide et nue.

Pour que la fiscalité ne soit pas un obstacle à l'établissement d'ouvertures nécessaires à l'aération des pièces, il faudrait que la loi exemptât dans chaque demeure rurale un certain nombre de fenêtres du droit de l'impôt ; ou plutôt on devrait abolir la contribution des portes et fenêtres, pour la remplacer, si les besoins du budget le réclamaient impérieusement, par une autre base de perception qui serait établie sur l'importance architecturale, sur les dimensions de l'habitation, sans faire attention aux ouvertures que présente la bâtisse. De la sorte, le constructeur ne serait plus arrêté dans ses travaux de salubrité par les exigences du fisc.

La prospérité d'un pays, a dit le sage E. Ducpétiaux, ne consiste pas seulement dans l'activité de ses manufactures, dans l'accumulation de la richesse monétaire, mais encore dans la santé, le bien-être, la moralité de ses ouvriers; vérité immuable que les gouvernements qui se succèdent sur la scène politique ne devraient jamais oublier. Rappelons-nous que pour élever la dignité morale de l'homme, il faut rehausser sa dignité physique, rendre le milieu où il habite moins repoussant à la vue, moins funeste à la santé, l'habituer à prendre soin de lui-même, de sa personne, l'accoutumer à l'ordre et à la propreté.

L'observation montre que le bon état de la peau est nécessaire à l'harmonie des fonctions de l'économie. M. le docteur Fourcault a fait voir qu'en couvrant le corps d'un animal vivant d'un enduit imperméable, on parvient à produire des accidents morbides redoutables, voire même la mort, par suite du refoulement dans le torrent circulatoire des éléments de la transpiration, par suite de l'accumulation dans le sang des matières étrangères que l'enveloppe cutanée est appelée à excréter. De même, lorsque la peau se trouve chargée d'impuretés, elle devient impuissante à exonérer les produits de la sueur et détermine, à la longue, de graves perturbations organiques.

Dans toutes les cités grecques, comme dans toutes les villes soumises à la domination romaine, il y avait des bains particuliers et des bains publics. Pour peu qu'un propriétaire se trouvât dans l'aisance, il leur consacrait une partie de sa maison. Il les plaçait entre le gynécée et l'andronitis. Lorsqu'ils étaient destinés au public, les Grecs les établissaient près des gymnases et des palestres, afin que les hommes qui sortaient de l'arène pussent rapidement se plonger dans l'eau pour débarrasser leur corps de la poussière qui le recouvrait.

L'usage salutaire des bains disparut en Occident avec la civilisation romaine. Le christianisme, en exaltant la spiritualité de notre être, détruisit les grandes pratiques sanitaires en usage dans le paganisme. La loi de Mahomet qui impose l'obligation du lavage du corps n'a fait que continuer la tradition païenne et orientale. Le bain public est aussi général dans la bourgade turque que la mosquée.

A l'exemple des anciens, les Orientaux modernes ne portent pas sur la peau de linge susceptible de renouvellement fréquent. Ils n'ont que des vêtements flottants qui laissent pénétrer la poussière sur une grande partie du corps. Notre habillement, plus varié et plus hermétique, conserve mieux la propreté de la peau; d'autre part, les habitudes créées par notre civilisation, la douceur de notre climat, ne nous obligent point à des immersions dans l'eau aussi répétées que chez les Grecs, les Romains et les Musulmans. Toutefois, l'usage des bains est parmi nous trop restreint, surtout dans les classes ouvrières dont les travaux manuels appellent sur la peau des couches de matières étrangères qui nuisent aux fonctions si importantes de l'enveloppe tégumentaire. En parlant du chauffage des appartements, j'ai montré combien était considérable la quantité de chaleur que les cheminées dégagent en pure perte. La plus grande partie du calorique produit reste sans être utilisée. Pourquoi ne le ferait-on pas servir à chauffer des bains qui ne coûteraient ainsi que les frais de première construction? Cette idée, émise déjà par quelques savants, mérite de fixer l'attention de l'administration. Sa réalisation sur une vaste échelle rendrait à la santé générale des populations les plus grands services. N'oublions pas que l'entretien de la peau dans ses conditions normales est une mesure essentielle de salubrité. Et l'établissement de bains au sein des campagnes, comme au sein des villes, serait le complément de l'hygiène des habitations.

Jusqu'ici, il faut l'avouer, les questions qui touchent à la salubrité publique ont été mal comprises, mal appliquées. En procédant, comme on l'a fait, partiellement, sans ensemble, par des demi-moyens, on n'a produit que des froissements sans amener d'améliorations réelles. Il appartient à notre époque de régulariser, en la complétant, l'œuvre sanitaire commencée par les gouvernements précédents.

L'idée de limiter la durée du séjour de l'ouvrier dans les manufactures est digne d'éloge, mérite l'approbation de tout cœur véritablement sympathique aux misères populaires. Mais on n'atteindra jamais que très-imparfaitement le but hygiénique qu'on se propose, tant que la construction des ateliers sera laissée à l'arbitraire, tant qu'ils ne seront l'objet d'aucune mesure sérieuse d'assainissement. En effet, tandis que la santé n'est point altérée par quelques heures de travail de plus dans un milieu salubre, elle est au contraire sûrement ébranlée et détruite par le séjour quotidien de l'homme dans un air malsain. Qu'on visite les filatures de laine, de coton, de soie, presque partout on y rencontre une atmosphère à odeur désagréable, chargée de duvet, de poussière fine et pénétrante nuisible à la santé. Les pièces où le travail s'exécute sont dépourvues d'appareils de ventilation destinés à chasser au dehors ces corps insalubres répandus dans l'air qui arrive aux poumons. A l'encombrement vient généralement s'ajouter une aération insuffisante : tandis que les enceintes où les ouvriers séjournent en grand nombre devraient avoir quatre à cinq mètres d'élévation, elles n'en présentent trop souvent que deux à trois.

Parfois, la santé des travailleurs se trouve sacrifiée à la facilité de la main-d'œuvre. Ainsi, pour les ateliers de tissage soumis encore à la vieille pratique des métiers à bras, on choisit d'ordinaire des appartements situés au-dessous du niveau du sol, où l'air humide, mais malsain, rend les fils des chaînes plus souples, plus propres à l'opération de l'encollage. Pourquoi ne point exécuter cette opération dans des pièces élevées où un mouillage méthodique remplirait le but exigé par l'industrie, sans nuire à la santé des ouvriers. Sans doute, il est du devoir strict de la société de faciliter toutes les entreprises qui profitent à l'intérêt général, d'exciter l'homme à subsister par son propre labeur ; mais il y a également justice et utilité à exiger que le travail humain soit entouré de toutes les garanties que possède la science. Il serait donc essentiel que tout établissement industriel destiné à recevoir un grand nombre d'ouvriers, ne fût mis en activité qu'après l'autorisation préalable du comité d'hygiène.

Les intérêts de la santé réclameraient aussi pour les établissements d'instruction publique la surveillance éclairée de la médecine. On sait combien notre première existence est délicate, fragile ; combien l'enfance demande de soins assidus pour parvenir à la virilité. Et cependant, que de dortoirs, de salles d'étude, de classes où la jeunesse reste entassée, ne recevant, pour alimenter sa respiration active, qu'un air vicié par l'encombrement. Aussi, que de jeunes gens sortent de nos maisons d'éducation pâles, étiolés, dévorés par la phthisie, épuisés par l'attaque redoutable de la fièvre typhoïde ! Les architectes, et après eux, les directeurs des études, étrangers aux connaissances hygiéniques, ne cherchent qu'à parquer dans ces établissements le plus d'élèves possible, ne soupçonnant pas que cette réunion d'hommes dans un milieu où l'air ne se renouvelle qu'incomplètement devient fatalement pernicieuse à la santé. Il importe donc que l'œil de la science pénètre dans les centres d'éducation et indique les réformes sanitaires nécessaires à y introduire. Sachons-le bien, en protégeant la santé de la jeunesse, en communiquant à l'organisme un développement convenable, on arrive en même temps à affermir l'esprit, à donner aux études plus de suite et de continuité. Compter sur des générations valides, intelligentes n'est-ce pas là le premier élément de la force et de la sécurité des États? Former une jeunesse robuste, active, laborieuse, n'est-ce pas doter les familles de la condition la plus assurée de bonheur et de richesse? La société ne perdra jamais à cette vigilance : ce qui aura été semé sur ce champ de la prévoyance humaine, elle le recueillera au centuple.

CHAPITRE DEUXIÈME.

DE LA VICIATION DE L'AIR PAR LES EAUX CROUPISSANTES.

SOMMAIRE : La présence des eaux stagnantes porte une atteinte funeste à la santé. Exemples probants de ce principe. Causes du développement des miasmes paludéens. Tableau des maladies qu'ils déterminent. — Conditions géologiques et topographiques favorables à la production des marais et des marécages. Moyens de faire disparaître ces nappes d'eaux croupissantes. — Fièvres intermittentes, choléra, fièvre jaune, peste, nés sous l'influence des miasmes limniques que des courants atmosphériques transportent souvent à de grandes distances. Faits historiques qui démontrent que les grands travaux d'assainissement du sol amènent partout la richesse et la prospérité des habitants, tandis que la négligence de ces travaux engendre la maladie, la misère, la dépopulation. — Importance agricole qu'acquerraient en France les terrains couverts d'eaux stagnantes s'ils étaient desséchés. Règles hygiéniques à suivre pour éviter les effets funestes des effluves paludéens, lors du tarissement de ces eaux. — Mesures à prendre pour utiliser les eaux malsaines et faire cesser en même temps leur influence nuisible.

PARTOUT où l'on jette le regard et où l'on aperçoit une population nombreuse et forte, on trouve le pays dépourvu de marécages. Partout, au contraire, où l'on rencontre, répandues çà et là, des nappes d'eaux stagnantes contenant des matières organiques en décomposition, les habitants sont rares, clair-semés, en proie à des maladies qui minent leur constitution. M. le docteur Petit (de Maurienne) rapporte que le maire d'une bourgade des environs de Paris, voulant s'assurer si le voisinage d'une mare où se rendaient les eaux pluviales et ménagères n'exerçait pas une influence fâcheuse sur la santé, a trouvé que la proportion des décès était de 1 sur 30 individus pour les trois rues qui aboutissaient à la mare, tandis qu'elle n'était que de 1 sur 50 pour les autres qui en étaient éloignées. Ici, la misère ne pouvait entrer en ligne de compte comme cause de mortalité, parce que les trois rues qui ont offert le plus de décès, ont été précisément celles qui se trouvaient habitées par la population la plus aisée. Lind a observé que des soldats de marine exercés trois fois par semaine non loin d'une nappe d'eau croupissante tombaient par demi-douzaines frappés de fièvres d'accès. M. Nepple nous apprend qu'au mois d'août 1825, les chaleurs étant très-fortes, les eaux d'une mare située près de Montluel en Bresse, se corrompirent pendant le battage du blé : les ouvriers, au nombre de huit, qui travaillaient auprès, furent tous atteints d'accidents pyrétiques intermittents. François le Boë, l'historien de l'épidémie meurtrière qui se déclara à Leyde en 1670, attribue la maladie à l'action pernicieuse des eaux stagnantes. Pringle raconte que pendant l'année 1747, les troupes anglaises stationnées dans les marais de la Zéelande eurent tellement à souffrir des fièvres paludéennes qu'un très-petit nombre de corps purent conserver cent hommes valides. Au dire de tous les médecins qui ont vécu sur le sol de l'Algérie, le miasme léthal de la fièvre a exercé sur nos soldats d'Afrique des ravages bien plus redoutables que le fanatisme des Arabes. Dans la Sologne (Cher), la Brenne (Indre), la Bresse (Ain), les Bouches-du-Rhône, le Bas-Forez, etc., etc., là où la terre se trouve parsemée de flaques d'eaux stagnantes, les pyrexies périodiques frappent la population de faiblesse et d'inertie. Lorsqu'on parcourt les villages du centre de la France, partout on est frappé du teint pâle et terreux des habitants, que la fièvre dévore quelquefois la moitié de l'année. Là, en effet, où l'eau est rare, les maisons forment un cercle autour d'une mare bourbeuse et puante. Là où l'eau est plus commune, on trouve au-devant de chaque maison des cloaques contenant en abondance des débris de matière organique. Les rues sont dépourvues de pavés, inégales, défoncées, remplies de boue infecte, d'immondices de toute espèce. Près de la porte d'entrée de la maison, existe un évier destiné à recevoir les eaux ménagères qui y croupissent à l'air libre.

En s'imprégnant des émanations délétères produites par les matières organiques plongées dans l'eau stagnante, l'air atmosphérique porte au sein de l'économie des perturbations profondes. Sous cette influence, le sang perd de sa richesse, la peau se flétrit, les chairs deviennent molles et flasques, les membranes séreuses viscérales et les lames du tissu cellulaire s'engorgent de liquides aqueux. Peu à peu l'énergie vitale diminue, les facultés intellectuelles s'engourdissent, les sens perdent de leur finesse. La cachexie, le marasme et enfin la mort viennent clore la longue série de récidives fébriles. Voici le portrait que M. Michel Lévy trace des habitants de la Basse-Bresse : « Ils sont de petite stature, souvent affectés de déformation, soit du tronc, soit des membres; une peau fine et blafarde, des formes molles et sans reliefs musculaires ; des tissus sans vigueur et sans élasticité, abreuvés de fluides aqueux, et qui gardent l'empreinte du doigt qui les presse, des cheveux plats et d'une teinte claire, une barbe rare, un œil terne et dont le regard tombe avec tristesse, une expression d'idiotisme et d'apathie, le cou maigre et allongé, la poitrine resserrée, le ventre gros et saillant, le pouls mou et petit, une peau toujours sèche ou couverte d'une transpiration habituelle qui débilite, une démarche lente et pénible, une voix gutturale et rauque, et dont les sons sont paresseusement articulés : tels se présentent à la fleur de l'âge les habitants d'une partie du département de l'Ain ; frappés au berceau par une cause d'insalubrité qu'ils endurent avec une résignation inerte, ils n'ont connu ni l'enjouement ni l'alacrité de la jeunesse; valétudinaires jusqu'à la tombe, qui pour eux s'ouvre de bonne heure, ils restent étrangers aux passions généreuses, aux jouissances vives comme aux douleurs aiguës de l'âme; également incapables de regrets et d'espérances, enfants déshérités de la nature qui ne leur a donné qu'un air délétère et des aliments sans force, il faudrait les plaindre entre tous s'ils avaient conscience de leur misère. »

Dans ce pays couvert d'eaux dormantes, de marais, d'étangs, de lacs fangeux, M. A. Puvis et la commission d'*enquête* nous apprennent que chaque année les morts l'emportent sur les naissances, qu'on se trouve obligé d'y renouveler périodiquement les enfants qui servent de bergers. Tandis que pour la France prise en général, la vie moyenne est de 34 ans, elle n'est que de 22 ans pour le pays Bressan. Au rapport de M. de Mornay, la faiblesse musculaire des hommes et des animaux est telle qu'elle empêche d'y faire de profonds labours. Lorsqu'on quitte la contrée appelée les Dombes, qui est la plus malsaine de cette région, pour visiter les parties de la Bresse dépourvues d'étangs insalubres, on découvre un spectacle pénible, mais plein d'enseignement. Sur le sol marécageux, on ne rencontre que des hommes clair-semés, faibles, sans énergie, chez qui la vieillesse arrive quand l'âge mûr commence pour les autres. Le terrain salubre se trouve, au contraire, couvert d'habitants robustes, laborieux, parvenant à un âge avancé. Cette opposition de caractères se montre partout où existent des conditions hygiéniques semblables. Elle apparaît d'une manière manifeste entre le maigre et pâle métayer du Limousin et du Berry qui arrose de ses sueurs une terre à demi-sauvage rendue malsaine par son ignorance et son incurie, et le robuste agriculteur qui vit sur notre sol de Flandre, où la propreté des villages, la richesse de la culture, lui permettent de respirer un air pur et de prendre des aliments substantiels.

Quelles sont les conditions favorables au développement des émanations délétères qui, en altérant l'air, déterminent cette détérioration de l'organisme ?

Ces conditions se réduisent à trois : 1° présence de matières organiques privées de vie ; 2° eau en quantité convenable pour humecter ces matières ; 3° chaleur suffisante pour exciter dans les particules organiques le mouvement de décomposition spontanée.

En effet, les sources d'où naissent les affections palustres ne déterminent aucun dégagement effluvial ni par un froid intense qui amène la congélation du liquide, ni par une sécheresse extrême qui enlève l'eau nécessaire à la fermentation putride, ni par une humidité trop considérable, arrivée au point de submerger complètement les substances organiques. Les miasmes paludéens se produisent dans des circonstances intermédiaires. Par exemple, dans nos climats tempérés, les fièvres d'accès arrivent lorsque les eaux croupissantes commencent à se dessécher. Elles font invasion surtout au printemps et en automne, c'est-à-dire à l'époque où une température suffisante et une humidité convenable se trouvent réunies pour amener la décomposition des matières organiques. Par les fortes chaleurs, la masse liquide disparaît, la terre devient sèche et perd alors ses propriétés nuisibles. Mais dans les contrées à marais étendus et profonds, leur caractère malfaisant se montre en été, parce qu'alors le fond vaseux des eaux se trouve à découvert. MM. Thévenot, Segond, qui ont étudié avec soin les maladies des contrées tropicales, rapportent que dans ces pays, c'est pendant l'*hibernage*, c'est-à-dire pendant la saison pluvieuse, depuis le commencement de janvier jusqu'en avril, qu'apparaissent les maladies à forme intermittente. Les premières ondées qui surviennent détrempent le sol desséché, brûlé par le soleil, et excitent le développement de ces affections.

lesquelles décroissent et disparaissent par la continuité et l'abondance des pluies, pour se reproduire quand les eaux se retirent et laissent à nu une vaste surface humide et limoneuse. Dans les parties du nord et du centre de l'Europe, là où le terrain est aquatique, les années les plus fiévreuses sont les plus chaudes, tandis que dans les pays secs, les années les plus pluvieuses sont, au contraire, les plus fécondes en fièvres d'accès.

L'intensité des rayons solaires règle en grande partie la gravité des maladies paludéennes. Une vive chaleur communique en effet à la matière qui se putréfie une activité croissante, un haut degré d'énergie, de même qu'elle fait naître chez les êtres vivants des qualités spéciales, des caractères nouveaux. Ainsi, le chanvre cultivé en Europe, *cannabis sativa*, et le chanvre indien, *cannabis indica*, qui croît dans les pays chauds, sont, au point de vue botanique, deux espèces semblables. Cependant, le chanvre né et développé sous le ciel embrasé de l'Égypte, acquiert des propriétés enivrantes, car il produit le haschich. Le pêcher, qui, dans nos climats, donne un fruit à pulpe savoureuse et bienfaisante, fournit en Perse une substance toxique. La chair tendre de nos grands mammifères devient coriace, foncée en couleur chez ceux qui vivent dans les contrées chauffées par le soleil des tropiques. Pareillement, le caractère des maladies de même famille se modifie avec les climats et les latitudes. C'est ainsi qu'en allant des marais qui entourent Saint-Pétersbourg ou qui se trouvent sur le sol de la Pologne, vers ceux qui forment les Bouches-du-Rhône ou la campagne de Rome, et que de ceux-ci on se transporte vers les palétuviers du Gange, du Mississipi, on éprouve dans chacune de ces localités des accidents d'une gravité variable, des maladies qui, quoique sœurs, ont des allures bien différentes.

Dans les pays situés près de la Néva et de la Vistule, les marais n'exercent qu'une action faible et de peu de durée, parce qu'une partie de l'année ils se couvrent d'une croûte de glace, et qu'en été, ils sont exposés à une chaleur peu considérable : aussi les fièvres intermittentes s'y montrent-elles avec une gravité médiocre. Mais à mesure qu'on s'avance vers des contrées plus méridionales, l'intensité de ces maladies augmente. Déjà, dans le midi de la France et dans les Marais-Pontins, on voit diminuer l'intermittence des pyrexies. Là, les fièvres rémittentes et continues apparaissent avec le type pernicieux, et conduisent rapidement à la mort si les secours de l'art arrivent tardivement. L'Espagne nous montre aussi, dans ses endémies palustres, la représentation affaiblie de la *fièvre jaune*, qui, chaque année, fait sur le littoral du Mexique de si nombreuses victimes. Chervin a consacré sa vie à la démonstration de l'identité d'origine de cette maladie et de la fièvre intermittente pernicieuse. En Algérie, les accidents paludéens qui y éclatent revêtent parfois le caractère *cholérique*, quoique le choléra lui-même prenne sa source dans les marais formés aux embouchures du Gange. Lorsqu'on considère, en effet, les circonstances qui donnent naissance à ce terrible fléau, le froid qui en accompagne souvent l'invasion, l'état fébrile qui suit ordinairement la période algide, l'excrétion abondante de liquides produits par la muqueuse gastro-intestinale, lesquels remplacent en cela le fluide sudoral exhalé en excès dans la troisième stade de la fièvre intermittente, on est porté à ranger le choléra dans la famille des pyrexies paludéennes.

C'est aussi aux marécages qui bordent les rives du Niger, du Sénégal, de la Gambie, marécages entretenus par les inondations de ces fleuves, qu'il faut rapporter la cause de ces fièvres si rapidement mortelles qui frappent les navigateurs poussés dans ces parages par l'amour de la science ou l'esprit mercantile. Durant la saison des pluies, les fleuves des pays chauds ont, en effet, des crues considérables : ils débordent et entraînent au loin, emportés par les torrents, des débris organiques de toutes sortes. Quand les pluies cessent, ces cours d'eau rentrent dans leur lit, laissent les bas-fonds sur lesquels ils ont passé couverts de matières limoneuses qui, sous l'influence d'un soleil ardent, deviennent rapidement des foyers morbifiques intenses.

Ainsi, les marais deviennent d'autant plus redoutables, d'autant plus funestes à l'homme, que la latitude où ils se trouvent diminue, que le climat où ils sont situés jouit d'une température plus élevée.

Tout delta d'un fleuve est constitué par des terrains de transport coupés çà et là de marais où naissent, croissent et meurent des plantes d'une végétation active, où des myriades d'animaux aquatiques jouent, périssent, se putréfient et répandent des miasmes délétères. Là, abondent les conditions d'une insalubrité extrême. Aussi est-ce au delta des grands fleuves que naissent ces fléaux morbides qui s'en vont fauchant les populations. La fièvre jaune prend sa principale source aux bouches du Mississipi. La peste a maintenant son véritable berceau dans l'espace triangulaire compris entre la Méditerranée au nord, le désert à l'est et à l'ouest, et le Caire situé au sommet de ce terrain traversé par les eaux bourbeuses, çà et là stagnantes, du Nil. Le choléra tire son origine des attérissements marécageux produits par le Gange. Et, pour parler de pays plus voisins de nous, ne sait-on pas que c'est du delta du Rhône que s'élèvent les miasmes qui rendent la Camargue et les terrains voisins presque inhabitables. C'est encore des larges dépôts placés aux embouchures du Rhin, de la Meuse, de l'Escaut, que sortait l'effluve paludéen qui, au milieu du siècle dernier, détruisait les troupes anglaises campées sur ce terrain.

Par quel mécanisme se forment ces deltas redoutables? Quels sont les moyens de les assainir et de les rendre propres aux travaux agricoles ?

Tout fleuve reçoit dans son parcours les débris des matières organiques et minérales que ses affluents ordinaires charrient, que les torrents lui apportent dans leur travail d'affouissement. Comme ce cours d'eau général diminue de vitesse à mesure qu'il approche du terme de son trajet, il dépose près de son embouchure une grande partie de son fardeau et abandonne le reste au courant qui l'entraîne dans la mer. Par l'accumulation de matériaux solides dans le lit et sur les rives du fleuve, il arrive que le niveau de ces parties s'élève progressivement, tandis que le reste de la vallée, situé derrière cet exhaussement, conserve sa hauteur normale. Quand l'élévation est devenue trop considérable, l'eau cesse alors d'y couler, brise le canal limoneux de formation récente, fait irruption dans la plaine, y pratique un lit semblable au premier, et l'abandonne à son tour, du moment où, par suite de dépôts continus, elle se trouve forcée de se jeter de nouveau dans une position devenue plus déclive. Ainsi se produisent les attérissements qu'on observe à l'embouchure des grands fleuves; ainsi prennent naissance les ramifications nombreuses qui conduisent ces cours d'eau dans la mer.

Ces alluvions successives, en formant un delta, figurent une patte d'oie, représentent un triangle dont le sommet coïncide avec les premières ramifications du fleuve, et dont la base touche à la mer. Les eaux salées, basses en cet endroit, déposent sur le contour du rivage, des galets ou cailloux roulés, des sables arrachés de leur lit, qui, mêlés avec le limon, deviennent le suppôt d'une végétation plus ou moins vigoureuse. Les plantes développées sur ces matériaux de transport les cimentent, achèvent la formation de la digue naturelle, appelée *cordon littoral.* Aussi un delta dessine-t-il une sorte de cuvette, dont les bords relevés sont constitués, d'un côté, par les branches du fleuve, qui exhausse incessamment son lit par de nouveaux dépôts; de l'autre, par le cordon littoral lui-même. Emprisonnées dans cette enceinte, les eaux y demeurent stagnantes, donnent naissance à des marécages, à des lacs, de nature quelquefois saumâtre. Ainsi, lorsque le flux de l'Océan se fait sentir dans le fleuve à plusieurs milles, le liquide qui arrive dans le delta résulte alors du mélange des eaux douces et marines. D'autre part, au moment des hautes marées, lors des fortes tempêtes, on voit aussi les vagues salées franchir le cordon littoral, former derrière cette digue une nappe d'eau sans communication avec l'immense bassin d'où elle provient. Parfois encore, les flots de la mer atteignent une si grande hauteur, frappent avec une violence telle, qu'ils parviennent à briser une partie du cordon littoral, et créent alors une *lagune*. C'est ainsi que la jetée de sables et cailloux qui se modèle sur la courbe du delta du Rhône, a servi à constituer la lagune de la Camargue, les étangs de Leyran, de Valcarès.

Comment dessécher ces vastes attérissements, arriver à cultiver ces terrains limoneux, fertiles, mais ordinairement noyés d'eau ?

Pour mettre à sec leur sol inondé, les industrieux habitants de la Hollande ont commencé par remplacer les chaussées grossières, insuffisantes, qui circonscrivaient les eaux stagnantes, par des digues solides, régulières, capables d'arrêter les envahissements nouveaux de la mer, et de mettre ainsi les populations à l'abri du caprice des fleuves ; puis, au moyen de fossés larges et profonds, destinés à recevoir les eaux répandues par nappes dans l'intérieur des terres, et de machines propres à pomper ce liquide et à le rejeter hors de l'enceinte, les persévérants Néerlandais sont arrivés à conquérir, à créer dans une seule de leurs provinces, 80,000 hectares de prairies d'une fertilité remarquable, à livrer à une des plus riches cultures de l'Europe, des terrains placés à plus de quatre mètres au-dessous du niveau des marées ordinaires. Les terres séparées ainsi de l'Océan et rendues propres aux travaux agricoles, ont reçu le nom de *polder*. D'abord, les Hollandais n'avaient eu recours, pour l'épuisement de ces eaux malfaisantes, qu'à des machines mues par le vent, d'un mécanisme simple, mais d'une force peu considérable. Depuis quelques années, ils ont abandonné les courants atmosphériques comme moteurs pour employer la vapeur, dont ils font uniquement usage pour toutes leurs grandes entreprises de desséchement. Les machines établies sur les bords du lac de Harlem ont une puissance telle, qu'elles font baisser le niveau des eaux d'un centimètre par jour.

Cette méthode de tarissement, parfaitement applicable à un terrain tourbeux, arrosé par des pluies fréquentes, couvert d'une atmosphère brumeuse, comme le sol de la Hollande, ne saurait convenir dans les pays chauds, sous un ciel serein comme le midi de la France, et bien moins encore dans les contrées tropicales brûlées par un soleil ardent, telles que les bouches du Gange. Les terres ainsi desséchées resteraient stériles. Dans ces circonstances, tout en disciplinant les fleuves, il importe de les faire servir à des arrosages convenables, en relevant d'espace en espace leur niveau, à l'aide de barrages, en faisant servir leur chute à mettre en mouvement des machines hydrauliques, destinées à enlever les eaux croupissantes préalablement réunies dans des fossés appropriés. Ces eaux, une fois extraites des tranchées où elles demeuraient accumulées, puis rejetées dans le lit du fleuve, pourraient être répandues à volonté sur les terres voisines, au moyen de canaux d'irrigation. A l'aide de fortes digues placées à la base du delta, on arrêterait d'une manière permanente le reflux des eaux de la mer sur ce sol limoneux, devenu alors fécond et salubre ; et comme le fleuve se divise en plusieurs branches, il importerait de laisser libre le rameau principal, qu'on destinerait à la navigation, en disposant les autres bras à l'épuisement des eaux croupissantes et à l'arrosage des terres. C'est là, en partie, le plan proposé par l'ingénieur Surell pour le dessèchement du delta du Rhône.

Mais la plupart des marais se trouvent placés au sein des terres, loin de l'embouchure des fleuves. Les uns sont indépendants de tout système fluvial, les autres dérivent de ces cours d'eau. Recherchons les conditions qui donnent naissance à ces deux catégories de marais, et quelles sont les méthodes de tarissement à employer.

Lorsque les rives d'un fleuve rapide n'atteignent qu'une faible hauteur, et se trouvent en même temps formées de terre meuble et végétale, les débordements deviennent faciles, le torrent entraîne avec lui les débris de matières organiques et minérales amassés sur sa route, dépose çà et là des amas de limon qui encombrent son lit, changent la direction de son trajet et favorisent l'envahissement des terrains environnants. De l'accumulation de ces eaux dormantes, naissent des chapelets de marécages, les uns permanents, les autres temporaires. Lorsque le fond du sol est argileux, le liquide y croupit d'une manière continue, tandis qu'il ne séjourne que momentanément sur les terrains tourbeux plus ou moins perméables. Telle est l'origine de la plupart des marais répandus sur nos plaines algériennes, et en particulier de ceux de la Mitidja, de la Seibouse, dans la province de Constantine. A l'exception du Chélif, qui a un parcours de cent à cent vingt lieues, tous les cours d'eau qui sillonnent le Tell sont très-peu étendus ; ils prennent leur source dans les chaînes de montagnes les plus rapprochées du littoral. Presque taris en été, ils deviennent, par les pluies abondantes de l'hiver, des torrents impétueux, franchissent alors leurs digues latérales, se répandent dans la plaine, donnent naissance à des dépôts d'eau stagnante, où se montrent bientôt une flore paludéenne et des animaux aquatiques qui vicient par leurs débris le milieu où ils séjournent. Le niveau de ces marais étant inférieur à celui du fleuve qui les a produits, les eaux ne peuvent plus dès-lors rentrer dans leur lit : elles restent étalées sur le sol. Sous l'influence d'une vive chaleur, ce liquide disparaît en partie ; celui qui reste devient le laboratoire de miasmes pernicieux.

Sous l'empire du fatalisme, l'Arabe qui habite ces localités malsaines, regarde d'un œil indifférent et considère comme œuvres de luxe tous nos travaux d'assainissement. Lorsque les lieux où il dresse sa tente deviennent par trop nuisibles à sa santé, il se contente de les abandonner, sans chercher à combattre les causes morbifiques qui abrègent ses jours. Quant à nous, pour éteindre ces foyers d'insalubrité, nous nous sommes mis à attaquer ces marais isolément, corps à corps, comme si chacun formait un tout complet, ne se rattachait à aucun système de cours d'eau.

Plusieurs millions ont été ainsi dépensés, sans produire de résultats en rapport avec les capitaux employés, parce que le passage des eaux mal disciplinées reproduit en partie les marécages momentanément disparus. Ces travaux n'atteindront leur véritable but qu'autant qu'on arrivera à maîtriser les fleuves dès leur origine. En agrandissant, en effet, dès leur source, le lit des cours d'eau ; en pratiquant les curages nécessaires, en faisant des empierrements appropriés, en établissant des fascines convenables, on arrivera alors, mais alors seulement, à réfréner les torrents, à les empêcher d'errer au hasard dans la plaine et de former de nouveaux marais. Le fleuve une fois réglé dans sa marche, il deviendra facile de creuser des canaux d'irrigation, d'élever de loin en loin des barrages mobiles qui permettront de laisser couler dans la mer le superflu des eaux de l'hiver, et, aux époques de sécheresse, de répandre le reste en arrosage sur les terres. Par ce mode de direction et de distribution, on arrivera à utiliser les mille ruisseaux torrentiels qui vont se perdre dans les rochers et se jeter dans les bas-fonds où ils donnent naissance à des marécages, à convertir en terrains fertiles et salubres des lieux, ici, arides, brûlés par le soleil, là, marécageux et amenant autour d'eux la misère et la dépopulation.

Souvent les marais tiennent à des causes toutes fortuites, toutes locales. Ainsi, dans certaines parties du Tell algérien, il est des marais qui dépendent d'infiltration d'eaux souterraines. On trouve, en effet, certains terrains dont le fond, de nature argileuse, s'amincit et disparaît d'espace en espace. Dans les parties où existe cette solution de continuité, l'eau s'amasse, s'accumule et donne naissance à de véritables marécages. Il suffit de creuser quelques fossés profonds pour déterminer l'écoulement de ces eaux stagnantes, pour assainir et fertiliser ce sol boueux. Cette disposition géologique n'est pas spéciale à l'Algérie; elle se retrouve en France, où elle entraîne les mêmes effets paludiques : j'ai eu occasion de l'observer dans le Limousin.

Dans les terrains à forme ondulée, dépourvus de cours d'eau manifestes à l'extérieur, on trouve souvent la partie basse de la vallée couverte de marécages, tandis que ses versants sont en général arides et desséchés. Les causes géologiques d'où dépend cet état de choses sont multiples. Elles se réduisent cependant à cette double condition : terrain superficiel perméable à l'eau, terrain sous-jacent à peu près imperméable aux liquides, et dont la déclivité sert à diriger les eaux pluviales vers le thalweg. Lorsque la surface de la terre formée de sable, de grès ou de calcaire, recouvre une couche d'argile plus ou moins épaisse, les eaux météoriques, après avoir pénétré toute l'épaisseur de la couche superficielle, trouvent dans le dépôt argileux une barrière infranchissable, coulent à sa surface, vont se rassembler au bas de la vallée, où elles imbibent la terre restée perméable et y forment des marécages; ou bien le sous-sol, au lieu d'être de nature argileuse, peut être constitué par des pierres massives stratifiées qui arrêtent également l'infiltration des eaux pluviales. Entre ces bancs de pierre et la terre végétale proprement dite, il existe souvent des débris de roches peu cohérents, de forme anguleuse, de même composition que le dépôt sous-jacent, qu'un géologue distingué, M. Daubrée, désigne sous le nom générique de *dépôt meuble superficiel.* C'est là où aboutissent les eaux qui ont traversé le terrain le plus extérieur, pour se rendre au fond de l'espèce d'entonnoir qui forme la vallée, c'est-à-dire vers la ligne de plus grande pente singulière appelée *thalweg* par les ingénieurs.

Quelle que soit la nature de chemins que prennent les eaux pour aboutir à ces dépressions du terrain, et donner par là naissance à des marécages, il devient facile de maîtriser leur cours, de les faire apparaître au dehors sous forme de source. Il suffit pour cela de creuser sur chaque revers de la vallée un fossé long et profond destiné à arrêter et à réunir ces courants souterrains qui vont converger vers le thalweg, de prolonger cette tranchée transversale suivant l'axe du vallon, en lui donnant une pente convenable pour l'écoulement des eaux. Celles-ci perdront alors leur caractère malfaisant, et serviront, au contraire, à répandre la fertilité sur les lieux qu'elles seront appelées à arroser.

Vue dans son ensemble, la Sologne présente un aspect plat. Cependant les nappes d'eaux croupissantes qui couvrent une partie de sa surface, sont dues à la forme ondulée du terrain et à la nature argileuse du sous-sol. Cette région à peu près stérile est placée au cœur de notre France, et présente une étendue de 300 lieues métriques carrées. Elle se trouve couverte de landes, de bruyères et d'eaux stagnantes qui, en hiver, la transforment en un vaste marécage.

Pour améliorer ce sol appauvri, il importe de creuser dans la partie la plus déclive du terrain, indiquée par le nivellement, un large canal où viendraient se réunir les eaux stagnantes de la contrée. Vers la fin du siècle dernier, la nécessité de ce travail avait été indiquée par Lavoisier. Les études récentes de M. Becquerel sur la Sologne ont conduit ce savant à formuler une conclusion identique. Ce canal servirait de récipient général aux eaux surabondantes, malsaines du pays, et en même temps de bassin d'arrosage et de navigation.

Quant aux vallées éloignées du canal central, il suffirait de rectifier les cours d'eau qui les traversent et de déverser dans ces ruisseaux, au moyen de rigoles, les eaux superflues qui inondent le sol.

Là où manque l'eau courante, comme sur les plateaux, il serait nécessaire de réunir le liquide des étangs et des marais dans des réservoirs profonds, à bords verticaux.

Ces accumulations d'eau dans des bassins appropriés, loin d'être nuisibles à la santé des habitants, serviraient à fertiliser le sol et à étendre la prospérité générale. Les travaux de ce genre sont malheureusement trop rares. L'Algérie, avec son sol accidenté et ses cours d'eau descendant des montagnes, est très-favorable à l'établissement de ces réservoirs artificiels. La France ne possède aucune construction de ce genre destinée à l'irrigation. Le gouvernement espagnol, malgré son incurie ordinaire, en a fait construire un assez grand nombre, dans un but agricole, sur le modèle de ceux que les Maures y avaient creusés pendant leur occupation. On en rencontre quelques-uns dans le Piémont, mais en petit nombre et très-insuffisants. Les plus beaux qui existent au monde se trouvent dans l'Inde. Là, ils présentent des proportions considérables. Ils ont de deux à trois lieues d'étendue et pourraient suffire à l'arrosage de quinze à vingt de nos communes.

Ces sortes de travaux sont de la plus haute importance. Ils méritent d'attirer l'attention, de fixer la sollicitude d'un gouvernement intelligent sincèrement dévoué aux intérêts des masses.

Par suite de la seule configuration extérieure du terrain, souvent il arrive que les eaux apportées directement par les pluies ou provenant de ruisseaux mal dirigés, abandonnés à leur propre pente, vont se réunir au bas des vallées, où elles forment des marécages. On parviendra à faire disparaître ces eaux croupissantes soit en conduisant, dès leur source, les petites rivières sur le revers des coteaux ; soit en évacuant, au moyen de tranchées convenables, le liquide accumulé par les pluies.

La Bresse présente une superficie d'environ 50 lieues métriques carrées, dont la moitié au moins est occupée par des étangs marécageux qui entrent dans la catégorie précédente. Qu'on se figure une vaste surface de terrain accidenté formé par les vallées de l'Ain, du Rhône, de la Saône, coupé, à des intervalles variables, par de petites collines de 10 à 15 mètres d'élévation et par de petites chaussées qui lient ces monticules les uns aux autres ; des eaux croupissantes séjournant dans ces plis de la terre; et l'on a l'aspect d'une grande partie de la Bresse. De simples canaux d'écoulement communiquant d'un de ces réservoirs à l'autre, quelques travaux de nivellement du sol, suffiraient évidemment à assainir et à fertiliser cette contrée, où végète une population misérable, dévorée par les fièvres la moitié de l'année.

Lorsque les marais dépendent directement des eaux pluviales qui vont s'accumuler çà et là au bas des vallées dépourvues de cours d'eau et présentant un sol uni, on doit alors les utiliser, les faire tourner au profit de la salubrité générale et de la prospérité publique, en les concentrant dans une série de petits réservoirs profonds, à bords taillés à pic. Par là, on arrivera à livrer à une riche culture, d'une part, les lieux antérieurement couverts d'eau, et de l'autre, les chaussées qui séparent les bassins artificiels. Les travaux de ce genre qui ont été exécutés dans la vallée d'Enghien, près Paris, nous montrent l'utilité de ces mesures, la sagesse de ces préceptes.

Toutes les fois que les marais situés dans les plaines se trouvent peu distants des fleuves, des rivières, et qu'ils sont à un niveau inférieur, on peut, au moyen de quelques conduits de dérivation, diriger dans ces cavités marécageuses les eaux troubles et superflues de l'hiver, arriver de la sorte à niveler le sol et faire cesser toute stagnation de liquides. C'est ainsi qu'on a proposé de combler les marais d'Ostie en y conduisant les eaux du Tibre. C'est aussi en détournant le cours du fleuve Ombrone que la Toscane est parvenue à faire disparaître presque entièrement ses vastes *maremmes* si profondément délétères.

Lorsque les marais avoisinent le littoral de la mer, et que les eaux salées, au moment de leurs soulèvements, vont communiquer avec les eaux douces, il importe d'établir des barrages pour arrêter ce mélange pernicieux; car l'observation a démontré que le contact des eaux salées et des eaux douces est des plus funestes à la santé.

Quelles sont les causes de ces propriétés nuisibles?

On sait que les eaux de source, comme les eaux salées, ont leur faune et leur flore spéciales. Les êtres qui sont destinés à vivre dans un de ces milieux, une fois transportés dans l'autre, y succombent rapidement. Aussi la rencontre des eaux marines et des eaux fluviales est-elle mortelle pour des myriades de mollusques, d'infusoires, dont les débris en se décomposant, ajoutent à l'insalubrité du liquide. D'un autre côté, les eaux de la mer contiennent une grande quantité de sulfates. Or, ces sels, en contact avec une matière organique et à une température convenable, se changent peu à peu en sulfures et en hydrogène sulfuré, à odeur forte, à propriétés délétères. Un chien de moyenne taille ne tarde pas à mourir lorsqu'on le plonge dans une atmosphère qui renferme seulement un millième de ce gaz. Absorbé à petite dose et pendant long-temps, l'hydrogène sulfuré détermine nécessairement une modification profonde de l'économie, augmente la nocuité spéciale des miasmes qui s'échappent des eaux croupissantes. Voilà pourquoi les marécages qui bordent les rivages de la Méditerranée, comme dans les

États de l'Église, dans le royaume de Naples, etc., sont si redoutables, répandent autour d'eux la désolation et la mort, tandis que les terres de l'intérieur de la même péninsule sont peuplées de nombreux et vigoureux habitants; voilà pourquoi les deltas des grands fleuves sont le berceau des grands fléaux épidémiques; pourquoi nos ports méditerranéens, où, par suite de l'absence du flux et du reflux de la mer, les eaux ménagères et fluviales restent en partie accumulées où elles tombent, exhalent une odeur infecte, deviennent la cause d'une extrême insalubrité. A Viarreggio, dans la principauté de Lucques, des nappes d'eau saumâtre répandues çà et là le long des côtes de la Méditerranée, exerçaient les plus grands ravages. Les habitants étaient si épuisés par la maladie, qu'à peine il leur restait assez de forces pour pouvoir labourer leurs terres. La vieillesse était à peu près inconnue parmi eux. En 1740, sur l'avis de Bernardino Zentrini, l'État fit construire des écluses avec des barrages mobiles. On disposa ceux-ci de manière à permettre l'écoulement des eaux stagnantes dans la mer et empêcher en même temps la pénétration des eaux marines dans les marais. Cette entreprise fut couronnée d'un succès complet. Dès l'année suivante, la *cattiva aria*, air fébrile, disparut de Viarreggio même et des localités environnantes. Aujourd'hui, c'est le pays le plus riche des côtes de la Toscane. Deux fois on négligea de fermer les écluses, et dans ces deux années l'épidémie se reproduisit.

La contrée appelée les Landes de la Gascogne figure une sorte de bassin triangulaire limité au midi par l'Adour, au nord par la Garonne, à l'ouest par l'Océan. Le pays est plat, légèrement incliné près du littoral. Lorsque la mer vient à déferler sur la plage, elle y dépose des amas de sable que le vent d'ouest pousse sur la côte, où il forme des monticules appelés *dunes*. Ces amas siliceux, continuellement accrus par de nouveaux renforts, changent de place et de configuration suivant les caprices des courants atmosphériques, arrivent à former une chaîne irrégulière d'élévations sablonneuses dont la pente vers la mer est douce, mais dont le talus qui regarde les terres est rapide, et s'oppose à l'écoulement des eaux pluviales vers l'Océan. Telle est l'origine de ces vastes et nombreux étangs qui règnent le long des rivages de la mer depuis le Médoc jusqu'auprès de l'embouchure de l'Adour. Autour de ces nappes d'eaux stagnantes, et dans leur intervalle, existent des marécages de grandeur variable, d'où s'exhalent des effluves fébrifères qui épuisent le maigre habitant des Landes, déjà affaibli par une nourriture insuffisante. Pour rendre la vigueur et la santé à ces populations presque défaillantes, il importe de dessécher les terrains baignés par les eaux croupissantes. On parviendra à ce but en pratiquant de larges tranchées entre ces étangs et la mer, en mettant en communication permanente le bassin des étangs avec les marais qui les environnent. De plus, les travaux de nivellement qui ont été faits nous ont appris que le pays des Landes est situé à plusieurs mètres au-dessous du niveau de la Garonne. Aussi, en creusant sur la rive occidentale de ce fleuve quelques canaux de dérivation destinés à charrier les eaux troubles et surabondantes qui inondent ses rives en hiver, on arriverait à combler ces marais et à couvrir les sables arides d'une couche de terre végétale propre à une riche culture.

Le dégrèvement de l'impôt sur le sel marin amènera nécessairement un accroissement dans la consommation de ce produit, et partant imprimera à l'industrie des salines une activité nouvelle. Le chiffre de la population saunière, qui s'élève aujourd'hui à 80 ou 100 mille individus, est destiné à monter en peu d'années à plusieurs centaines de mille, par suite de l'extension que prendront ces établissements. Or, suivant leur degré d'entretien, le voisinage des marais salants est sans effets nuisibles ou présente des caractères pernicieux. Il importe de connaître quelles sont les conditions qui favorisent leur salubrité ou qui leur communiquent des propriétés nuisibles.

Un marais salant est une surface de grandeur variable où pénètre l'eau de la mer, qui, en s'évaporant, forme des dépôts de sel marin. Il se compose : 1° d'un ou plusieurs réservoirs destinés à conserver les eaux salées; 2° de la saline proprement dite ou assemblage des appartenances nécessaires à l'évaporation progressive du liquide introduit et à la cristallisation du sel; 3° de chaussées, hautes d'un mètre environ, appelées *bossis*, entourant la saline et la séparant de ses dépendances. Ces chaussées, traversées, dans leur épaisseur, de conduits souterrains, sont destinées à faire communiquer la saline avec les réservoirs contenant l'eau de la mer. Quant à la saline elle-même, elle se divise en un nombre plus ou moins considérable de compartiments appelés *fares*, rangés ordinairement au pourtour de la saline. L'eau y circule lentement, subit une évaporation continue, et vient communiquer par des rigoles étroites, mais multipliées, avec les bassins intérieurs, munis de cloisons et de petits plateaux circulaires, où s'achève l'évaporation. Telle est la composition d'un marais salant en activité.

Si ces établissements sont mal entretenus ou présentent une construction vicieuse; s'ils ont une pente insuffisante; si les pièces qui composent la saline se trouvent incomplètement curées; si les eaux-mères, c'est-à-dire les eaux dépouillées d'une grande partie de leur sel, sont mal écoulées; si les réservoirs où se conserve l'eau de la mer sont envasés, les rigoles de distribution obstruées, alors le marais salant acquiert des propriétés nuisibles à la santé. Le terrain sur lequel il repose se couvre çà et là de flaques d'eau saumâtre, empêche l'évacuation des eaux salées dans la mer, et retient en outre celles qui viennent des pluies. C'est ainsi que le défaut d'entretien ou l'abandon d'une exploitation saline donne naissance à des marais *gâts* ou à des sources d'infection miasmatique.

Rappelons-nous que là où l'on établit un marais salant, la plage est basse, parsemée de bourbiers, de flaques d'eaux produites d'une part par les pluies ou les minces ruisseaux venus de la plaine, et de l'autre, par les flots de la mer que les tempêtes ou les hautes marées y projettent. Or, lorsque l'industrie vient transformer ce sol vaseux, effacer les inégalités qui le sillonnent, faire écouler les eaux dormantes, pour y substituer une surface régulièrement submergée ou lavée avec soin lorsque la saline cesse de fonctionner, on arrive ainsi à faire disparaître toute cause d'insalubrité. Aussi M. Mélier, dans son remarquable travail sur les *marais salants*, est-il arrivé à la conclusion suivante : « Toute saline bien entretenue et bien établie, ne concourt point à développer de maladies, tandis qu'elle devient une source très-active d'affections morbides si elle est mal entretenue ou reste abandonnée à elle-même. » Il importe donc aux populations que ces établissements soient surveillés avec soin et dirigés d'après les données de la science.

De même que, d'un continent à l'autre, souffle parfois le vent de la discorde entre les nations, de même les courants atmosphériques promènent à travers les mers et la terre-ferme les émanations paludéennes dont l'haleine, comme empoisonnée, apporte trop souvent la mort aux populations qu'elle touche. Ces miasmes charriés par le vent se heurtent, se brisent, se réfléchissent sur les divers obstacles qu'ils rencontrent, que ces obstacles soient des montagnes, des coteaux, des forêts ou des maisons.

Pringle nous apprend qu'au siècle dernier on voyait régner sur la côte orientale de l'Angleterre des fièvres semblables à celles que l'on observait en Hollande, lorsque, à la faveur des vents d'est, les effluves qui se développaient dans les terres marécageuses du continent, arrivaient sur le sol britannique. M. Michel Lévy rapporte que chaque fois que le vent se levait dans la direction des marais de la Djalowa, distante d'environ deux lieues de Navarin, les fièvres apparaissaient parmi les troupes françaises qui occupaient le fort de cette petite ville. Montfalcon raconte que le célèbre couvent des Camaldules, éloigné d'une lieue du lac d'Agnano, est désolé par les émanations qui viennent de ce lac, lorsque le vent disperse dans ce sens les miasmes qui viennent de ce bassin insalubre. A propos des marais de la Charente-Inférieure, M. Mélier s'exprime ainsi : « Quand le vent souffle est, nord-est ou nord, c'est-à-dire de façon à éloigner de la ville les effluves des marais gâts, situés tout-à-fait à l'ouest, les fièvres y sont rares ; souffle-t-il, au contraire, ouest, sud-ouest ou sud, c'est-à-dire dans une direction telle que, passant par les marais gâts, il en envoie les effluves sur Marennes, on est sûr d'y voir arriver les fièvres. » Il en est de même de la fièvre jaune, dont les bords du golfe du Mexique sont le siège principal. Un travail statistique de M. Moreau de Jonnès nous apprend que cette maladie s'est montrée quarante-trois fois en Europe. L'air lui a servi de véhicule. Il en est de même du *choléra* qui sévissait naguère dans notre patrie.

Ce fléau tire en effet sa source du delta marécageux du Gange. Le terrain qui constitue ce delta a une superficie à peu près double du bassin hydrographique de la Seine de Paris jusqu'au Havre, c'est-à-dire une étendue de douze au moins de nos départements. C'est la terre la plus malsaine qu'on connaisse. L'homme ne peut la traverser sans y trouver la mort. Les attérissements qui s'y forment s'accroissent chaque jour, et, avec eux, l'insalubrité augmente. Jusqu'en l'année 1817, la maladie limita ses ravages à la presqu'île de l'Inde ; mais à cette époque, elle prit une recrudescence nouvelle, commença ses migrations lointaines vers l'ouest, et en 1832, s'abattit sur la France. C'est de cette même partie de l'Hindoustan qu'est sortie l'épidémie qui frappait l'Europe et l'Amérique. Elle suit le Gange en remontant son cours, envahit les villes bâties sur les bords du fleuve, s'étend au Scind et à ses affluents, et de là arrive aux confins de Caboul. En 1845, le fléau commençait ses ravages dans la Grande-Boukharie, en 1846, dans la Perse. En 1847, il exerçait ses ravages en Europe.

Par ce mode de développement, on est déjà porté à considérer le choléra comme dépendant de miasmes paludéens qui, dans les contrées tropicales, prennent des propriétés particulières. Le fait suivant vient confirmer cette idée : sur la côte orientale de Coromandel, quand le vent nord-est, c'est-à-dire le vent qui vient du delta marécageux, souffle avec force, les malheureux Indiens qui y habitent deviennent la proie du choléra.

Voici comment on doit s'expliquer la propagation de l'épidémie dans les contrées éloignées de son berceau :

Les miasmes, nés des embouchures du Gange, sont poussés dans des directions que déterminent les courants atmosphériques. Renforcés sur leur passage par les émanations délétères qui s'échappent des lieux insalubres qu'ils traversent, condensés par l'humidité, activés par la chaleur, ils doivent frapper et frappent, en effet, tout d'abord les personnes affaiblies, débilitées, vivant dans un milieu malsain. Lorsque l'action des effluves venus de l'Inde s'est épuisée, la maladie cesse de se manifester.

Dans les deux invasions de choléra dont l'Europe a été le théâtre en dix-sept ans, on a vu, en effet, que la maladie s'est toujours ralentie, a diminué ses attaques pendant les froids intenses de l'hiver, pour reprendre sa marche meurtrière au printemps et au commencement de l'été. Dans sa course, le fléau suit de préférence les terrains recouverts d'une certaine quantité d'eau, parce que le miasme cholérique, comme le miasme de la fièvre intermittente, se condense par l'humidité. Il frappe surtout les localités voisines d'un port, placées près d'une nappe d'eau, assises au confluent des fleuves, au centre des méandres, des courbes décrites par les grands cours d'eau. Les lieux secs et élevés en sont ordinairement exempts, de même qu'on l'observe pour les pyrexies périodiques.

Suivant la direction des courants atmosphériques, on comprend que le miasme ou effluve peut parfois revenir sur ses pas, épargner certains points favorablement situés pour son développement, et en frapper tels autres que leur état hygiénique semblerait préserver. Une forêt, une montagne peuvent lui servir de barrière. Enfin, il peut se délayer, se disséminer de manière à ne produire que des états morbides peu intenses, comme la cholérine; mais il imprime toujours un cachet spécial aux maladies régnantes.

Telles sont les idées que j'ai exposées dans une communication faite à l'Académie des Sciences de Paris, le 11 juin 1849. Elles se trouvent en harmonie avec celles de la plupart des auteurs qui ont traité depuis de cette redoutable maladie.

Ainsi, le fléau qui vient de jeter tant de familles dans le deuil est destiné à faire dans nos contrées des apparitions nouvelles. Il est en notre pouvoir d'en diminuer les effets par des mesures hygiéniques convenables, qui, en fortifiant le corps humain, le rendront plus apte à résister aux attaques de l'affection morbide. C'est la place assiégée qui répare ses remparts, ou les maintient en bon état de défense pour résister à l'ennemi. M. Monneret, témoin de la marche du choléra qui sévit à Constantinople en 1848, s'exprime ainsi : « Cette maladie y a procédé avec tant de modération et de lenteur dans ses attaques, que je n'hésite pas à croire qu'on aurait arrêté ses progrès par une excellente hygiène ; mais elle fait complètement défaut dans cette ville, ainsi que dans tout l'empire ottoman. Rien ne peut vaincre l'apathie et les vieux préjugés des Turcs. Les rues sont étroites, toutes les maisons bâties en bois. Dans les temps humides, le sol est couvert d'une boue épaisse, de débris de matières végétales et animales en putréfaction. Le quartier grec, appelé Phanar, Kassim-Pacha, et surtout le quartier franc, Galata et presque tout celui de Péra, sont des bourbiers fangeux où se tiennent les banquiers et fabricants grecs, arméniens et juifs. C'est aussi dans ces derniers lieux que se trouvent agglomérés la population la plus pauvre, les petits commerçants, les marins et les hommes du port. C'est sur eux que le choléra a commencé à sévir. » De même en France, partout où ce fléau s'est étendu, on a remarqué qu'il frappait surtout dans les lieux les plus insalubres et chez les personnes affaiblies par la maladie, l'âge, les privations ou les excès. Mais aux Indiens seuls appartient la mission de tarir la source du choléra par de grands travaux d'assainissement (1).

Les différents peuples du monde se trouvent donc solidaires de l'insalubrité qui règne sur leur sol. Aussi, un jour viendra où il se formera entre les nations des traités sanitaires, comme il existe des traités commerciaux et politiques. Ce jour viendra, lorsqu'on aura compris que

---

(1) L'agent cholérique, en frappant l'organisme humain, détermine des perturbations variables nécessairement suivant la nature des systèmes de l'économie qui sont le siége principal de l'affection. Ainsi, tantôt c'est le système nerveux qui s'exalte : vomissements convulsifs, coliques violentes, crampes excessives; tantôt, au contraire, il y a dépression de ce même système organique : prostration, algidité, cyanose. D'autres fois, les phénomènes morbides se localisent sur le tube gastro-intestinal et produisent une sécrétion considérable de matières liquides particulières. Enfin, les symptômes prennent parfois la forme intermittente ou rémittente.

Ces quatre types d'accidents cholériques exigent une thérapeutique spéciale. Voici le traitement médical qui m'a paru le plus avantageux : 1° dans le cas d'hyperhestésie, l'opium à haute dose est très-efficace. Le fait suivant a été pour moi du plus grand enseignement. M. D..., âgé de 40 ans environ, d'une bonne santé habituelle, fut pris tout-à-coup, l'été dernier, pendant l'épidémie de choléra, de coliques et de crampes si vives qu'il poussait des cris effrayants. Le délire s'était joint à ces accidents. L'imprudence qui fut commise à son égard lui sauva la vie. J'avais prescrit un lavement avec 80 centigrammes de laudanum de Sydenham. Je conseillais en même temps l'achat de 6 grammes de la même liqueur, afin de l'avoir sous la main si le besoin devenait pressant. La personne chargée de veiller près du malade, oubliant la teneur de la prescription, administra en une seule fois les 6 grammes 80 centigrammes de laudanum. Le lavement fut gardé une heure et demie. Au bout de ce temps, les accidents cessèrent pour ne plus reparaître. Depuis, dans des circonstances semblables, j'ai toujours fait prendre avec succès, en y mettant toutefois plus de ménagement, des doses élevées de laudanum. Ne sait-on, au reste, que l'opium à forte proportion combat efficacement les fièvres pernicieuses ataxiques ; 2° dans le cas d'adynamie, l'usage répété du thé, de la camomille, de boissons stimulantes mêlées de quantités variables de rhum, des lavements d'eau-de-vie étendue d'eau, des frictions excitantes sur la peau m'ont donné les meilleurs résultats ; 3° les sels salins dans une infusion de tilleul ou de fleurs d'oranger paraissent être le meilleur moyen à employer contre les désordres intestinaux ; 4° dans le cas d'intermittence ou de remittence marquée des symptômes, le sulfate de quinine à dose élevée est le remède le plus efficace.

la dignité et la valeur physique sont sœurs de la dignité et de la valeur morale, lorsque l'intelligence populaire aura saisi la portée de la maxime antique : *Mens sana in corpore sano.*

Qu'on jette un regard sur l'histoire, on verra que la civilisation, les grandes entreprises de desséchement des eaux croupissantes, faites au profit de l'agriculture et de l'hygiène, chassent toujours devant elles les épidémies, tandis que la négligence de ces travaux, l'inobservance des lois sanitaires les ramènent constamment.

Les terres baignées aujourd'hui par les Marais-Pontins étaient autrefois très-salubres et d'une grande fertilité. C'était le sol qu'habitait un peuple vigoureux, les anciens Volsques. Mais les guerres fréquentes, désastreuses, qu'il eut à soutenir contre les Romains, lui firent négliger les travaux agricoles. Dès-lors les eaux, abandonnées à elles-mêmes, devinrent stagnantes en maints endroits, et formèrent des marais d'où s'échappèrent des miasmes qui répandirent sur le pays la maladie, la misère, la dépopulation. On sait que Tite-Live parle d'épidémies nombreuses qui affligeaient ces contrées. En commentant le texte de l'historien latin, Lancisi arrive à les attribuer à la présence des marécages, qui prenaient chaque jour une extension nouvelle. Les empereurs romains, et après eux les papes, ont essayé, mais sans succès, de faire disparaître ces eaux malsaines. C'est sous l'administration de Pie VI que furent entrepris les plus grands travaux de desséchement; mais au rapport du savant Prony, une mauvaise direction ayant présidé à cette œuvre, l'exécution en est restée tout-à-fait incomplète. Néanmoins, cette entreprise, quoique inachevée, produisit tout d'abord les résultats les plus heureux, car le recensement fait de 1801 à 1811, montre une diminution d'un seizième dans les décès. Depuis cette époque, tout travail de salubrité ayant été abandonné, les canaux pratiqués se sont comblés, la maladie y a reparu avec une intensité telle que l'homme n'y vit pas, il y meurt, suivant l'énergique expression d'un des habitants de ces tristes lieux.

Les anciens, qui avaient compris l'utilité de la présence des forêts au point de vue sanitaire, les avaient mises sous la protection d'un dieu, le dieu Sylvain, les avaient rendues sacrées, et par conséquent respectables à la multitude, à l'abri de la dévastation. Aussi les bois qui se trouvaient aux alentours de la ville éternelle la protégeaient-ils contre les effluves sortis des Marais-Pontins et des marécages d'Ostie. La destruction des forêts d'Albe, de Sermoneta, de Cisterna, a fait disparaître la barrière qui préservait la ville et la campagne de Rome des émanations morbifiques produites par ces eaux stagnantes, et a contribué à les jeter dans une insalubrité extrême. Déjà ce bassin marécageux se trouvait exposé à une atmosphère malsaine, par suite du défaut d'entretien des égouts, du mauvais état des aqueducs destinés à porter dans l'intérieur de la cité les eaux pures des contrées voisines.

L'ancienne Égypte, si renommée par le bien-être de ses habitants et par la sagesse de ses lois, ne connaissait pas la *peste*. D'après Hérodote, elle fut pendant trois mille ans le pays le plus salubre du monde. Les monuments qu'on trouve enfouis dans la terre ou répandus sur le sol attestent, au reste, le haut degré de puissance et de prospérité auquel était parvenue cette contrée. Des milliers de canaux d'irrigation partant du Nil, allaient se rendre dans des directions diverses, et porter jusqu'aux limites du désert leurs eaux fécondantes. Ainsi appauvri, diminué par ces saignées nombreuses, le fleuve allait perdant de sa vitesse, en même temps qu'il distribuait sur les terres les débris organiques et minéraux qui, maintenant, vont se déposer vers son embouchure, où ils constituent ce vaste terrain pestilentiel connu sous le nom de delta. L'inondation du Nil, répartie avec mesure, ne laissait pas sur son passage, comme aujourd'hui, des mares infectes, sources d'émanations délétères. Le lac Mœris, bassin vaste et profond, était destiné à recevoir l'excédant des eaux du fleuve, de manière à en augmenter la crue lorsqu'elle devenait insuffisante. De même que la présence des étangs ne présente aucun caractère nuisible lorsque leurs bords sont taillés à pic et que leur fond se trouve recouvert d'une couche épaisse de liquide, de même la présence de ce lac était sans danger pour la santé, le sol se trouvant toujours profondément submergé.

Par cette distribution intelligente des eaux, l'agriculture parvint à un haut degré de prospérité, acquit une célébrité telle, que les anciens croyaient que l'art de cultiver la terre tirait son origine de l'Égypte et qu'Osiris était l'inventeur de la charrue. On sait qu'autrefois ce pays approvisionnait l'empire romain pour quatre mois de l'année, tandis que maintenant ses habitants, diminués de moitié, y trouvent à peine une nourriture suffisante.

D'autre part, la pratique de l'embaumement des corps fut usitée en Égypte depuis les temps les plus anciens. On l'étendit même aux animaux. Sans doute, les effets pernicieux qui, sous ce climat brûlant, devaient résulter de la putréfaction des cadavres, portèrent les vivants à embaumer les morts; et la nécessité de soustraire ceux-ci au débordement du Nil, les fit placer sur les hauteurs. Aussi rencontre-t-on maintenant les flancs de la longue et double chaîne des montagnes Lybique et Arabique située parallèlement au cours du fleuve, criblés de milliers de grottes sépulcrales. Là, se trouvait l'immense nécropole des anciens Égyptiens.

Ces grandes et sages mesures de salubrité publique disparurent à peu près lorsque l'invasion de l'étranger et les ravages de la guerre eurent ruiné le pays, décimé les habitants. Bientôt les canaux s'obstruèrent, l'agriculture devint de moins en moins florissante et la misère s'étendit sur la population. On ne songea plus aux embaumements. Les morts furent enterrés sur les places publiques, dans les maisons, dans toute la vallée du Nil, recouverts de quelques pouces de terre. Les tombeaux des pères, infiltrés par les eaux du fleuve, devinrent autant de foyers de pestilence pour les enfants. Alors apparut la peste. Jusqu'à l'année 263 de notre ère, l'Égypte fut exempte de ce fléau morbide; mais à partir de cette époque, le pays en est devenu le théâtre presque permanent.

Le voyageur qui vient à parcourir cette partie de l'Afrique, ne rencontre partout que des tableaux qui attristent le regard. Lorsqu'il quitte la mer, il voit une vaste plage couverte de marais infects; s'il remonte au Caire, dans le delta, partout, jusque dans la Haute-Égypte, il trouve des nappes d'eaux croupissantes exhalant une vapeur mortelle. Sur cette même terre, où l'artisan vivait autrefois respecté, honoré des rois, dont il était appelé à juger les actions après leur mort, le malheureux Fellah est maintenant traqué, dépouillé par un pouvoir avide et cruel. Jamais celui qui sème ne moissonne pour lui-même. Couvert de haillons, obligé de se nourrir de quelques roseaux cuits sous la cendre, ou de matières animales qu'il dispute parfois à des bandes de chiens errants, l'homme du peuple s'abrite d'ordinaire sous des cabanes percées d'une ouverture unique, construites de boue pétrie avec de la paille, et dont les dimensions sont habituellement si exiguës, que le voyageur se demande involontairement si elles sont destinées à des hommes ou à des animaux. Aussi le miasme léthal de la peste trouve-t-il dans ces conditions fâcheuses son propre et spécifique aliment. Les relevés publiés par M. Aubert-Roche nous apprennent, en effet, que la mortalité due à la peste est en raison directe de l'insalubrité où vivent les indigènes et les Européens.

La *fièvre jaune* se montre spécialement sur le littoral du golfe du Mexique, principalement à la Vera-Cruz et à la Nouvelle-Orléans. Le mauvais état hygiénique où se trouvent placées ces deux villes, va nous expliquer la cause de cette apparition morbide.

A la fin du 16e siècle, le comte de Monterey, vice-roi du Mexique, jeta les fondements de la Vera-Cruz et y prodigua les splendeurs que les vainqueurs mettaient ordinairement à leurs édifices. Partout on construisit des maisons vastes, largement espacées, des rues bien alignées. La ville fut élevée sur les bords de la mer, dans une plaine aride, sablonneuse, dépourvue de verdure. Un siècle et demi après sa fondation, elle était encore exempte des ravages de la fièvre jaune. Dans cet état, sa prospérité devint rapide, considérable; mais, par suite de l'incurie propre à la race espagnole, par sa situation même au milieu des sables, des marécages vinrent se former autour de son enceinte, et avec eux apparut le *vomito negro.*

En effet, dans cette contrée ouverte aux courants atmosphériques, les vents du nord-ouest entraînent dans leur course d'épais tourbillons de sable recueilli dans les déserts qu'ils ont traversés. Arrêtées par la ville qui leur barre le passage, ces particules siliceuses forment autour de la Vera-Cruz un dépôt considérable, une véritable circonvallation de collines mouvantes. Ces dunes, incessamment accrues par de nouvelles quantités de sable, atteignent dans certains endroits une hauteur de huit à dix mètres, menacent de plus en plus l'existence de la ville, et empêchent l'écoulement des eaux pluviales. Des couches plus ou moins épaisses de limon engraissent, cimentent ces amas de matières arénacées qui circonscrivent de larges et nombreux marécages. Là, les plantes aquatiques croissent, se multiplient rapidement, et abritent sous une végétation vigoureuse des myriades de reptiles, de batraciens, d'insectes, dont les cadavres, mêlés aux débris des végétaux, produisent, sous ce ciel embrasé, des exhalaisons pernicieuses. Aussi la fièvre jaune y règne-t-elle d'une manière à peu près permanente. Ses redoutables attaques déciment les habitants et ruinent le commerce de la ville.

La Nouvelle-Orléans, bâtie sur un terrain d'alluvions, assise près de l'embouchure du Mississipi, au-dessous du niveau de ce fleuve, se trouve environnée de marais, de lacs, de lagunes. On sait, en effet, qu'avant de se jeter dans le golfe du Mexique, le Mississipi se divise en plusieurs branches, dont les attérissements constituent un immense delta entrecoupé de nappes d'eaux stagnantes, où pousse une végétation luxuriante, où un nombre infini d'animaux aquatiques naissent, pullulent, meurent, se putréfient et produisent des miasmes délétères. Quand les pluies de l'hiver arrivent, quand la fonte des neiges et des glaces survient, le gonflement des cours d'eau devient considérable ; et alors les flots jaunis et limoneux du Mississipi bouillonnent avec force, emportent des cadavres d'animaux, roulent des avalanches d'arbres déracinés et des amas de terre arrachée des berges du fleuve, et inondent au loin le sol de ces eaux bourbeuses. Puis, sous l'influence des rayons solaires, le liquide, rejeté sur les rives, déversé dans les bas-fonds, s'évapore peu à peu, diminue et finit par laisser à nu une terre grasse et fangeuse, d'où s'exhalent des émanations pernicieuses. Alors apparaît la fièvre jaune avec son lugubre cortège. Le retrait des eaux de submersion fait naître ce fléau. L'inondation du sol le fait cesser. Son intensité augmente avec le développement de la chaleur.

L'air malsain qu'on respire à la Nouvelle-Orléans a fait diminuer l'étendue de son immense marché, qui reste cependant encore un des plus considérables du monde.

Sur notre propre sol, dans la Charente-Inférieure, nous trouvons un triste exemple des ravages que peut produire la présence des marais. A quelques lieues de Rochefort, et tout près de Marennes, est une ville maintenant désolée, déserte, dont le sol est couvert de ruines et de débris, et dont le nom se trouve presque effacé de la mémoire des modernes. C'est Brouage. Jadis florissante, elle devint le centre des opérations des catholiques contre les protestants. Après la démolition de toutes les places fortes d'Aquitaine, Richelieu, vainqueur du calvinisme, voulut avoir en Saintonge une place militaire qui fût comme le boulevard de sa puissance dans l'ouest. Brouage fut choisie. Elle devint bientôt une des places les plus importantes du royaume. Quatorze vaisseaux et six galères stationnaient constamment dans son port. Colbert songea à y établir, en 1665, le bassin militaire dont Rochefort est aujourd'hui dotée. Sa prospérité était des plus remarquables. Elle possédait dans ses alentours de riches salines entretenues avec soin; mais, quelque temps après, la négligence s'introduisit dans cette riche exploitation. Les propriétaires laissèrent les bassins s'envaser peu à peu, cessèrent de maintenir entre la mer et les eaux de la plaine une communication large et facile; des alluvions se formèrent qui exhaussèrent la plage et convertirent progressivement les marais salants en vrais marécages.

Au commencement de ce siècle, sur une étendue de huit

mille hectares, la plaine où est assise Brouage se trouvait parsemée de flaques d'eau croupissante, d'excavations plus ou moins profondes, d'éminences légères, vestiges des anciennes salines. Affaiblis, décimés par les fièvres, les habitants ont fini par abandonner ces localités malsaines, enlever des maisons tous les matériaux faciles à porter, et sont allés fixer ailleurs leur demeure. La mort y faisait, en effet, de nombreuses victimes. Il résulte des recherches de M. Fleuriau que, dans certaines communes voisines de Brouage, le chiffre des décès s'élevait à l'énorme proportion de 1 habitant sur 13, au lieu de 1 sur 39, qui est la moyenne de la mortalité annuelle de la France prise en général. Depuis quelques années, les travaux de desséchement, très-incomplets encore, entrepris sous l'administration de M. Le Terme, ont ramené à ce pays quelques débris de sa richesse d'autrefois.

Dans son Mémoire sur la Sologne, M. Becquerel a montré récemment que cette contrée, maintenant si malheureuse, si désolée, où la durée de la vie moyenne des hommes qui l'habitent est à peine les 4/5e de ce qu'elle se trouve dans le reste de la France, était jadis dans un état prospère. Les débris de constructions, les traces de travaux de desséchement qu'on retrouve dans plusieurs communes, attestent que cette partie de notre territoire était couverte d'une population nombreuse et florissante. Mais les horribles guerres de religion qui y durèrent pendant soixante ans, chassèrent de ce pays un grand nombre d'habitants et en firent mourir plusieurs milliers. Alors la terre, dépourvue de bras, devint de plus en plus stérile. Les eaux n'étant plus dirigées, envahirent le sol par nappes étendues. A ce moment, apparurent la misère et la maladie. Aujourd'hui, la population qui se trouve sur ce sol avare de produits, s'élève à 16 habitants par kilomètre carré, c'est-à-dire au quart de ce qu'elle est dans la France prise en masse.

Si dans les pays chauds, les grands travaux sanitaires qu'exige la salubrité se trouvaient exécutés, il est incontestable que l'acclimatement de l'européen y deviendrait plus facile; car l'homme des climats tempérés qui va fixer sa demeure dans les régions tropicales ou prétropicales lutte contre deux agents destructeurs : la maladie propre à la localité elle-même, et les modifications fonctionnelles que l'action du nouveau climat détermine sur l'organisme. Or, le tarissement des sources effluviales fait cesser la première de ces causes, la plus meurtrière des deux.

Ainsi, les marais exercent partout une action désastreuse, épuisent et détériorent l'organisme, amènent la dépopulation. En faisant disparaître ces eaux stagnantes, on arrive à éteindre des maladies redoutables et à livrer à la culture des terrains fertiles, engraissés de limon.

Le delta du Rhône contient 35,000 hectares de terres incultes. Ce sont les plus basses, celles qui sont noyées par les eaux croupissantes. Desséchés, ces terrains parviendraient rapidement à une très-grande fertilité, se changeraient bientôt en riches prairies et en rizières fécondes. Inhabitable de nos jours, tant la fièvre y est meurtrière, ce sol deviendrait salubre, et prendrait une importance considérable en se couvrant d'une végétation vigoureuse. Si l'on porte son prix à deux mille francs l'hectare, évaluation moyenne de la propriété dans ce pays, on voit que ces terres marécageuses acquerraient une plus-value de soixante-dix millions de francs.

On sait que la plaine de la Mitidja, encadrée dans une espèce de fer à cheval de montagnes de 1,500 à 1,800 mètres d'élévation qui la protègent contre les vents du désert, présente une superficie de 160,000 hectares, dont près de 12,000 sont encore marécageux. Or, ces plaines fiévreuses renferment dans leur sein de très-grandes richesses qu'il est facile d'en extraire par des travaux d'assainissement

Les documents officiels du cadastre nous apprennent que près du septième du sol français est inculte. Or, une partie se trouve couverte de marécages, comme la Sologne, la Brenne, la Bresse, le Forez, etc. Que de millions restent là enfouis qui sortiront le jour où le soc de la charrue pourra venir déchirer la surface de ces terrains non-seulement stériles, mais mortels pour l'homme! Rien donc n'est plus vrai que cette maxime : Fertiliser une terre, c'est l'assainir.

Toutefois, ces travaux de dessèchement réclamés par l'humanité, présentent d'ordinaire, au moment de leur exécution, des dangers graves, sérieux, sur lequels il est nécessaire d'insister un instant.

Lorsque, à l'époque des chaleurs, on vient à remuer une terre vierge, humide, il s'en échappe des exhalaisons morbifiques. Ainsi, partout où l'établissement des chemins de fer a exigé un grand transport de terre humide, on a vu naître, parmi les ouvriers et les habitants de la localité, des fièvres intermittentes d'une intensité variable, mais qui toujours arrivaient à augmenter le chiffre de la mortalité ordinaire. Sur 150 hommes des compagnies de discipline occupés, en 1843 et 1844, à creuser des fossés, à défricher le sol où devait s'élever Saïda, une cinquantaine avait succombé, au bout de six mois, aux fièvres intermittentes pernicieuses. La fondation de Sebdou, d'Orléansville, etc., a été également funeste aux premiers pionniers qui y avaient été employés. (F. Jacquot.) La ferme de Staouéli fut établie, comme on le sait, en 1843. Les trappistes auxquels le terrain avait été concédé, se mirent eux-mêmes à remuer le sol, et appelèrent en même temps à leur aide des ouvriers civils et militaires. A peine cette population de travailleurs se fut-elle mise à l'œuvre, que la mort vint éclaircir leurs rangs. 8 trappistes sur 38 succombèrent; 47 militaires sur 150 moururent. Les autres furent tous plus ou moins gravement malades. Mais après l'achèvement des travaux, après la disparition des marécages, la terre devint salubre et acquit une grande fertilité. (Foley et Martin.) M. Coutanceau nous a laissé la description de l'épidémie de fièvres intermittentes qui sévit à Bordeaux en 1805, à l'époque du desséchement des marais de la Chartreuse. Dans l'espace de cinq mois, 12,000 personnes en furent atteintes et 3,000 succombèrent.

Quelles sont les précautions à prendre pour éviter ces funestes accidents ?

Les travaux de desséchement ne devront être entrepris

qu'à l'époque où la fermentation des marais est à peu près nulle, c'est-à-dire depuis le commencement de novembre jusqu'au commencement de mai. Si un courant d'eau passe près de ces terres marécageuses, il est utile de le diriger à travers. Les ouvriers devront être pris parmi les plus robustes et ne se rendre jamais à jeun à leurs travaux, car la vacuité de l'estomac favorise l'absorption miasmatique. Il importe d'éviter tout affaiblissement de l'organisme, les excès, les privations. Les travailleurs employés à remuer ce sol humide, fangeux, feront usage non pas d'eau ordinaire, mais de boissons stimulantes : vin, cidre, bière, thé, café, variables nécessairement suivant les productions du pays. Les Chinois qui travaillent dans les rizières prennent une quantité considérable de thé sans sucre, et l'on sait que les miasmes qui s'en dégagent n'exercent sur eux aucune influence nuisible. Tous les sentiments qui dépriment fortement le système nerveux : la crainte, la frayeur, la pusillanimité, rendent les individus qui en sont le siége plus aptes à contracter la maladie régnante. Ainsi, on a remarqué que lorsqu'une épidémie sévit dans une armée, la mortalité devient sensiblement plus forte après une défaite. Il faut donc que les hommes occupés à remuer ces terrains humides s'y livrent avec ardeur, sans préoccupation d'accidents morbides.

Il importe de se préserver, autant que possible, des atteintes de l'humidité. L'eau répandue dans l'air et autour des vêtements jouit de la propriété de dissoudre les miasmes, de les condenser, et par conséquent de fortifier leur influence délétère : aussi est-il nécessaire que des feux soient placés près des ateliers de travail pour sécher les vêtements imprégnés d'eau et maintenir le corps à une température élevée. Dans tous les pays marécageux, on a l'habitude d'avertir les voyageurs de ne pas s'exposer à la roséè qui se dépose immédiatement avant le lever du soleil.

L'ouvrier fera en sorte de ne jamais s'abandonner au sommeil sur la terre qui vient d'être remuée. Il faut, pendant tout le temps qu'il séjourne dans ces lieux insalubres, qu'il soit en activité pour pouvoir résister à l'ennemi invisible qui tend à envahir l'économie, pour que sa circulation maintienne partout une puissance vitale suffisante. Dernièrement, les fièvres paludéennes épargnèrent les soldats de notre armée de Rome pendant toute la durée du siège de la ville. L'animation, l'exaltation du combat réagissaient contre l'action des effluves marécageux; mais une fois les travaux achevés, la place prise, nos troupes devinrent la proie de l'infection miasmatique, quoique les conditions d'alimentation et d'hygiène générale restassent les mêmes. Les rapports officiels nous ont appris, en effet, que près du dixième de l'effectif de l'armée entra à l'hôpital, par suite de l'action de l'endémie palustre.

Lorsque l'heure du repos arrive, il importe que les hommes employés aux travaux de desséchement des marais, se couchent loin de ces eaux stagnantes, sur un lieu élevé. « Quand les Corses, dit M. F. Jacquot, sont obligés, à l'automne, de quitter les coteaux où s'étalent leurs villages pour venir moissonner dans les plaines qui sont basses et insalubres, ils retournent coucher dans leurs demeures, s'ils en sont peu distants ; mais si l'éloignement s'oppose à ces migrations journalières, ils se bâtissent des cages aériennes, sur lesquelles ils se hissent pour passer la nuit. » De même dans la campagne de Rome, on se soustrait à l'influence des fièvres causées par les émanations pernicieuses du sol, en s'établissant sur les hauteurs. Ainsi, la villa Médici, siège de l'Académie de France, située sur le mont Pincio, n'est jamais atteinte par ce que les Italiens appellent la *mal'aria*, le mauvais air, les fièvres paludéennes.

Le maître de poste dont parle Ozanam dans son *Histoire générale des Épidémies*, suivait instinctivement les préceptes que je viens d'indiquer. « Nous avons vu, dit cet auteur, à Torre de'tre Ponti, au milieu des Marais-Pontins, un maître de poste qui y jouissait d'une santé parfaite. Nous lui demandâmes comment il se maintenait ainsi dans un pays dont l'atmosphère est sans cesse chargée de miasmes délétères. « Il y a plus de quarante ans que j'y habite, répondit-il, et je n'y ai jamais eu la fièvre. La seule précaution que je prenne est de ne sortir de chez moi que lorsque le soleil est déjà assez élevé sur l'horizon, de rentrer à son coucher et de faire allumer alors un peu de feu. Je me nourris bien et je bois du vin : voilà tout mon secret. »

On sait que le quinquina est l'agent pharmaceutique le plus efficace pour combattre les fièvres d'accès. Aussi, serait-il utile de faire usage de ce médicament pour empêcher l'économie d'être envahie par les affections paludéennes. Trois fois par jour : le matin, vers le midi, et le soir, on prendrait 20 à 25 grammes de vin de quinquina; ou bien on absorberait, mêlée à des aliments, une quantité correspondante de quinine brute. L'insipidité et l'activité thérapeutique de cette substance la rendent précieuse sous tous les rapports. Il est à regretter que son emploi soit aussi restreint. Elle est destinée à supplanter le sulfate de quinine dans toutes les circonstances où cet agent se trouve indiqué.

La culture du riz, l'exploitation des tourbières déterminent, comme tous les travaux qui amènent le remuement des terres humides mêlées de matières organiques en fermentation, des altérations plus ou moins graves de la santé. Il est du devoir de l'administration de prendre les précautions nécessaires pour faire cesser ces accidents morbides. Il importe que la loi de 1810 qui règle l'exploitation des minières se complète au point de vue sanitaire, et soit partout exécutée. Dans tous les cas, on devra éviter la formation de nappes d'eaux stagnantes. Pour les tourbières en particulier, l'expérience apprend que lorsqu'on néglige de combler de terre consistante et homogène les cavités d'où l'on extrait la tourbe, on crée, par l'accumulution des eaux croupissantes qui en résulte, une source puissante d'insalubrité. L'hygiène et l'agriculture s'accordent à réclamer à cet égard les mêmes modifications législatives. En remblayant, en effet, à mesure qu'on extrait la matière carbonée, on rend le sol salubre, fourrageux, favorable à une riche végétation, de fébrifère et d'infertile qu'il était auparavant.

L'entassement des fumiers et des débris organiques de toutes sortes près des maisons donne naissance à une très-grande quantité d'ammoniaque. Ce corps insalubre, volatil de sa nature, s'exhale dans l'air, est emporté au loin par les courants atmosphériques et ne profite en rien au producteur de cette importante substance.

Non-seulement le dépôt d'immondices exposés à l'air libre près des habitations est préjudiciable aux intérêts agricoles, mais encore porte une atteinte funeste à la santé de l'homme. M. le docteur Petit (de Maurienne) rapporte, d'après l'observation d'un des maires des environs de Paris dont j'ai parlé au commencement de ce chapitre, que la ruelle salie par des ordures était aussi meurtrière que les rues adjacentes à la mare rendue si infecte et si insalubre par le dépôt des matières organiques qui la souillaient. Il est donc du devoir de l'édilité d'établir des règlements sévères pour éviter que les maisons, les rues, les places publiques soient converties en latrines. Mais, en même temps, il faut que partout l'administration pourvoie chaque quartier des villes de lieux d'aisances, dote d'urinoirs communs les carrefours, les places de nos cités. Quant aux latrines, j'ai indiqué quel devait être leur mode de construction. Je n'y reviendrai pas. Pour les pissoirs, il est utile que leurs parois intérieures soient enduites de laque, que la cuvette destinée à recevoir l'urine soit fermée par une petite grille et aboutisse, à l'aide d'un conduit partant de sa face inférieure, à un réservoir ou puisard.

L'établissement de ces divers appareils, loin d'être onéreux pour les villes, deviendra au contraire pour elles une source de richesse. Réunies dans ces réservoirs appropriés, les matières excrémentitielles seront, en effet, recherchées par des agriculteurs éclairés et achetées à haut prix. Il suffira d'ajouter quelques sulfates ou quelques chlorures pour concentrer les produits ammoniacaux, et les retenir complètement dans l'enceinte des réservoirs où ils se trouvent déposés.

Partout, les égouts des villes doivent être dallés et présenter une pente suffisante, pour faciliter l'écoulement des matières putrides et empêcher la stagnation des eaux qui les traversent. Il est également nécessaire qu'ils soient couverts, voûtés dans toute leur étendue, afin d'empêcher, autant que possible, la communication de l'atmosphère intérieure avec l'air du dehors ; et pour que le curage soit facile, il faut que la hauteur de ces galeries souterraines égale celle d'un homme adulte dans la station verticale. Les parois doivent être de pierres dures, exemptes de fissures, afin de préserver les parties ambiantes de l'infiltration des matières fétides qui s'en dégagent. Au lieu de diriger dans les rivières, dans les fleuves les eaux charriées par les égouts, il importerait de les déverser sur les terres où elles répandront la fertilité, tandis que, d'après les dispositions actuelles, elles ne servent qu'à altérer la masse liquide qui les reçoit.

Le pavage des rues mérite de fixer à un haut degré l'attention des autorités municipales. Suivant la disposition qu'on donne à la chaussée et aux ruisseaux d'écoulement, la voie reste sèche, exempte d'émanations insalubres, ou bien devient boueuse, fétide, malsaine. Si la chaussée est à peu près plate, ou seulement un peu inclinée à son milieu, il se forme des ruisseaux fangeux, source d'un méphitisme horrible. Le passage des charrettes, des voitures détermine le rejaillissement de ces eaux infectes qui souillent les passants et inondent le pavé jusqu'au pied des maisons. Les chaussées à dos d'âne sont la forme de pavage la plus convenable. Elles déversent l'eau de chaque côté de la courbe, en laissant le milieu à sec. Dans ce système, les rigoles destinées à recevoir les ruisseaux d'écoulement règnent le long des trottoirs, dont les rebords avancés doivent les recouvrir presque complètement. De cette manière, on a un pavé net, dépourvu d'eaux stagnantes, et très-rapidement sec. Le passant se trouve préservé de l'action jaillissante du liquide boueux. La disparition prompte des eaux au contact de l'air rend l'atmosphère ambiante moins humide, supprime une cause puissante de maladies. Pour que la chaussée ne soit jamais inondée, même pendant les fortes pluies, il importe que des ruisseaux d'écoulement communiquent de distance en distance (50 mètres environ) avec les égouts au moyen d'un orifice couvert d'une grille à jour. De la sorte, le pavé restera sec; et les égouts profondément placés dans le sol transporteront au loin les eaux ménagères et pluviales qui, abandonnées à elles-mêmes dans la rue, deviendraient une source incessante d'incommodités et un foyer actif d'émanations insalubres.

Les pierres qui constituent le pavé des rues doivent être, autant que possible, rapprochées les unes des autres, afin d'éviter la formation de mares, de clapiers infects. Au lieu de pierres cubiques ayant 18 à 25 centimètres de côté, telles que celles qu'on emploie dans nos grandes villes, on peut utilement les remplacer par de petites pierres cassées qu'on soumet à une forte pression et qu'on recouvre de terre ou de matériaux tendres. Au moyen d'un balayage convenable, il sera toujours facile de maintenir exempte de boue et de poussière une chaussée d'empierrement ainsi établie. Ce mode de pavage a sur celui à grosses pierres l'avantage d'être moins coûteux, de présenter une surface plus unie, de ne déterminer aucun cahot lors du passage des voitures.

Autrefois, les villes n'avaient ni pavés, ni fontaines, ni quais pour encaisser les cours d'eau qui les traversaient. Aussi se trouvaient-elles ravagées chaque année par des épidémies meurtrières. L'historien Rigord rapporte qu'en 1185, Philippe-Auguste, se promenant dans son palais, éprouva une odeur si insupportable lors du passage de quelques chariots de file qui remuaient la boue, qu'il conçut dès-lors le projet de faire paver avec de fortes et dures pierres toutes les rues et voies de la cité. Mais le pavage se fit avec tant de lenteur, qu'on lit dans les procès-verbaux de 1636 sur la voirie de Paris, qu'une grande partie des rues se trouvaient alors non pavées ou ne l'étaient que d'un côté, ou seulement de distance en distance; que des amas de fumier, d'immondices, de graviers étaient entassés sur le bord des maisons, encombraient les rues, fermaient l'ouverture des rares égouts qui existaient alors. Les eaux, laissées ainsi sans écoulement, devenaient une source active d'émanations délétères, un obstacle à la circulation des passants. Les échevins, chargés de la police municipale, bornaient leurs fonctions à faire sonner les cloches, à veiller à ce que les hommes d'armes fissent le guet sur les remparts, à garnir de lumières les portes de la ville, de peur des gens de guerre. Le peu de largeur des rues, la présence de hautes églises, de remparts élevés entourant la ville comme une ceinture puissante, rendaient l'atmosphère intérieure stagnante, empêchaient la production de courants d'air destinés à chasser les miasmes nés des matières organiques en décomposition; et l'absence de courants d'eau contribuait à augmenter le dépôt des matières putrides qui encombraient les rues. A chaque pas, on rencontrait sur la voie publique des animaux domestiques, des pourceaux dont le groin agité dans la fange excitait le dégagement d'effluves morbifiques. Aussi, à ces époques de civilisation reculée, l'Europe se trouvait le théâtre d'une insalubrité telle, que la peste, maintenant réléguée dans les pays voisins de la Barbarie, y exerça d'affreux ravages pendant plusieurs siècles. Au 16e siècle, on compta 13 pestes en France, 12 en Allemagne, 11 en Italie. En 1466, ce fléau fut si meurtrier à Paris, que Louis XI y fit offrir un asile à tous les voleurs et assassins pour repeupler sa capitale rendue presque déserte. La peste ne disparut en France qu'en 1720. Marseille reçut ses derniers coups. C'est depuis que Londres, Paris et les autres centres populeux ont élargi et pavé leurs rues boueuses et fétides, arrêté le débordement des eaux fluviales, qu'elles ont été préservées des ravages de ce fléau. Si le Caire, Alexandrie, Smyrne, Constantinople devenaïent la proie des flammes, comme Londres le fut autrefois, et qu'on réédifiât ces villes sur un plan meilleur, en façonnant les habitants à des habitudes de grande propreté, on arriverait à en chasser la maladie, de même que Londres et Paris l'ont extirpée de leur sein. Au reste, l'histoire nous montre que des villes autrefois décimées par des épidémies presque périodiques, en sont aujourd'hui exemptes, quoique les vents, le climat, la nature des eaux soient restés les mêmes. Il a suffi de fournir aux poumons un air plus pur, débarrassé des effluves produits par les eaux croupissantes, pour opérer ce changement sanitaire. Au Moyen-Age, les grandes cités ne purent maintenir leur population que par l'arrivée des habitants des campagnes qui, en venant y chercher un refuge, n'y trouvaient trop souvent que la mort.

Jusqu'au commencement de ce siècle, des fièvres intermittentes graves régnèrent périodiquement à Paris. Ces épidémies ont cessé à mesure que le système de pavage s'est perfectionné, à mesure que les eaux ménagères et pluviales ont eu un écoulement plus facile, plus complet. En 1830, la capitale de la France méritait encore la qualification de ville de boue que Jean-Jacques Rousseau lui avait donnée. Jusqu'alors, en effet, elle présenta de larges égouts béants au soleil, un pavé constamment boueux, des rues sillonnées par des ruisseaux fangeux et fétides. Les grandes améliorations introduites depuis dans la voirie ont été une des causes les plus puissantes de la salubrité dont Paris jouit aujourd'hui.

Tous ces faits témoignent hautement de la nécessité d'établir au sein des villes, des bourgs et des villages un pavage convenable, afin d'opérer une évacuation rapide des eaux malsaines qui y croupissent à l'air libre. On sait que lorsque les travaux agricoles de l'été ont obligé le cultivateur à enlever le fumier placé près de sa demeure, et que les fortes chaleurs estivales ont absorbé les eaux sales et stagnantes çà et là répandues sur la rue, les fièvres intermittentes diminuent ou cessent complètement. Les mois de mai et de juin de l'année 1846 ayant été marqués par des pluies abondantes, continues, le villageois se trouva à peu près exempt de ces affections pendant le printemps et l'été. Mais la maladie reparut en automne quand les ondées d'alors eurent détrempé les débris organiques accumulés dans les rues et les chemins.

Trois conditions, ai-je dit au commencement de ce chapitre, sont indispensables à la production de la fermentation putride : matières organiques, chaleur, humidité. Lorsque ce triple concours de circonstances existe, il se dégage des miasmes nuisibles à la santé. L'observation montre que la pluie légère qui survient après les fortes chaleurs de l'été détermine des émanations fortes, presque fétides, source de pyrexies intermittentes. Les matières organiques réduites en poussière fine, broyées par les pieds des passants et par la pression des voitures, une fois humectées, entrent en effet en décomposition rapide, et produisent le dégagement de miasmes fébrifères. Puis, avec la continuité de la pluie, ces détritus sont inondés, entraînés au loin, et le dégagement effluvial cesse complètement. Alors, au lieu de respirer une atmosphère produisant une impression pénible, comme après la simple humectation de la terre dans la saison chaude, on jouit, au contraire, d'un air pur, frais, agréable après le lavage du sol par une pluie abondante.

Ces observations, dont l'exactitude peut être constatée par tout le monde, nous montrent les conséquences funestes des ordonnances de police qui prescrivent aux habitants des villes d'arroser en été la partie de la rue voisine de leur maison. En imprégnant d'eau les matières organiques réduites en poussière, on ne fait qu'opérer leur décomposition. D'inertes qu'elles étaient auparavant, à cause de leur sécheresse, elles deviennent le siége du mouvement de fermentation putride par l'addition du troisième élément, humidité, qui leur manquait. Qui ne comprend que les pelletées d'eau jetées çà et là sur la voie publique y forment une boue plus ou moins épaisse qui, s'accumulant dans les interstices du pavé, devient la source d'émanations insalubres. Il suffit, en effet, de parcourir en été les places et les rues poussiéreuses où l'on vient de répandre de l'eau, pour être frappé de l'odeur désagréable qui s'en dégage. De la sorte, l'administration manque le but qu'elle se proposait d'atteindre. Espérant faire cesser quelques incommodités, elle arrive à créer souvent de véritables affections. Pour approprier les rues, faire disparaître la poussière qui les recouvre et communiquer un peu de fraîcheur à l'atmosphère desséchée par les ardeurs du soleil, la mesure la plus convenable consisterait à prescrire à tout citadin de tenir balayée la partie de la rue qui l'avoisine, de réunir la poussière dans la rigole adjacente au trottoir. Puis, au moyen de courants d'eau partis des bornes-fontaines, ces débris accumulés par le balayage seraient emportés au loin et ne pourraient alors produire aucun effet nuisible.

De tous les éléments constitutifs de l'engrais, le plus important est la substance azotée. C'est elle qui, en agronomie, coûte le plus. Elle tire son origine et des déjections produites par les animaux, et des débris organiques, en fermentation putride. L'intérêt nous commande d'utiliser ces matières pernicieuses à la santé et en même temps indispensables à la production végétale.

Lorsqu'on examine avec attention les procédés suivis par la nature dans ses évolutions successives, on demeure frappé de sa sagesse et de sa haute prévoyance. Un lien de solidarité intime unit entre eux tous les êtres de la création : les dépouilles des uns deviennent une source de vie pour les autres. Partout ils sont réciproquement cause et effet. Les excrétions et les cadavres des animaux vicient l'atmosphère. Les plantes, à leur tour, purifient l'air en faisant de ces matières nuisibles à la santé de l'homme leur principal et meilleur aliment. Mais en passant d'un règne à un autre, en devenant alternativement cellule végétale, sang, fibre musculaire, cerveau, les éléments ne font que changer de lieu sans cesser d'être identiques à eux-mêmes. Le carbone, l'oxygène, l'hydrogène, l'azote sont toujours le pivot sur lequel s'opère la rotation de la matière. Nés des débris animaux en putréfaction, ces éléments, en se combinant entre eux, servent d'aliment aux plantes, pour devenir aussitôt la pâture des herbivores, où ils se changent en chair sanglante. Aussi l'organisation animée ne se maintient-elle que par une série continuelle de réactions chimiques qui font que les mêmes corps passent de la terre, des eaux et de l'air dans les tissus végétaux et animaux. C'est donc avec raison qu'un de nos plus éloquents écrivains a dit : « La terre où les vivants s'agitent est faite de la poussière des morts. »

Ainsi, rien de ce qui existe dans le monde ne se détruit ni ne se perd : tout, au contraire, se conserve et se transforme sans cesse. Sachons imiter la nature dans ses procédés. Faisons aussi en sorte que rien ne se perde. N'oublions pas que c'est dans les matières fétides qui nous empoisonnent que se trouve la base de notre propre alimentation, l'élément de notre véritable richesse. L'hygiène et l'agriculture trouvent l'une et l'autre leur profit à éloigner les engrais de la demeure de l'homme et à les faire servir à la production des plantes céréales et fourragères. Rappelons-nous que chaque animal accumule autour de lui assez de matières excrémentitielles pour provoquer la formation des aliments nécessaires à sa propre subsistance. Pour ne parler que du produit azoté, l'expérience nous apprend qu'un homme adulte rend ordinairement dans les vingt-quatre heures 200 grammes de matières fécales, contenant environ 3 grammes d'azote, et 500 grammes d'urine, lesquels représentent 30 grammes d'urée ou 14 grammes d'azote ; ce qui fait en tout 17 grammes environ d'azote rendu en un jour, ou 6 kilogrammes 205 grammes par an. Or, cette quantité d'azote est approximativement celle que renferment 4 hectolitres de froment, de seigle, d'orge, c'est-à-dire la quantité de céréales que l'homme consomme annuellement. Il suffit donc de savoir colliger les matières organiques en putréfaction pour produire le pain qui nous est nécessaire. Au reste, n'est-il pas évident que tout ce qui entre dans le corps d'un animal adulte doit en sortir? Partout, il ne se fait qu'un simple déplacement d'éléments, une simple transformation de la matière.

Chaque jour, notre ignorance et notre incurie nous font perdre des matériaux précieux qui, utilisés, serviraient à augmenter la somme de nos produits alimentaires. Les seuls chiffons de laine provenant, selon les calculs de M. de Gasparin, d'une consommation évaluée à 43 millions de kilogrammes, fourniraient en azote, à raison de 17,98 parties pour cent, l'équivalent de 19,328,500,000 kilogrammes de fumier de ferme. Et cette masse suffirait à enrichir le pays de 2,241,606 hectolitres de blé!

Les intérêts de l'agriculture et ceux de la santé exigent qu'on donne désormais aux produits azotés une destination plus fructueuse.

L'extrême insalubrité où se trouvent la plupart des bourgs et des villages de France appelle des réformes nombreuses, étendues. Au lieu de laisser le fumier des étables et les détritus en décomposition étalés à l'air libre et près des habitations, il importe d'établir des règlements administratifs qui obligent l'agriculteur à transporter ces matières au sein de ses terres, à les entasser dans des fosses appropriées, de manière à ce que leur partie supérieure seule soit exposée aux agents de la fermentation putride.

Pour éviter le dégagement des produits ammoniacaux, on devra, suivant la recommandation de M. Didieux, saupoudrer de plâtre cuit chaque couche de fumier que l'on met en tas. On empêchera ainsi la volatilisation du produit azoté, on déterminera sa fixation au sein même de la masse qui constitue l'engrais. Par le contact du plâtre et du carbonate d'ammoniaque, il se forme, en effet, une double décomposition, d'où résulte, d'une part, du sulfate d'ammoniaque, de l'autre, du carbonate de chaux, deux sels fixes, utiles l'un et l'autre à la végétation. A défaut de plâtre, on peut employer divers sulfates solubles : sulfate de magnésie, sulfate de soude, sulfate de fer. Ou bien, si on se trouve placé près de la mer, on peut faire usage de sel marin, des chlorures magnésiens des salines. Dans ce cas, les produits qui prennent naissance sont : l'hydrochlorate d'ammoniaque et le carbonate de soude ou de magnésie, deux substances également favorables au développement des plantes. Au reste, il n'y a aucun inconvénient à employer ces divers genres de sels séparément ou simultanément.

Après le plâtre, c'est le sulfate de magnésie qui paraît doué des propriétés fertilisantes les plus actives. Non-seulement il s'empare de l'ammoniaque des matières excrémentitielles, mais encore des phosphates qui s'y trouvent et qu'il précipite à l'état de sel double, phosphate-ammoniaco-magnésien.

On peut encore, comme cela se pratique dans plusieurs localités de l'Angleterre, de l'Allemagne et de la Suisse, fixer l'ammoniaque dans les étables mêmes au moyen de litières terreuses. Pour cela, on met directement sur le pavé un léger lit de paille ou de feuilles, qu'on recouvre d'une couche de terre sèche et plâtrée. On place par-dessus un second lit de paille fraîche. Une fois hors de l'étable, on tasse le tout ensemble, on y mêle les détritus des chemins, les feuilles des arbres, les mauvaises herbes, les curures des fossés, les cendres de bois ou de houille. Il s'établit dans la masse une fermentation qui rend la fumure très-active, très-puissante. Les acides ulmique, géique, nés de la décomposition spontanée des végétaux, produisent, en se combinant avec l'ammoniaque qu'engendre la putréfaction des matières animales, des sels fixes, dépourvus de propriétés insalubres.

Il importe de ne pas laisser écouler au dehors de l'étable l'urine des bestiaux. Exposé à l'air libre, ce liquide devient la source d'exhalaisons morbifiques, en même temps qu'il perd ses propriétés fertilisantes. Aussi est-il nécessaire de recueillir le purin dans des citernes bien closes, afin de diminuer autant que possible la décomposition de ce fluide et d'empêcher en même temps la volatilisation des produits ammoniacaux qui y prennent naissance. L'addition de quelques sulfates ou de quelques chlorures serait utile, afin de fixer complètement le carbonate d'ammoniaque que fait naître la substance azotée en fermentation.

En concentrant ainsi les éléments les plus essentiels de l'engrais, on arrive à le dépouiller de ses propriétés nuisibles à la santé, en même temps qu'on double, qu'on triple son énergie fertilisante.

Quelle pensée consolante! tous les travaux, toutes les

mesures qui intéressent l'agriculture et une sage industrie tournent au profit de la santé générale et de la prospérité publique. C'est que toutes les grandes vérités de quelque pôle de l'entendement humain qu'elles viennent, possèdent entre elles un lien de parenté intime. Elles ne sont que les anneaux d'une même chaîne. Hâtons-nous de les unir dans l'intérêt commun des sociétés.

CHAPITRE TROISIÈME.

DE L'ALIMENTATION.

SOMMAIRE : Définition de l'aliment. Conditions que doit remplir une substance pour être alimentaire. — Maladies engendrées par une nourriture mal choisie et insuffisante. — Modifications imprimées à l'organisme par une alimentation abondante et substantielle. Du régime des ouvriers de professions diverses. Nourriture du soldat et du prisonnier. — Alimentation de l'homme suivant les climats. — L'insuffisance des vivres arrête l'expansion de la population. Leur abondance contribue au contraire à son développement. — Erreur des théories malthusiennes. — Corrélation intime entre les substances alimentaires et l'augmentation du nombre des hommes. Nécessité d'accroître nos produits agricoles. Conséquences qui résultent de leur développement.

On donne le nom d'*aliment*, de *alere*, nourrir, à toute matière qui, introduite dans les voies digestives et absorbée, s'incorpore aux tissus, entretient la substance vivante, et répare les pertes éprouvées par l'organisme dans l'exercice de ses fonctions.

Tout principe immédiat, azoté, ou non azoté, reconnu apte à nourrir, pris exclusivement, est impuissant à soutenir la vie. D'un côté, les expériences de M. Magendie, de l'autre, celles de MM. Tiedemann et Gmelin ont mis ce résultat hors de conteste. L'usage prolongé d'une seule substance entraîne constamment la mort par inanition. Au bout de quelques jours, il survient, en effet, chez l'animal soumis à ces recherches expérimentales, de la maigreur, une décoloration des tissus, un affaiblissement général qui va toujours en augmentant. La calorification diminue. Vers la fin de la vie, la stupeur et la prostration arrivent, interrompues parfois, et à divers intervalles, par des mouvements convulsifs. Que les matières ingérées soient du sucre ou du caséum, de la gomme ou de la fibrine, de l'albumine ou de la graisse, les conséquences sont les mêmes. Toutes ces substances conduisent à un dénouement également fatal. M. Villermé a dernièrement fait connaître une expérience en grand qui montre la nécessité de varier la nature des aliments : Un corps d'armée resta pendant huit à dix jours réduit à ne manger que de la viande. Bientôt tous les hommes tombèrent dans la plus extrême faiblesse ; ils avaient tous le dévoiement. Quelque temps après, ce même corps d'armée rencontra des meules de blé et des grappes de maïs ; en ayant fait usage, l'état sanitaire des militaires s'améliora un peu. Toutefois, la faiblesse et le dévoiement ne cessèrent pas encore complètement. Plus tard, des aliments divers, variés leur furent distribués ; et dès ce moment tout le monde se trouva bien nourri : la diarrhée cessa chez tous les hommes, les forces se relevèrent et la santé devint parfaite.

La diversité des matières alimentaires est donc une des

premières conditions de la santé. Il importe, pour obtenir une nourriture convenable, de rejeter l'emploi exclusif de toute substance simple tirée de l'un ou l'autre règne organique. Il faut le mélange des matières azotées et carbonées, animales et végétales, et en même temps l'usage de quelques produits minéraux. Quand les aliments sont variés, ils fournissent à l'organisme des matériaux plus nombreux et plus essentiels. C'est qu'en effet, un aliment pour être complet, a toujours deux buts à remplir, deux fins à atteindre. Il doit : 1° réparer la matière organique qui s'use et se détruit dans le mouvement de la vie ; 2° fournir à l'économie les éléments propres à entretenir la chaleur animale et les sécrétions indispensables au maintien de l'équilibre des fonctions entre elles.

Comme toutes les parties de l'organisme se conservent et se renouvellent sans cesse par l'alimentation, on comprend tout d'abord combien la nourriture doit influer sur le développement du corps, sur ses dispositions morbides. Les anciens avaient parfaitement apprécié l'importance du régime alimentaire. Ils savaient qu'il exerce sur la santé des peuples et sur la nature de leurs maladies une influence décisive. Mieux que les modernes, ils en avaient saisi la portée et la valeur. Encore de nos jours, les questions de ce genre ne sont aperçues qu'à travers le voile de l'ignorance.

Bien dirigée, l'alimentation contribue efficacement à perfectionner les instruments de la vie, à maintenir l'économie dans son rythme physiologique. Au contraire, une nourriture mal choisie amène un dérangement organique, produit des états morbides qui, d'ordinaire, ne sont alors que d'une médiocre intensité. Et l'abstinence plus ou moins complète d'aliments réparateurs entraîne rapidement un affaiblissement et une détérioration de la constitution. Les forces vitales étant atteintes, l'organisme devient la proie de maladies graves, mortelles.

Une alimentation habituelle, tout en étant suffisante pour entretenir la vie, peut développer des maladies, si les substances ingérées sont d'une certaine nature. Ainsi, depuis long-temps, les pathologistes ont observé que l'usage de quelques aliments détermine sur la peau des éruptions, des productions diverses. Qui ne sait, par exemple, qu'à des époques déterminées d'une saison et dans des circonstances particulières, les homards, les moules, les huîtres et d'autres coquillages produisent des affections cutanées. Ces éruptions, ordinairement passagères, nous montrent la relation qui existe entre la peau et telle ou telle sorte d'aliments. Mais, au rapport de plusieurs auteurs, il arrive que, dans les climats chauds, en mangeant habituellement certaines viandes, et particulièrement celle de porc, on amène par là le développement de la lèpre tuberculeuse et de l'éléphantiasis des Arabes. Larrey raconte que lors de l'expédition d'Égypte, « les soldats qui se nourrirent pendant quelque temps de poissons salés et de viande de porc furent incommodés; qu'un grand nombre furent atteints d'*éruptions lépreuses* qui se manifestaient à la face d'abord, puis aux extrémités. » Les habitants de Rio-Janeiro qui mangent beaucoup de viande de cochon sont souvent affectés de lèpre tuberculeuse, tandis qu'on observe l'immunité de cette maladie chez ceux qui se privent de cet aliment. Serait-ce cette expérience des siècles qui aurait porté Moïse, et plus tard Mahomet, à défendre sévèrement à leurs sectateurs l'usage de la viande de porc ?

Les maladies de la peau sévissent fréquemment chez les peuples ichtyophages, dans les pays les plus froids, comme dans les contrées les plus chaudes. On rencontre sur toutes les côtes de la Norwège, de l'Islande, de l'Écosse, de la Bretagne, aux Antilles, dans l'Archipel Indien, des populations qui vivent presque uniquement de leurs pêches. Chez elles, les affections cutanées sont extrêmement communes.

La privation complète d'aliments ou l'usage d'une nourriture insuffisante déterminent dans l'économie des perturbations bien autrement considérables que celles dont je viens de parler.

Dans son remarquable travail sur l'inanition, M. Chossat, de Genève, a parfaitement établi qu'une alimentation insuffisante exerce, à cela près de la durée et de l'intensité, les mêmes désordres morbides que la privation absolue de toute nourriture.

Suivons les modifications organiques qui naissent sous l'influence de ce défaut d'aliments.

Si on laisse pendant plusieurs jours un carnivore ou un herbivore quelconque au régime de la gomme pure ou du sucre blanc, le chyle et le sang contiendront néanmoins de l'albumine et de la fibrine. En examinant l'urine de l'herbivore après quelques jours de jeûne, on trouve qu'elle est semblable à celle du carnivore, que l'une et l'autre contiennent alors les mêmes éléments. Ainsi, au moyen de la diète, le mode de nutrition s'identifie dans la série animale. L'être vivant subsiste aux dépens de sa propre substance.

Chez les sujets soumis à une privation complète ou incomplète d'aliments, si leur constitution n'est pas détériorée, la résorption s'exerce tout d'abord, et principalement, sur le tissu adipeux. M. Chossat a montré que les animaux morts d'inanition étaient presque dépourvus de graisse.

Après les corps gras, c'est le fluide sanguin qui diminue le plus rapidement. « Lorsque la mort arrive, dit le judicieux observateur de Genève, la perte de sang éprouvée par l'animal s'élève à plus des six dixièmes de la quantité normale, c'est-à-dire plus de moitié en sus de ce que comportait la perte moyenne du corps chez les mêmes animaux : la perte porte donc en excès sur lui. »

Quels sont les éléments de la masse sanguine sur lesquels se produit cette diminution progressive ?

Lorsqu'on fait l'analyse du sang d'une personne soumise à une diète de quelques jours pour une affection légère, comme l'embarras gastrique, on constate déjà une diminution du chiffre des globules, les autres éléments, fibrine, albumine, étant restés au même taux. Mais si l'insuffisance de nourriture se prolonge, ces principes changent à leur tour.

La pathologie vétérinaire nous apprend que de tous les animaux domestiques, les moutons sont ceux dont la constitution est la plus délicate, le plus facilement altérable. Parmi les nombreuses maladies auxquelles ils sont sujets, il importe de dire un mot de celle que les vétérinaires désignent sous le nom de *cachexie aqueuse* ou d'*hydroémie.* Une nourriture humide et incomplètement réparatrice est reconnue pour en être la cause. Les animaux qui sont atteints de cette affection, tombent d'abord dans un état d'affaiblissement de plus en plus marqué ; les conjonctives se décolorent ; les muqueuses pâlissent : ils sont devenus chloratiques. Mais si les individus de la race ovine continuent à prendre une alimentation insuffisante, les phénomènes morbides s'aggravent, et il survient dans le tissu cellulaire sous-conjonctival, dans la peau du cou (ces parties se trouvant dans une position déclive à cause de la position que prennent les moutons quand ils mangent), dans la cavité des séreuses, un épanchement plus ou moins considérable de sérosité. Or, dans la première période de la maladie, l'analyse ne fait découvrir dans le sang que la diminution du chiffre des globules, et lorsqu'on voit apparaître l'hydropisie, on constate en même temps l'abaissement du chiffre de l'albumine. Ces résultats sont dus aux recherches de MM. Delafond, Andral et Gavarret. Comme confirmation des faits précédents, je dois noter que l'administration des ferrugineux et d'un régime sec, mieux choisi, amène rapidement de notables améliorations et même une guérison véritable.

Ces hydropisies, dues à une nourriture insuffisante, et si faciles à suivre chez les moutons, se montrent également chez l'homme sous des influences analogues.

On sait que, pendant tout le Moyen-Age, de grandes

épidémies régnèrent en Europe. Leur apparition continuelle se rattache surtout aux influences hygiéniques, alimentation, aération, auxquelles les populations étaient soumises. Les chroniqueurs rapportent qu'on voyait alors communément la disette forcer les habitants des campagnes et des villes à ne se nourrir que de pain formé avec une farine impure, avariée, que d'herbes des champs ; et que des maladies graves, accompagnées d'ordinaire de symptômes adynamiques, apparaissaient fréquemment chez les indigents poursuivis depuis long-temps par la faim. Ces maladies consistaient en hydropisies, gangrènes, pétéchies couvrant toute la peau, en ecchymoses largement étendues, en hémorragies naissant de divers organes.

Grégoire de Tours nous apprend que l'an 586, sous le roi Gontran, le pays fut désolé par une affreuse famine : les malheureux habitants, obligés de se nourrir d'herbages, périssaient gonflés par des hydropisies. Voici comment s'exprime notre chroniqueur : « Fuerunt etiam multi quibus non erat aliquid farinæ, qui diversas colligentes herbas et comedentes tumefacti deficiebant. »

Dans l'effroyable famine de 1031, Raoul Glober (*Recueil des Historiens de France*, t. X, p. 48) dit : « On ne voyait partout que des visages pâles, décharnés ou très-bouffis. »

Pendant le siége de Paris par Henri IV, de graves maladies, causées par le défaut ou la mauvaise qualité des aliments, vinrent frapper les assiégés, et on lit dans le *Bref Discours et véritable sur le siège de Paris*, p. 52, les lignes suivantes : « Ces misères et ces calamités furent suivies de plusieurs maladies, entr'autres d'enflures, dont les pauvres étaient tourmentés comme d'hydropisie. »

Broussais, dans son *Traité de Pathologie générale*, rapporte que, se trouvant avec l'armée française en Andalousie, où le blé était devenu très-difficile à se procurer, il vit les pauvres habitants des villes assiégées et tous ceux qui avaient pendant long-temps supporté la faim devenir hydropiques. « J'en ouvris quelques-uns, dit-il, et je leur trouvai de la sérosité dans toutes les cavités. »

J'emprunte au docteur Gaspard, témoin de la cruelle famine qui, en 1817, désola surtout l'est et le centre de la France, les faits qui suivent : Les pluies continuelles de 1816 ayant détruit ou empêché de mûrir et de fructifier presque tous les grains ensemencés dans les départements de l'Ain, du Jura, du Doubs, de la Haute-Saône, des Vosges, d'une partie de Saône-et-Loire, etc., il en résulta dans ces pays une famine affreuse pendant les six premiers mois de 1817. Les malheureux pourvurent tant bien que mal à leurs besoins, pendant les mois de janvier, février et mars, en vivant de pommes de terre, de pain d'avoine, de son pur et autres mauvais aliments. Mais ensuite toutes les ressources ayant été épuisées, et tous les comestibles étant parvenus à un prix inouï jusqu'alors, on vit, pendant les trois mois d'avril, mai, juin, les prés et les champs couverts d'infortunés qui disputaient, pour ainsi dire, leur pâture aux animaux herbivores. La faim les réduisit à cette époque à ne vivre que de végétaux herbacés, principalement de salsifis, d'oseille sauvage, d'ortie, de patience, de chicoracées, de chardons, de sommités de fèves, de brou de bois tendre, etc., etc. Ces herbages étaient hachés, cuits et réduits en bouillie ou pulpe, à la manière des épinards et de l'oseille des jardins qu'on sert sur les tables.

Le résultat général et constant de ce régime insuffisant, continué pendant si long-temps, fut une diathèse séreuse générale, une hydropisie de tout le tissu cellulaire, sans ascite, sans ictère, sans lésion organique du foie ou autres viscères abdominaux. Cet état d'infiltration hydropique subsista pendant tout le temps de l'usage de cette nourriture, même au milieu des chaleurs de l'été, et ne disparut qu'après les moissons de 1817, et par le retour d'une alimentation plus convenable.

M. Agron, ancien médecin à la Guadeloupe, assure, au rapport de M. Gaspard, avoir vu périr dans une famine 4,000 nègres, tous infiltrés de sérosité. Pendant long-temps ces malheureux n'avaient pu manger que des herbes prises dans les champs.

Dans le journal des *Connaissances médico-chirurgicales* du 1er septembre 1833, on trouve la relation d'observations intéressantes faites par M. Al. Peddie, d'Édimbourg, sur une famille Clapperton qui fut prise d'hydropisie. Deux enfants succombèrent, affectés d'épanchements séreux. En prenant des renseignements précis sur cette maladie, le médecin apprit que cette malheureuse famille ne mangeait depuis plus de six semaines que de mauvaises pommes de terre laissées par le fermier à la surface du sol, et soumises déjà à un travail de fermentation putride. Les voisins rapportèrent que, quelques jours après l'usage de ce régime, tous les membres de la famille Clapperton avaient éprouvé des douleurs d'entrailles, avaient eu la diarrhée, et, consécutivement, étaient devenus pâles, faibles, hydropiques. On trouvera, dit M. Peddie, extrêmement probable que telle fut la cause de la maladie des Clapperton, si on se rappelle, ce qui est bien connu des fermiers et des agriculteurs, que les chevaux et les bœufs ne peuvent pas manger de ces pommes de terre gelées sans devenir hydropiques et sans éprouver des dérangements de digestion des plus graves.

Au dire des auteurs du *Compendium de Médecine*, il survient souvent des hydropisies chez les prisonniers qui n'ont qu'une nourriture malsaine et insuffisante.

J'ai eu moi-même occasion d'observer deux cas d'infiltration séreuse générale, survenue sous l'influence d'une abstinence prolongée. Dans l'un, la malade affectée de gastralgie intense ne pouvait tolérer d'aliments. Dans l'autre, la diète avait été volontaire. Des idées mystiques avaient poussé la pénitente à de longs jeûnes. L'une et l'autre ont été guéries aussitôt qu'elles sont parvenues à prendre une alimentation convenable. On sait que le philosophe Héraclite, devenu misanthrope, se retira dans les montagnes. Là, vivant uniquement d'herbes, il fut frappé d'hydropisie, et mourut affecté de cette maladie, ainsi que nous l'apprend Diogène Laërce.

Au reste, tous les médecins ont été à même d'observer des collections séreuses dans le cours des affections chroniques qui entraînent une profonde débilité, dans la convalescence des longues maladies; et à l'autopsie, on ne trouvait pas d'altérations qui pussent expliquer ces accumulations de sérosité. C'est dans le sang qu'il faut chercher le point de départ de ces états pathologiques. En effet, les travaux de MM. Andral et Gavarret nous ont appris que toutes les fois qu'il survient, par une cause quelconque, une diminution de l'albumine du sang, il se forme des hydropisies. Or, les faits qui précèdent montrent que le mode d'alimentation exerce sur le fluide sanguin des modifications considérables. J'ai rapporté plus haut les recherches qui ont été faites sur les moutons. Ces recherches démontrent que sous l'influence directe d'un régime alimentaire insuffisant, long-temps continué, l'albumine du sang diminue notablement, et amène en même temps des épanchements séreux. Chez l'homme, aucune analyse n'a été faite jusqu'ici dans ce sens. Mais l'analogie et les circonstances dans lesquelles naissent les phénomènes pathologiques dont je parle, peuvent suffire à étayer ces affections sur cet ordre particulier de causes.

J'insiste sur ces faits, parce que, d'une part, ils me paraissent constituer une classe spéciale d'hydropisie qu'on ne trouve pas formulée dans les auteurs, et que, d'un autre côté, l'étiologie jette ici les plus vives lumières sur la thérapeutique de ces maladies.

Quant à la fibrine du sang, elle peut rester à son chiffre normal au milieu des variations de l'albumine et des globules. Cependant quelquefois la maladie frappe simultanément et l'albumine et la fibrine de la masse sanguine. Parfois même, on observe la diminution de celle-ci avant de rien constater du côté de l'albumine. Quoi qu'il en soit, lorsque la fibrine vient à décroître notablement, on voit apparaître dans différentes parties du corps, chez les moutons comme chez l'homme, des hémorrhagies passives, ordinairement faibles, peu étendues. Le sang ne se coagule plus ou très-incomplètement; il reste fluide et présente cet état particulier qui a été appelé par les anciens *dissolution du sang*. Alors le véritable *scorbut* prend naissance. Cette maladie était extrêmement commune dans les siècles qui ont précédé le nôtre. Grâces aux progrès de l'hygiène, elle ne se montre presque plus aujourd'hui, même dans les voyages de circumnavigation. Dans un même troupeau de moutons, il n'est pas rare de voir ces animaux atteints les uns d'hydropisie, et d'autres de scorbut, et quelquefois simultanément de l'une et de l'autre maladie. Des phénomènes semblables se sont manifestés chez l'homme. On sait que Stark mourut à la suite d'expériences faites sur lui-même, pour connaître les propriétés alimentaires du sucre. Il devint d'abord extrêmement faible et bouffi; puis sa figure se couvrit de taches rouges, qui menaçaient de se transformer en ulcères au moment où il succomba.

Lorsqu'on considère l'état de misère et de désordres qui a pesé sur les siècles antérieurs au nôtre, l'âme est saisie de tristesse et d'angoisses. Au commencement, les incursions des Normands, plus tard les guerres continuelles entretenues par le système féodal, puis les guerres des Anglais, les guerres civiles ruinèrent l'agriculture, étouffèrent l'industrie naissante, et répandirent la plus affreuse misère au sein des populations ouvrières. La famine, les épidémies étaient les hôtes habituels du malheureux travailleur, jamais sûr de son lendemain, toujours adonné à un labeur qui ne profitait qu'à ses maîtres. Sans doute, les misères de notre société actuelle sont grandes; mais que sont-elles auprès de celles qu'ont eu à supporter nos ancêtres ? Dans les temps qui ont précédé l'époque moderne, des générations entières sont tombées écrasées par la guerre, épuisées par la faim, détruites par la maladie. La terre que nous foulons aux pieds semble pétrie de leurs ossements. Les habitants des campagnes comme ceux des villes étaient en proie à ces terribles fléaux. On sait que la féodalité basée sur l'arbitraire, possédée d'une fierté inouïe depuis le plus mince aleutier jusqu'au plus puissant seigneur, n'était qu'une hiérarchie d'oppressions, une tyrannie belliqueuse pesant sur les classes laborieuses. Les armes étant les jouets des maîtres de ces temps de barbarie, la société devenait pour eux un véritable champ de bataille, d'où naissait la misère générale. L'influence morale de l'église put seule opposer quelque frein à cette fureur des combats. Elle établit ce qu'on appela la *trêve de Dieu*, mesure qui interdisait trois jours et trois nuits par semaine aux actes de vengeance et de guerre. Aussi des disettes horribles, des maladies cruelles, conséquences obligées de ce triste état de choses, apparaissaient de toutes parts avec leurs caractères sinistres. Dans l'espace de trente-trois ans, de 843 à 873, les chroniqueurs indiquent 14 années de famine extrême. Pendant la durée des trois règnes de Hugues-Capet, de Robert et de Henri Ier, c'est-à-dire pendant soixante-treize ans, on compte 48 années de famine, dont quelques-unes furent si horribles que les hommes poussés par la faim devinrent, dit-on, anthropophages. On les voyait se nourrir d'herbes, de reptiles, d'animaux de toutes sortes. Les écrivains contemporains de tant de calamités craignirent l'extinction totale de l'espèce humaine dans la Gaule. La *Chronique de Verdun*, après avoir présenté un tableau lamentable des famines de 1028 et 1029, dit que dans un concile on discuta sur les moyens d'empêcher *la population d'être entièrement détruite et le pays réduit en désert*. Partout on voyait entassés çà et là dans les chemins, les carrefours, les cimetières, les églises, des malades et des moribonds dont le corps couvert de plaies ulcéreuses répandait des exhalaisons insupportables. Le mal des ardents, le feu de Saint-Antoine, dont l'ergotisme qui se montre encore en Sologne ne paraît être que le pâle reflet, exerçait chaque année d'affreux ravages. La lèpre s'est maintenue à Paris depuis les premiers temps de sa fondation jusqu'au dix-huitième siècle. Le scorbut y était encore endémique sous Louis XIV. Toutes ces maladies couvaient incessamment au sein des populations malheureuses, se montraient d'une manière isolée ; puis, de temps de temps, elles redoublaient de violence et prenaient la forme épidémique.

Ainsi, une alimentation insuffisante amène toujours le dépérissement graduel de l'économie, crée des maladies de toute espèce, d'une gravité extrême ; et le défaut de nourriture conduit à la dépopulation.

Au contraire, une nourriture suffisante, proportionnée aux besoins de l'organisme, entretient la santé, développe le corps et lui communique de la vigueur.

Dans toutes les périodes et dans toutes les conditions de sa vie, l'homme n'éprouve pas toujours les mêmes exigences alimentaires. La nourriture doit varier suivant les âges, les sexes, les climats, les tempéraments, les professions, l'exercice.

L'enfance a besoin d'une alimentation abondante, afin de suffire à l'accroissement du corps, et de subvenir aux pertes qu'éprouvent dans leurs exercices les fonctions générales de la vie animale. — L'homme des pays froids demande une alimentation forte, tonique, pour résister à la basse température qui l'environne, tandis que l'habitant des pays chauds se contente de peu, trouvant dans le milieu qui l'entoure moins de causes de déperditions. — Celui qui chaque jour est appelé à développer une grande puissance physique exige une nourriture plus abondante et plus fortifiante que celui qui passe sa vie dans le repos et l'immobilité. — Une alimentation tonique, l'usage de boissons alcooliques ne font qu'exagérer les attributs du tempérament pléthorique, tandis que ce même régime est un des moyens les plus puissants et les mieux choisis pour combattre le tempérament lymphatique.

Examinons quelles sont les modifications qu'imprime à l'organisme une alimentation abondante et substantielle.

On connaît l'influence considérable que l'homme exerce sur le règne végétal. Là il forme et déforme, suivant son caprice, la matière vivante. En variant la nourriture qu'il fait arriver aux plantes, il parvient à métamorphoser les organes, à changer les étamines en pétales, et réciproquement; à faire croître un bouton à fruit là où devait paraître un bouton à feuilles ; à rendre la paille du blé fine, souple, ou bien dure, résistante.

Le régime alimentaire fait naître, chez les animaux, des modifications non moins remarquables. Ainsi, pour les abeilles, on arrive à volonté, au moyen de l'alimentation seulement, à transformer les larves de femelles en neutres, et celles des neutres en femelles. Par exemple, qu'on fasse arriver dans une cellule, comme les insectes eux-mêmes le pratiquent, une alimentation plus abondante, une pâtée spéciale, d'une saveur et d'une couleur particulières, et bientôt on change en reine ou femelle féconde la larve qui reçoit ces aliments. De même, si on prend deux poulains nés de la même race et présentant les mêmes conditions physiques, qu'on les transporte, l'un, dans un pays maigre et peu fertile, l'autre, dans de gras pâturages, ces deux animaux devenus adultes seront presque aussi dissemblables que s'ils étaient nés de deux races différentes. Le premier sera un cheval léger, de taille médiocre, maigre, propre à la selle ; le second sera un cheval lourd, grand, largement étoffé, propre seulement à traîner des fardeaux pesants. C'est aussi par ce choix de bons aliments et par un croisement convenable de races que, dans le siècle dernier, Bakwell, simple fermier de la paroisse de Dishley, en Angleterre, est parvenu à produire des bœufs à la poitrine vaste, aux hanches larges, et possédant une grande aptitude à l'engraissement.

En remontant jusqu'à l'homme, nous allons voir que l'alimentation exerce une influence également notable sur les instruments de la vie, qu'elle concourt efficacement à leur perfectionnement, à l'augmentation du travail humain, à donner à la santé un degré remarquable de stabilité.

On sait que les athlètes de l'antiquité formaient une classe d'hommes à part. L'expérience avait enseigné aux maîtres de gymnase qu'on arrivait à produire un très-grand développement de puissance physique, à l'aide d'une combinaison particulière d'exercice et de nourriture Ceux qui suivaient leurs préceptes consommaient une grande quantité d'aliments substantiels, tels que la chair de bœuf. C'est ainsi qu'Athenée rapporte que la nourriture habituelle de Milon de Crotone était de 20 mines de viande par jour (18 livres), autant de mines de pain, et 15 pintes de vin. On ajouterait peu de croyance à la force musculaire qu'on attribue à ces athlètes, si chaque jour on n'était pas témoin du haut degré de vigueur que l'homme peut déployer.

C'est aussi au moyen de l'alimentation et de l'exercice qu'en Angleterre, on arrive à former des boxeurs, des coureurs, etc...

Sans nous arrêter plus long-temps à ces professions de luxe des différentes époques et des divers pays, voyons maintenant l'influence de l'alimentation chez ces ouvriers dont le travail utile enrichit les sociétés.

En 1825, les Anglais établirent aux Carrières-Charenton, près Paris, une usine à fer, d'après la méthode anglaise. Comme il fallait, dans certaines opérations, un déploiement de forces qu'on ne pouvait obtenir des Français, on fit venir des ouvriers anglais. En cédant à cette nécessité, les directeurs de l'établissement pensèrent, avec raison, que la faiblesse des Français tenait à une alimentation incomplète ; ils prirent, en conséquence, des mesures pour qu'ils pussent manger de la viande en aussi grande quantité que les ouvriers anglais, et, six mois après, ceux-ci retournaient chez eux laissant des Français vigoureux aptes à les remplacer.

En 1841, lorsque la compagnie adjudicataire du chemin de fer de Paris à Rouen chargea des ingénieurs anglais de l'établissement de la voie, un grand nombre d'ouvriers passa, à leur suite, d'Angleterre en France. On sait avec quelle rapidité cette œuvre considérable fut exécutée, rapidité qui fut due, surtout, à l'extrême émulation des ouvriers des deux nations. Mais les ouvriers anglais eurent d'abord l'avantage ; ils faisaient mieux et plus vite, parce qu'ils avaient plus de pratique dans ce genre de travail, qu'ils étaient mieux outillés. Cependant, l'habitude et des instruments meilleurs rendirent bientôt les Français aussi habiles que leurs émules. Malgré cela, la rapidité dans le travail restait toujours à l'avantage des ouvriers venus d'Angleterre. Les Français ne faisaient communément, dans un temps égal, que les deux tiers de l'ouvrage exécuté par les Anglais. A quoi tenait cette infériorité ? Les ingénieurs en soupçonnèrent la cause. Ils soumirent les ouvriers français au régime des ouvriers anglais ; et, dès ce moment, l'égalité s'établit sur tout l'ensemble du travail. Pour cela, il ne fallut que substituer l'usage du roastbeef ou bœuf rôti, au bouilli, aux légumes dont se nourrissaient presque exclusivement les ouvriers français.

Il y a quelques années, à la prison de Riom, le travail effectué par les détenus était peu notable. On changea leur maigre pitance en un régime plus substantiel ; et bientôt après l'ouvrage exécuté devint considérable.

Le nègre de la Louisiane et de l'état de Géorgie fait quatre repas par jour, dont deux avec de la viande. Ce régime fortifiant développe une telle puissance de travail, que les Antilles, où l'ouvrier noir est fort mal nourri, ne peuvent plus soutenir la concurrence de leurs voisins de l'Amérique du nord, pour tous les produits qui exigent beaucoup de main-d'œuvre, comme le coton.

En 1846, M. Talabot, à propos de la réduction de l'impôt qui pesait sur le sel marin, disait à la Chambre des Députés, qu'étant à la tête d'un établissement industriel situé dans le département du Tarn, établissement qui emploie 630 personnes, il y a fondé une caisse de secours ayant pour objet de fournir à l'ouvrier malade la moitié du salaire qu'il reçoit lorsqu'il travaille ; les deux cinquièmes seulement dans le cas où la caisse se trouve en perte. D'abord, et pendant quatre à cinq ans, la caisse de secours fut toujours en retard. Enfin il introduisit de la viande de boucherie dans l'alimentation des ouvriers, en s'appliquant à la rendre moins chère ; et dès-lors la caisse cessa d'être en perte. En même temps, l'état sanitaire des travailleurs s'améliora considérablement. Ainsi, vers le mois d'août, ordinairement la moitié des ateliers était désorganisée par suite des maladies qui frappaient les ouvriers. Lorsque le nouveau régime fut introduit, très-peu devinrent malades. Alors, sur un salaire de 100,000 fr. par an pour les ouvriers des ateliers, il ne fut perdu qu'une quantité de travail représenté par 1,242 fr. La première année de la formation de ces ateliers, la perte avait été de 4,455 fr.; dans les six premières années, la perte moyenne avait été de 3,316 fr.; dans les six dernières années, la perte moyenne n'a été que de 1,565 fr. Les six dernières années sont postérieures à l'introduction de la viande de boucherie dans le régime alimentaire.

Le prince Eugène rapportait à la bonne nourriture des troupes anglaises les avantages qu'elles avaient remportés, et à la suite desquels avait été conclu le traité d'Utrecht en 1712.

Dans le succès des batailles, on doit sans doute beaucoup à l'enthousiasme. Le courage est susceptible d'opérer les plus grandes choses. Mais il n'y a pas d'élan durable avec une alimentation légère, insuffisante, avec le cri de la faim. Lorsque deux armées seront en présence, comptant le même nombre de bataillons armés de la même manière, également nourris, l'avantage sera toujours du côté de l'enthousiasme et de l'intelligence. Mais si, de part et d'autre, le nombre des combattants est le même, si les deux parties adverses sont également aguerries, également bien commandées, et que l'une des armées se trouve affaiblie par une alimentation insuffisante, tandis que l'autre possède d'abondantes provisions de vivres, le succès ne peut être douteux. Le triomphe appartiendra à celle qui est la mieux nourrie.

Dans sa notice sur le général Auguste Cafarelli, M. Ulysse Trélat rapporte que lorsque ce général arriva en Italie en 1806, il trouva les soldats faibles, sans vigueur, impuissants à faire des exercices prolongés, à soutenir des marches forcées. Une partie se trouvait reléguée dans les hôpitaux par suite de maladie. Cette détérioration générale était due à une nourriture incomplète, composée presque exclusivement de riz. Il suffit de mettre ces hommes à un régime plus substantiel pour les rendre forts, énergiques, bien portants. On sait, en effet, que les troupes italiennes prirent une part glorieuse aux succès et aux revers des dernières guerres de la période impériale.

Partout, dans les camps, comme dans les manufactures, le soldat et l'ouvrier soutenus par une bonne alimentation, supportent mieux les fatigues et le travail que lorsqu'ils ne prennent qu'une faible nourriture. Dans les marches, dans les expéditions, sous les tentes, officiers et soldats sont exposés aux mêmes influences du sol et de l'atmosphère; et cependant ces derniers paient toujours aux maladies locales un tribut proportionnellement plus grand que les hommes en grade. Cette disproportion ne s'explique que par le bien-être relatif des officiers comparé aux privations du soldat. On sait que pendant tout le temps que les vivres ne manquèrent pas à notre armée qui fit la campagne de Russie, elle résista aux fatigues avec une résignation héroïque; mais quand la faim se fit sentir, le courage s'amollit; le froid sembla acquérir plus d'intensité, et la mort moissonna nos légions.

La grande mortalité qui règne dans nos maisons cen-

.rales tient en partie au régime diététique suivi par les détenus. De tout temps, la cantine fut établie dans les prisons. Elle était pour les travailleurs un véritable complément d'alimentation. Dans le but de consommer davantage, le prisonnier se livrait à un labeur plus soutenu, plus considérable ; et l'augmentation de la consommation en viande, vin, et divers assaisonnements l'excitait à l'ouvrage : enchaînement de circonstances heureuses, de résultats utiles, où les diverses aspirations de notre être trouvaient leur satisfaction naturelle, légitime. Sous prétexte d'abus introduits dans les cantines et afin de préparer les prisonniers au régime cellulaire qu'on voulait inaugurer, l'arrêté ministériel du 10 mai 1839, tout en maintenant l'obligation du travail industriel, supprima l'achat des substances éminemment fortifiantes, du vin, de la viande, des légumes apprêtés, et autorisa, au contraire, l'acquisition cantinière de matières peu nutritives : beurre, fromage, pommes de terre à l'eau. Ces dispositions réglementaires, qui montrent un oubli des premières lois de l'hygiène, amenèrent tout d'abord une augmentation des maladies et des décès. C'est qu'en effet, il existe, comme je l'ai montré précédemment, entre le travail et l'alimentation des rapports absolus, une dépendance intime qu'on ne peut méconnaître sans tomber dans des erreurs funestes, préjudiciables à la santé physique et morale des hommes. Le décret de 1791 était plus sage, plus en harmonie avec les exigences de notre nature. Tout en posant l'obligation du travail dans les prisons, il établit qu'une partie du produit servirait à l'amélioration de la nourriture des détenus.

Le travail est une nécessité de notre être, et en même temps une œuvre morale. Il fortifie le corps ; il crée des habitudes fructueuses et réglées. Il sera toujours vrai de répéter ce que disait à ce propos le ministre Chaptal en pluviose an IX : « L'oisiveté dans laquelle les détenus croupissent éteint jusqu'au germe de leurs facultés morales et physiques. » plus les produits sortis des mains du prisonnier sont considérables, plus il répare vis-à-vis de l'État et de la société les torts qu'il a causés, plus il les indemnise des dépenses qu'il occasionne. Quant aux ressources qu'il s'amasse par son labeur, elles lui permettront, une fois en liberté, d'entreprendre des travaux utiles qui le dirigeront dans une voie morale. Toutefois, comme le prix de revient des objets fabriqués par les détenus est toujours moins élevé que celui des produits créés par les ouvriers libres, ceux-ci, par l'organe des chambres de commerce, ont depuis long-temps réclamé avec instance contre cette concurrence préjudiciable à leurs intérêts. En France, dès 1817, des doléances de ce genre furent portées au pouvoir. Et le gouvernement provisoire ne fit que céder aux plaintes nombreuses, réitérées du travail libre, lorsqu'il décréta, au début de sa dictature, la suppression de toute œuvre industrielle au sein de nos maisons centrales. Quoique non ratifiée par les pouvoirs qui se sont succédé depuis, cette mesure a été maintenue de fait sinon de droit. Depuis mars 1848, les travaux accomplis dans nos maisons centrales ont été nuls ou à peu près nuls. Or, les statistiques montrent que, depuis deux ans, la mortalité a notablement diminué dans ces établissements, quoique l'aération, l'alimentation n'y aient pas changé. Que conclure de cela? C'est que la même nourriture qui était insuffisante pour les prisonniers livrés à des travaux plus ou moins pénibles, leur convient davantage lorsqu'ils restent dans l'inaction. Aussi, quand le labeur fera sa réapparition réelle dans les prisons, sera-t-il nécessaire, indispensable d'améliorer le régime des détenus. Souvenons-nous que le but de la détention est d'amender le coupable, de le rendre meilleur, mais non de porter atteinte à sa vie. Qu'on ne croie pas, en permettant au prisonnier de prendre une nourriture plus substantielle, augmenter par là le nombre des récidives, offrir à l'homme un appât corrupteur. Est-ce que la liberté n'est pas un don assez précieux, une jouissance assez grande pour qu'on ne cherche point à la sacrifier à une alimentation supposée plus tonique et plus agréable, mais prise au sein d'une prison? Jamais l'observation n'a montré que le régime substantiel accordé par la loi américaine aux détenus des États-Unis ait fait augmenter le nombre des prisonniers de ce pays. C'est méconnaître les tendances de la nature humaine, que de croire que l'artisan libre soit porté à immoler le repos de sa conscience pour quelques aliments puisés sous le toit de l'humiliation et de la flétrissure.

Le paysan irlandais ne récolte et ne mange que des pommes de terre. L'ouvrier ne fait que très-rarement usage de pain et de viande; aussi le travail qu'il exécute dans un temps donné est-il de beaucoup inférieur à celui que fait l'ouvrier de l'Angleterre proprement dite. On a remarqué qu'en dehors de son pays, l'Irlandais faisait toujours plus de travail, parce qu'alors son alimentation était plus fortifiante.

Il est incontestable que si, dans un grand nombre de nos départements, le cultivateur met tant de lenteur dans l'œuvre qu'il a à accomplir, il le doit au régime végétal dont il fait à peu près uniquement usage, et à l'eau qui lui sert de boisson pendant tout le cours d'une année

Comparez le cultivateur qui vit dans le Limousin, où sa nourriture consiste en châtaignes, en sarrazin, en seigle, en pommes de terre, et quelquefois, mais à de très-longs intervalles, en quelques morceaux de viande salée; où, pour étancher sa soif, il n'a que l'eau de son puits, — avec son voisin de la Charente vinicole, où le laboureur mange du pain de froment et boit du vin. Quel contraste se présente! Le premier est pâle, maigre, petit, au teint livide et maladif, à la démarche lourde, chancelante, comme mal assurée. Le second, au contraire, a une stature élevée, présente une allure vive et tous les attributs d'une bonne santé. La même différence s'observe entre le Breton du centre de l'ancienne Armorique, qui vit presque uniquement de végétaux grossièrement préparés, qui n'a que de l'eau pour boisson, — et le Normand, dont le sol mieux cultivé et l'industrie plus prospère lui permettent de prendre une nourriture plus substantielle et de faire usage de liquides fermentés.

Les boissons alcooliques sont, en effet, un puissant auxiliaire du régime alimentaire tonique. Elles augmentent la chaleur animale, stimulent l'organisme, communiquent au corps plus d'énergie et de vigueur. Les boissons aromatiques, thé, café, etc., possèdent moins de propriétés fortifiantes que les liquides qui ont éprouvé la fermentation alcoolique ; mais elles jouissent du précieux avantage d'activer à un haut degré le travail digestif, et partant, de rendre plus complète l'assimilation des substances ingérées. Voilà pourquoi ces liquides aromatiques sont si recherchés par les hommes des pays chauds, dont ils stimulent l'économie et en particulier les fonctions digestives ordinairement si languissantes. Les propriétés nutritives du café, exaltées par M. de Gasparin, sont donc une qualité plutôt extrinsèque qu'intrinsèque à cette substance. Toutefois, les observations qui ont été faites dernièrement sur le régime des ouvriers mineurs des environs de Charleroi, montrent l'utilité incontestable de cette boisson dans la nourriture ordinaire du travailleur.

Le sel marin remplit aussi dans l'alimentation un rôle important. Il sert à exciter l'appétit, à faciliter la digestion et l'assimilation des matières alimentaires. Comme la nourriture du travailleur pauvre se compose surtout de substances grossières, l'addition d'une quantité suffisante de chlorure de sodium corrige leurs propriétés nuisibles et contribue à leur absorption.

De là, la nécessité logique d'abaisser la valeur vénale de ces matières indispensables au maintien d'une bonne santé, afin de les mettre le plus possible à la portée du travailleur ; de là aussi le devoir de l'État de développer l'intelligence populaire, de manière à rendre la culture de la terre plus prospère, et à donner à l'industrie une extension nouvelle. Il faut que partout où l'on ne boit pas de vin, on consomme de la bière, du cidre ou du poiré. En prenant des aliments plus substantiels, en faisant usage de boissons stimulantes, nos cultivateurs sortiront de leur langueur; leurs organes prendront plus de ressort, plus de force et de vie.

Mais c'est surtout la production en viande qui manque à notre pays. Lagrange estimait qu'en 1790 la viande entrait pour les douze centièmes de l'alimentation générale de la France. Depuis cette époque, cette proportion a baissé, à cause de l'introduction considérable des matières féculentes dans la nourriture des populations. La culture de la pomme de terre s'est partout étendue. L'usage de ce tubercule est devenu tel, que les produits qu'il fournit constituent maintenant le huitième ou le dixième de la nourriture du peuple français. Comme la fécule de pomme de terre s'est substituée à la consommation en blé et en viande dans un taux proportionnel, il en est résulté un appauvrissement parallèle dans le régime alimentaire. C'est qu'en effet l'accroissement des pâturages, par conséquent l'augmentation des produits animaux, n'a pas suivi en France le mouvement ascensionnel de la population. Au lieu de multiplier les prairies pour former plus d'engrais, et de reboiser les montagnes pour discipliner les eaux et les faire servir à des arrosages utiles, on a fait le contraire : on a successivement accru l'étendue des champs destinés aux céréales, à des cultures épuisantes, et l'on n'a créé et conservé de prairies que juste ce qu'il en fallait pour l'entretien du bétail de travail. Nos voisins des Pays-Bas, d'Angleterre et d'Allemagne ont suivi un procédé inverse. Aussi possèdent-ils une agriculture florissante et prennent-ils une alimentation plus substantielle que nous. De là une population plus forte. « En Prusse, dit M. Michel Chevalier, tandis que les sujets débiles représentent une proportion de 20 pour cent sur les hommes appelés au recrutement des armées, en France ils sont dans la proportion de 37 à 38 pour cent, c'est-à-dire plus d'un tiers. »

Les recherches de MM. Millot, Boulay (de la Meurthe), Benoiston (de Châteauneuf), ont montré que l'alimentation du Parisien, pris en général, était moins riche en viande que dans les époques antérieures à la nôtre. Les villes consomment les viandes de choix, ne prennent que du pain blanc. Au travailleur des champs il ne reste, lorsqu'il en fait usage, que des viandes provenant de bêtes maigres et de vil prix. Le pain qu'il mange est de qualité très-médiocre. Les chiffres suivants nous apprennent combien est minime la dépense du cultivateur français.

M. de Gasparin, dans son *Cours d'agriculture*, s'exprime ainsi : « Pour une famille agricole de cinq personnes, homme et femme avec trois enfants, la dépense par an est de 638 francs : 30 fr. pour logement ; 100 fr. pour l'habillement ; 10 fr. pour le combustible et l'éclairage ; 20 fr. pour outils, ustensiles et dépenses imprévues ; 478 fr. pour la nourriture. » Ce qui fait 127 fr. 60 c. par tête et par an. M. de Gérando, dans son traité de la *Bienfaisance publique*, porte le budget total d'une famille d'agriculteurs de cinq personnes à un chiffre plus bas encore, à 581 fr.

D'autre part, on sait que le coût du fantassin français est annuellement de 335 fr. au minimum. La ration du prisonnier se rapproche de celle du soldat en garnison. Or, si l'État a reconnu la nécessité d'une telle dépense pour des hommes dont les travaux sont peu considérables, on comprend dès-lors combien doivent être grandes les privations du cultivateur. Qu'on ne s'étonne plus maintenant de l'affaiblissement de cette partie de notre population! « En pleine paix, lorsque le nombre des hommes demandés au pays ne s'élève qu'à 80,000 sur une classe composée de 315,000 jeunes gens, et malgré la disposition des conseils de révision à admettre dans l'armée des soldats d'une vigueur insuffisante, quelques départements, dans un certain nombre de leurs cantons, présentent tous les ans du déficit. — Dans les cinq années de 1835 à 1839, ce cas s'est rencontré trente fois. Quinze départements l'ont offert une fois. On l'a constaté deux fois dans sept, trois fois dans cinq, et trois départements, la Dordogne, la Lozère et les Hautes-Alpes, ont été régulièrement hors d'état de fournir le contingent intégral de chacun de leurs cantons. — Le recrutement ne laisse à de tels départements que des hommes faibles. Comme ce sont ces derniers qui se marient et se reproduisent, il doit s'en suivre un abâtardissement de la race. » (Michel Chevalier.)

Ces résultats d'une observation exacte sont du plus haut enseignement. Ils méritent de fixer sur le régime de notre agriculture, sur la nourriture du travailleur toute la sollicitude du gouvernement. Il importe que l'ouvrier mange davantage, consomme plus de viande, afin que sa constitution se fortifie, et que son travail devienne plus productif. Qu'on y songe! en persévérant dans la voie funeste où se trouve engagé le pays, on arrive fatalement à l'étiolement de l'homme et au dépérissement de la nation.

Non-seulement l'accroissement de la consommation en viande contribue au développement de la force physique et au maintien de la santé, mais encore l'augmentation en nombre et en qualité des animaux de boucherie constitue un des moyens les plus efficaces de parer aux disettes en céréales. La viande occupe le premier rang parmi les aliments nutritifs. Elle supplée largement par son usage à la consommation en pain et en légumes. Or, la chair vivante n'est pas, comme les produits des céréales et de la pomme de terre, sujette aux mille variations de l'atmosphère et des saisons. Elle forme une réserve plus importante, plus assurée contre les pénuries des récoltes que les grains de toutes sortes. Elle n'est pas exposée à s'avarier, à disparaître comme le blé qu'on conserve dans les greniers d'abondance.

L'alimentation de l'homme ne doit pas être identique dans tous les climats. Elle doit varier avec la température.

Dans l'état de santé, l'homme possède une température moyenne de 37° 5 centigrades, qu'il conserve au milieu des glaces polaires et sous les feux brûlants de la zône torride. Susceptible de quelques légères variations suivant les âges, les sexes, les climats, la chaleur humaine oscille toutefois dans des limites fort restreintes. Pour que cette chaleur reste ainsi à peu près égale, il faut que l'homme possède dans ses organes un foyer incessant de calorification dont l'intensité doit varier suivant la température du milieu ambiant. Ce foyer existe dans tous les points de l'organisme, c'est-à-dire partout où se passe le travail intime de combustion, partout, en un mot, où le sang pénètre.

Si l'on veut se rappeler le rôle de la digestion dans l'économie, on comprendra qu'elle doit varier elle-même comme la nutrition, et conséquemment comme la calorification. En effet, les recherches chimiques ont fait voir que la quantité d'acide carbonique exhalé par chaque individu, dans un temps donné, était toujours en proportion de celle de l'oxygène inspiré. Or, quand l'homme se trouve dans une atmosphère froide, le besoin de respirer augmente, l'air qu'il respire est plus condensé et renferme plus d'oxygène; aussi, à une basse température, expire-t-on plus d'acide carbonique qu'à une température élevée. M. Barral vient de montrer dans une série de recherches remarquables que, dans nos climats, la quantité de carbone rendue en hiver est plus forte d'un cinquième que celle que nous consommons en été. Voilà pourquoi la combustion intime étant devenue plus active sous une température basse, nous développons plus de chaleur et pouvons lutter ainsi contre le froid. Ce surcroît d'activité de l'organisme favorise en même temps le mouvement de nutrition; d'où la nécessité instinctive que nous éprouvons de recourir à une alimentation plus forte et plus abondante dans les saisons rigoureuses. S'il est facile à l'habitant des pays chauds de supporter une demi-diète et même la faim, la faim et le froid, dans les climats rapprochés du pôle, épuisent rapidement les forces de la vie : témoin la Grande-Armée qui, en 1812, eut à traverser les neiges et les glaces de la Russie.

Considérons, au contraire, l'homme des tropiques : il respire moins d'oxygène dans un temps donné, puisque l'air est plus dilaté. Les pertes de chaleur que lui fait éprouver le milieu qui l'entoure étant peu considérables, le mouvement vital qui lui est propre se ralentit. Ayant moins à réparer, une plus faible quantité d'aliments suffit à ses besoins. Le docteur Copeland a constaté directement que dans les climats chauds le poumon exhalait moins d'acide carbonique que dans les contrées froides. Là, si les fonctions respiratoires sont moins grandes, en revanche, le foie y est animé d'une activité supplémentaire. Aussi, les habitants des pays chauds offrent-ils les caractères du tempérament bilieux. C'est là le système normal des indigènes. Le carbone du sang, que l'appareil pulmonaire n'élimine pas sous forme d'acide carbonique, le sang l'évacue vraisemblablement dans l'intestin sous la forme de bile. Au reste, on observe cet antagonisme entre les poumons et le foie à toutes les périodes de la vie humaine et dans toute la série animale. Partout, le développement de l'organe hépatique est en raison inverse de celui des poumons. Chez les vieillards de Bicêtre et de la Salpêtrière, il est très-fréquent de rencontrer des calculs biliaires. Or, on sait, d'après les expériences de MM. Andral et Gavarret, que l'activité respiratoire diminue à mesure que l'homme arrive à un âge avancé. On conçoit alors que la combustion étant incomplète, puisse amener ce dépôt de matières hydrogénées et carbonées.

Partant de ces principes physiologiques, il devient facile de comprendre la sobriété naturelle des habitants des pays chauds, la préférence qu'ils ont pour les aliments tirés du règne végétal. On s'explique ainsi l'appétit glouton des peuples des pays froids, leur avidité pour les viandes fortes et les liqueurs fermentées. C'est que là où la nature communique un besoin impérieux, elle crée en même temps l'instinct et les moyens de le satisfaire. Les productions de la terre nous semblent, au reste, parfaitement en harmonie avec le genre d'alimentation qui convient le mieux à l'habitant de tel ou tel climat. Ainsi, entre les tropiques, dans toutes les parties peu élevées au-dessus du niveau de la mer, l'énergie de la végétation du sol fait naître en tout temps des produits végétaux en grande abondance, tandis que dans nos climats, où les saisons sont parfaitement distinctes, on voit les arbres se charger successivement de feuilles, de fleurs, de fruits, après un long repos pendant lequel ils sont restés stériles. Au contraire, un des caractères les plus tranchés de la végétation tropicale ou prétropicale, c'est que toutes ces phases se confondent. La distinction des saisons s'efface : sur le même arbre on rencontre à la fois et des fleurs et des fruits. Le bananier, le cocotier, le dattier, le janipha, l'arbre à pain, répandus sur toute la région intertropicale, sont les arbres dont les produits amylacés ou sucrés servent le plus ordinairement à la nourriture de l'homme des climats chauds.

La distribution géographique des graminées cultivées, ou

céréales, mérite quelque considération. Ainsi, la zône torride est caractérisée par la culture du riz et du maïs. La première de ces céréales est à peu près exclusive en Asie; la seconde, au contraire, domine en Amérique, et les deux se rencontrent à la fois en proportions presque égales en Afrique. Or, parmi les céréales, le riz et le maïs sont celles qui renferment le moins de substance azotée. Ainsi, le grain de riz contient 80 pour cent de son poids de fécule, 5 ou 6 pour cent de matière albumineuse, tandis que la farine de froment contient de 12 à 30 pour cent de gluten.

Ainsi, les fruits des arbres, les grains des céréales qui viennent en abondance et presque sans culture sur ces terres sans cesse exposées à un soleil ardent, fournissent aux habitants une nourriture légère, d'une stimulation et d'une réparation médiocres. Cette nourriture répond aux minces besoins, au faible appétit des populations qui, sous une température élevée et énervante, ont toujours une aversion profonde pour les rudes travaux. L'homme du nord a besoin de lutter sans cesse contre la nature; il lui faut du travail pour se nourrir et pour résister au froid qui le poursuit. Pour l'homme des pays chauds, tout mouvement est fatigue, tout travail, cause d'épuisement. Il se complaît dans sa paresse. S'il possède une intelligence étendue, il coule ses jours dans les rêves et la contemplation comme les brahmes de l'Inde et les mages de la Perse. Les hommes de peine sont également fort nonchalants. « En Afrique, on les voit, dit Casimir Broussais, avaler quelques tranches d'un concombre, d'un melon ou d'une pastèque, mordre dans une petite galette qui leur sert de pain, et se contenter de ce frugal repas. Cependant ils portent de lourds fardeaux ; mais aussitôt que leur besogne est faite, ils reviennent à leur place, dans la rue, s'asseoir ou se coucher tout au long par terre. »

Si dans les régions tropicales le sol produit une végétation riche et abondante, si les fruits s'y trouvent répandus avec largesse dans tout le cours de l'année, il n'en est pas de même pour les terres voisines du pôle : ces climats froids possèdent une flore des plus pauvres. Dans la zône glaciale, la végétation, réveillée par le soleil pendant quelques semaines de l'année, dort le reste du temps ensevelie sous la neige, et ne donne que des produits maigres et clair-semés. Ainsi, on ne voit la culture des céréales dépasser le cercle polaire qu'en Laponie. Dans le Kamtschatka, les graminées cultivées manquent complètement, même dans les parties méridionales, sous 51° de latitude.

Ces simples considérations suffisent pour montrer que les produits végétaux qui naissent et se développent sur le sol de l'Esquimeau, de l'Islandais, du Lapon, du Groënlandais, etc., sont impuissants à fournir à l'organisme des habitants la puissance de calorification nécessaire à leurs besoins. Aussi les voit-on rechercher avec avidité la chair animale, le lard de la baleine, l'huile extraite des poissons, le sang des animaux, boire avec passion les liqueurs chaudes et fermentées, se jeter, en un mot, sur tout ce qui produit de la chaleur. D'ailleurs, les mers polaires, le lit des fleuves, dont la température est plus constante que celle de la terre, possèdent un très-grand nombre d'oiseaux aquatiques, de phoques, de baleines. La chair de ces animaux fournit une nourriture qui répond aux exigences de l'économie.

Ainsi, aux extrémités de chaque hémisphère, boréal et austral, se trouvent des populations, les unes naturellement frugivores, les autres essentiellement carnivores. Entre ces deux parties opposées, se rencontre la zône tempérée, celle que nous habitons, où il existe une gradation de régimes mixtes. C'est dans cette partie de la terre que croissent en abondance les végétaux qui fournissent à l'homme des aliments très-nutritifs, comme les céréales, les plantes de la famille des légumineuses. Là, la chair des animaux est moins coriace que dans les régions tropicales.

Mais, par suite de la température, des habitudes, de la civilisation, et d'une foule d'autres circonstances, le régime des habitants d'une zône, particulièrement de la zône tempérée boréale, se modifie d'une manière très-notable. Entre le Russe, le Danois, le Canadien, et l'habitant des régions juxta-tropicales, le mode d'alimentation présente de grandes différences. Pour ne parler que de l'Europe, nous voyons l'Italien et l'Espagnol préférer le régime végétal, les légumes, les pâtes diverses, au régime animal. Il se rapproche par là de l'alimentation des pays chauds. L'Anglais, au contraire, fait une grande consommation de viandes et de liqueurs alcooliques.

Sachons-le bien, le régime alimentaire bien dirigé contribue puissamment à rendre l'acclimatement facile, à approprier la constitution physiologique de l'homme au nouveau pays qu'il habite. Nous avons vu, en effet, quelle immense influence le climat exerçait sur les phénomènes de nutrition ; nous avons constaté que l'activité digestive augmentait ou se ralentissait, suivant la température du milieu ambiant. D'après cela, on pourrait établir du nord au midi une échelle d'alimentation basée sur les divers degrés de la température, si les mille circonstances inhérentes au sol, aux habitudes, au genre d'occupations, etc., ne venaient pas entrer en ligne de compte pour faire varier les conditions particulières du régime en dehors des latitudes. Néanmoins, en prenant les choses au point de vue le plus général, on peut établir comme règle que l'homme doit prendre une nourriture d'une stimulation et d'une réparation décroissantes à mesure qu'il s'avance du nord au midi. En même temps qu'il change de climat, il doit accoutumer peu à peu ses organes digestifs aux nouvelles exigences de la température et de l'air. Parmi les Européens qui ont visité l'Inde, l'Afrique, ceux-là seuls à peu près, sont arrivés au terme de leur voyage, qui ont adopté progressivement le mode d'alimentation essentiellement végétal des indigènes, et abandonné l'usage habituel des boissons alcooliques. Les préceptes hygiéniques sévères de Moïse et de Mahomet me paraissent parfaitement en rapport avec les besoins des hommes au milieu desquels vivaient ces législateurs. L'Arabe a religieusement conservé ces traditions de sobriété ; il se nourrit de fruits, de quelques pâtes, assez rarement de viande ; il ne boit que de l'eau, du lait et quelques tasses d'une décoction de café qu'il prend à plusieurs fois dans la journée.

La répugnance des méridionaux pour la viande, répugnance qui s'étend dans nos contrées pendant les grandes chaleurs, est, sans aucun doute, un avertissement de la nature. Si l'européen qui arrive dans les pays chauds continue à prendre sans mesure des aliments toujours excitants, qu'arrive-t-il? D'un côté, il augmente la quantité de globules que le sang contient; ce liquide devenu trop riche, trop plastique pour le climat (la décoloration générale de l'habitant des pays chauds, sa peau hâlée, indiquent une aquosité du sang), porte dans les tissus une stimulation dangereuse; d'un autre côté, sous l'influence de ce régime, les organes digestifs se fatiguent, et bientôt on voit survenir des selles abondantes, des flux diarrhéiques bilieux. Dès-lors il touche à une imminence morbide. Sans sortir des climats tempérés et en nous renfermant dans le cercle de nos observations journalières, ne voyons-nous pas les affections du tube digestif être plus fréquentes dans les saisons chaudes que pendant les froids de l'hiver?

L'habitant des tropiques qui s'avance dans le Nord se place dans une situation diamétralement opposée. Ainsi l'Indou ou l'Africain, en s'acheminant vers nos contrées, éprouvera, avec l'abaissement progressif de température, une énergie nouvelle dans ses fonctions digestives, un appétit qu'il devra satisfaire peu à peu, graduellement, sous peine de graves dérangements fonctionnels.

Quel que soit le climat où l'homme séjourne, fixe sa demeure, nulle cause n'est plus destructive de la population que l'insuffisance des vivres, leur rareté, leur mauvaise nature.

Qu'on se rappelle cette admirable organisation de notre corps qui, sous les régions polaires, produit assez de chaleur pour résister à un froid de 40° centigrades et qui, dans les régions tropicales, à une température de + 45° centigrades, se laisse pénétrer à peine de 2 ou 3 degrés de chaleur au-delà de son chiffre normal. Cette faculté de pouvoir supporter une différence de plus de 80° dans le milieu qui l'entoure, montre qu'il n'est pas un lieu de la terre où l'être humain ne puisse habiter et parvenir à un âge avancé.

Ce qui partout abrège les jours de l'homme, c'est donc bien moins le froid et la chaleur que les privations et les excès. Voilà pourquoi l'état sauvage est impropre à la population. Là, point de culture régulière, lorsqu'on se livre à quelques travaux agricoles; partout absence de soins pour conserver les aliments créés; toujours la guerre et le brigandage. Or, l'état permanent de combat arrête l'extension de la population, produit la famine. La famine, à son tour, suscite les courses à main armée : cercle horrible où tombe épuisé, sacrifié chaque jour un nombre considérable de créatures humaines. Méconnaissant les procédés nécessaires pour la conservation des substances alimentaires, on voit ces hommes se gorger de nourriture pendant la saison des fruits ou de la chasse; et lorsque viennent les mauvais jours, ils éprouvent tous les tourments de la faim. Des maladies, nées de conditions hygiéniques défavorables, d'excès, d'abstinence forcée, déciment quelquefois des peuplades entières. M. Stratton a observé que le petit nombre des tribus indiennes de l'Amérique septentrionale qui se livrent à la culture de la terre, sont les seules dont la population augmente, leurs aliments étant plus assurés que chez celles qui connaissent seulement la chasse et la pêche.

On est généralement porté à considérer les sauvages comme possédant les attributs d'une grande puissance physique. C'est une erreur que les faits précédents suffiraient à détruire *à priori.* Mais l'expérience directe qui a été faite ne laisse aucun doute à cet égard. Péron, dans son *Voyage aux Terres australes*, a voulu connaître le degré de force musculaire des naturels de la terre de Van-Diémen, de Timor, de la Nouvelle-Hollande. Dans aucun cas, dit ce naturaliste, ils ne purent faire avancer l'aiguille de pression du dynamomètre de Régnier au-delà de 60°. Les matelots de l'équipage furent toujours supérieurs en force quand ils luttèrent avec les sauvages. Les Nègres de l'Afrique, les Peaux-Rouges de l'Amérique offrent partout la même infériorité physique.

Lorsqu'on considère l'étendue de l'Afrique, la beauté de son ciel, on est frappé du petit nombre d'habitants que nourrit cette magnifique contrée. L'insuffisance des aliments comprime l'expansion des races indigènes. A l'exception des lieux colonisés par les Européens, l'Amérique n'est encore aussi qu'une immense solitude. Il y a dans le Sud des forêts de plusieurs centaines de lieues qu'on traverse sans rencontrer un homme. Les peuplades indiennes du Nord disparaissent chaque jour, décimées par la disette, les maladies, les fatigues. Elles sont destinées à être détruites par les envahissements des Européens et absorbées par la race caucasique.

En Europe, jusqu'à l'époque moderne, le développement des peuples a été arrêté par l'état de guerre à peu près incessant où ils se trouvaient, par l'impossibilité où ils étaient d'accroître leurs subsistances. Or, les ressources alimentaires d'un pays règlent surtout la diminution ou l'augmentation du nombre de ses habitants. C'est là la base de l'équilibre de la population.

Malthus, dans son célèbre *Essai sur la Population*, qui parut en 1798, pose les principes suivants :

« Nous pouvons tenir pour certain que, lorsque la population n'est arrêtée par aucun obstacle, elle va doublant tous les vingt-cinq ans et croît de période en période, suivant une *progression géométrique*.

« Nous sommes en état de prononcer, en partant de l'état actuel de la terre habitée, que les moyens de subsistance, dans les circontances les plus favorables à l'industrie, ne peuvent jamais augmenter plus rapidement que selon une *progression arithmétique* . . . .

« Ainsi la race humaine croîtrait comme les nombres 1, 2, 4, 8, 16, 32, 64, 128, 256.

« Tandis que les subsistances croîtraient comme 1, 2, 3, 4, 5, 6, 7, 8, 9. »

De la sorte, une misère de plus en plus considérable serait le prix de nos efforts, le lot de notre destinée sociale.

Mais ces prétendues lois de la nature posées dogmatiquement par l'économiste anglais ne sont étayées d'aucune preuve. Ce sont des hypothèses gratuites que William Godwin, compatriote de Malthus, Th. Fix, de Sismondi, etc., ont victorieusement combattues.

Fidèle à ses principes, aux lois qu'il a posées, Malthus proclame la nécessité de mettre un terme à l'accroissement de la population humaine, pour éviter le retour de la barbarie, les cruautés de l'anthropophagie. Aussi, a-t-il écrit dans son ouvrage les tristes lignes qui suivent : « Un homme qui naît dans un monde déjà occupé, si sa famille n'a pas les moyens de le nourrir, ou si la société n'a pas besoin de son travail, cet homme, dis-je, n'a pas le moindre droit de réclamer une portion quelconque de nourriture, et il est de trop sur la terre. Au grand banquet de la Nature, il n'y a point de couvert mis pour lui....... — Que chacun, en ce monde, réponde de soi et pour soi. Tant pis pour ceux qui sont de trop ici-bas ! »

Des disciples hardis ont tiré les conséquences pratiques des idées du maître. Ainsi Marcus a fait ouvertement l'apologie de l'infanticide. Il propose d'asphyxier tous les enfants des classes ouvrières, passé le troisième. M. Weinhold, conseiller en Saxe, a demandé la castration des mendiants des deux sexes.

Chose triste à penser ! les doctrines malthusiennes sont encore celles qui dominent les idées actuelles sur l'équilibre de la population. Sans doute, la civilisation, en poliçant les mœurs, fait rejeter les moyens barbares ; mais la société conserve toujours le même dogme, a les yeux fixés sur le même but. Si, de nos jours, on n'ose pas approuver les procédés économiques de Malthus et de ses cruels disciples, on confesse que la guerre, la famine, les épidémies sont un mal nécessaire, indispensable pour diminuer le nombre des citoyens devenu trop considérable. Voyons quelle est la portée de cette croyance, quelle est la valeur pratique de ces principes.

La perfectibilité humaine est un fait incontestable. Les progrès de la civilisation ne sauraient être niés maintenant par aucun homme éclairé et de bonne foi. Or, comme le remarque William Godwin, dans ses *Recherches sur la Population*, si l'homme n'était pas capable de produire au-delà de ses besoins, il aurait été sans cesse arrêté dans la voie du progrès par les nécessités physiques, et la civilisation serait devenue impossible. D'autre part, si la population allait progressant tous les vingt-cinq ans suivant la raison géométrique, il y a plusieurs siècles que le globe serait couvert d'habitants : et l'on sait que la plus grande partie de la surface de la terre se trouve inculte, inhabitée. Qu'on fouille les annales des peuples, anciens et modernes, en aucun lieu on ne trouvera la confirmation des théories malthusiennes; on ne verra nulle part que, par le fait seul de la génération, le nombre des hommes augmente du double tous les vingt-cinq ans; jamais on n'a constaté que la misère, le vice, l'obligation du célibat, l'apparition des fléaux de toute espèce aient été nécessaires pour maintenir l'équilibre de la population avec les moyens de subsistance. Au contraire, chez les peuples les plus florissants de l'antiquité, et à l'époque de leur splendeur, au moment où le nombre des habitants de Rome et des cités de la Grèce était considérable, où tant d'étrangers affluaient dans leurs murailles, loin de chercher à réprimer l'exubérance de la population, on encourageait par tous les moyens la procréation des hommes.

Quant à la guerre, partout où elle existe, elle entraîne des conséquences désastreuses. D'un côté, elle amène la dévastation, détourne les esprits des industries productives; de l'autre, elle enlève à la société ses membres les plus actifs et les plus forts. Elle détruit donc sans conduire à une compensation de bien-être égale à l'épuisement qu'elle détermine. Il en est de même de la famine, des maladies épidémiques. Ces fléaux n'arrivent qu'à créer une population faible, souffreteuse qui dépense plus qu'elle ne peut produire.

En quelque lieu de notre globe qu'on jette le regard, là où l'on observe une population agricole nombreuse, condensée, là le bien-être est considérable, la longévité grande; là, au contraire, où les hommes sont rares, clairsemés, la pauvreté, l'ignorance, la maladie en sont les hôtes habituels. En 1696, Vauban, en parlant de l'ancienne élection du Vezelay (Bourgogne), disait que le peuple n'y possédait pas un seul pouce de terrain, que les habitants y étaient rares, lâches, paresseux. Un septième des champs étaient en friche, un cinquième en vigne. Les seules céréales qu'on y cultivât étaient l'orge, le seigle, l'avoine. M. le docteur Bouchardat, mettant en parallèle la situation du pays, tel que le trouva de son temps le grand homme que je viens de citer, avec son état actuel, déclare que les produits du sol ont plus que doublé de quantité; aucun champ, même médiocre, ne se trouve plus inculte. L'agriculteur qui ne buvait alors que rarement du vin, en fait maintenant ordinairement usage. Les habitants, plus intéressés qu'autrefois à la culture de la terre, sont devenus actifs, laborieux, nombreux. On n'y meurt plus par défaut de nourriture, comme au temps de Vauban.

La France qui alimentait avec peine, il y a un siècle et demi, dix-huit millions d'hommes, en nourrit mieux aujourd'hui le double. Le sol n'a pas augmenté d'étendue, mais il a été remué avec plus d'intelligence et d'activité.

Ainsi l'histoire condamne la doctrine inhumaine de Malthus, sape dans leurs fondements les théories de ces économistes sans cœur qui ne savent que proclamer la compression des élans de notre nature.

Que tous ceux qui redoutent le flot montant de la population aient confiance dans la sagesse des lois divines, et leur crainte disparaîtra. Rappelons-nous que dans ce monde rien n'est soumis à l'arbitraire et au hasard. Tout se coordonne dans un magnifique ensemble. Si la société devient chaque jour plus nombreuse, c'est que la terre a des ressources suffisantes pour la nourrir. Inutile donc, pour conserver l'équilibre de la population, de recourir aux procédés d'infanticide, d'avortement, de guerre, de famine, de fléaux de tous genres. La nature sait mesurer elle-même le nombre de ses enfants à la quotité de ses ressources. Cette grande vérité trouve dans les faits suivants sa complète confirmation.

Le docteur Gaspard, un des historiens de la famine de 1817, en dépouillant les registres des naissances de plusieurs des communes qui éprouvèrent le plus de privations, a trouvé qu'il y avait plus de moitié moins de conceptions ou fécondations dans les trois mois malheureux de cette année, que dans les trois mois des années antérieures et postérieures. Quant aux enfants qui naissent dans ces temps calamiteux, ils portent avec eux le cachet d'une débilité profonde qui persiste dans l'âge viril et amène une mort anticipée.

Les recherches nombreuses de M. le docteur Villermé ont montré qu'au-delà du 49e degré latitude nord, le maximum de conceptions a lieu dans les mois de mai et de juin. En deça du 45e degré, ce même maximum se montre de novembre à avril. Or, en mars, il y a une diminution notable que ce staticien remarquable a reconnue coïncider avec les abstinences du carême. Ce mois devient graduellement plus fécond, depuis Louis XV, à mesure que ce précepte de l'église est de moins en moins suivi. Cette irrégularité qu'on a constatée aussi chez les Espagnols et les Italiens, n'existe pas dans les pays protestants.

M. Millot a prouvé, dans un travail important, que le nombre des jeunes gens appelés chaque année au tirage variait avec les récoltes de l'année correspondant à leur naissance. Ainsi 1814, année d'abondance, donna en 1834 un nombre de conscrits qui s'éleva à 326,298 ; tandis qu'en 1837, année correspondant à 1817, époque de disette, ce nombre fut de 295,732. Et, comme confirmation de l'influence décisive de l'alimentation, on remarqua que les départements qui eurent le plus à souffrir de la pénurie des subsistances, furent ceux qui fournirent le moins de conscrits. On a reconnu, par les listes de recrutement, que la moyenne des jeunes gens nés dans des époques de disette diminuait de 5 à 17 pour cent. Elle croît, au contraire, de 7 à 8 pour cent dans les années vigésimales solidaires des années riches en céréales.

Il y a donc une corrélation intime, nécessaire entre les substances alimentaires et la procréation des êtres. Le nombre des habitants de la terre est réglé, borné par la quantité de nourriture dont ils peuvent disposer. C'est que « la population, comme l'a dit un publiciste célèbre, est contenue dans la production, de même que le germe est contenu dans la semence. Par conséquent, celle-ci doit toujours être supérieure à celle-là, parce que le contenant doit constamment dépasser le contenu. » La nutrition constituant un des premiers soutiens de l'existence humaine, il en résulte que si les aliments deviennent insuffisants, la force organique diminue, l'économie éprouve une perturbation dans ses fonctions, et la mort survient.

M. Mélier, dans son *Mémoire sur les Subsistances*, a démontré, en s'appuyant sur les travaux de Messance et de John Barton, et sur ses propres recherches, que la mortalité allait croissant avec la pénurie des céréales, le renchérissement du blé. Un vieil axiôme dit : « A côté d'un pain naît un homme. » On pourrait ajouter avec autant de vérité, lorsque ce pain vient à manquer, l'homme dépérit et le nombre des créatures vivantes diminue. Partout la disette exerce une influence dépopulatrice ; partout la misère grossit le chiffre de la mortalité, que les maladies qui surviennent soient sporadiques ou épidémiques.

Le choléra qui vient de parcourir le monde est venu confirmer par ses ravages cette grande loi de pathologie : L'organisme modifié par des causes débilitantes, privations, souffrances, âge, devient plus apte à s'imprégner des miasmes morbifiques, et, par conséquent, à être détruit par la mort.

L'influence meurtrière de la misère se fait également sentir dans les maladies ordinaires. Ainsi, dans les derniers arrondissements de Paris, et notamment dans le 12e et le 8e, qui sont les plus pauvres de tous, on comptait, dans les relevés de 1843, 1 décès pour 29 habitants, tandis que ce chiffre n'était que de 1 sur 40 dans les six premiers. C'est surtout en amenant le développement de maladies chroniques, et en accélérant l'époque de la mort par ces maladies que s'exerce le triste privilège de la misère. Des recherches nombreuses faites par M. Marc d'Espine et consignées dans les *Annales d'Hygiène et de Médecine légale* (juillet 1847), il résulte que les riches meurent d'affections chroniques quinze ans plus tard que les pauvres. Les décès par vice scrofuleux forment le 6 millième des décès des riches, et le 34 millième de ceux des pauvres. Le vice tuberculeux ne produit que 68 décès pour mille parmi les riches, tandis que parmi les pauvres, il forme le 233 pour mille. D'après M. Villermé, sur 20 mille individus nés à la même époque, 10 mille dans les départements riches, 10 mille dans les départements pauvres, la mort, avant 40 ans, frappe 54 individus sur cent dans les premiers, 62 sur cent dans les seconds. A 90 ans, le nombre de ceux qui vivent encore est, sur 10 mille, de 82 dans les départements riches, et dans les départements pauvres, de 53 seulement. Casper est arrivé à Berlin à des résultats analogues. Les statisticiens anglais ont également constaté dans leur patrie l'action meurtrière de la pénurie des subsistances.

Ainsi, partout, l'aisance prolonge et la misère abrège la vie. La disette produit la maladie, augmente le chiffre des décès; la maladie, à son tour, engendre ou accroît la pauvreté, triste fin où aboutissent fatalement, depuis tant de siècles, des milliers de familles.

Lorsque l'homme se trouve pressé par le besoin, la crainte d'augmenter ses charges sociales déjà trop lourdes domine son esprit; il redoute de créer à la famine des victimes nouvelles. Aussi observe-t-on, aux époques calamiteuses, une diminution notable dans le chiffre des mariages.

Toutefois, l'observation journalière montre que les classes peu aisées sont, dans les temps ordinaires, les plus prolifiques. C'est qu'elles ne sont ni assez éclairées, ni assez intéressées pour être prévoyantes. En ouvrant leur cœur à des sentiments élevés, leur intelligence à la compréhension des devoirs sociaux, en augmentant leur bien-être matériel, on est assuré de limiter leur fécondité, tout en prolongeant le cours de la vie. L'expérience prouve, en effet, que dans les pays riches, où l'aisance est générale, les moyens de subsistance augmentent plus rapidement que le nombre des hommes. On sait que la partie du Paraguay appelée le territoire des *Missions* est une des plus florissantes du dictatorat. La société qui y existe a été fondée par les jésuites. Quoique expulsés de la contrée en 1758, ces missionnaires y ont laissé une population qui s'est maintenue dans un état de prospérité remarquable. Là, le mariage est partout commandé. Mais comme tout le monde travaille, augmente la richesse publique, le bien-être de chacun croît en proportion. Or, la population et les subsistances suivent encore là une marche inverse de celle indiquée par Malthus. « Si donc, dit M. Pecqueur, c'est un fait constant de la statistique que les classes aisées pullulent moins que les classes ouvrières, il faut élever celles-ci à l'aisance, aux joies du cœur et aux appétits de l'intelligence, afin qu'elles donnent moins à l'appétit des sens. » Grâces aux recherches de MM. Raciborski, Pouchet (de Rouen), la véritable théorie de la fécondation est trouvée. Ces physiologistes nous ont appris combien étaient limités chez la femme les jours où elle était apte à devenir mère. Une fois en possession de cette loi de la nature, on peut alors restreindre à volonté la procréation, limiter, s'il était nécessaire, le chiffre des naissances, sans recourir aux procédés barbares qui ont été conseillés.

Sachons-le bien, le meilleur moyen de vaincre la misère, ce n'est pas de détruire; c'est d'améliorer au contraire ce qui a été créé, de développer les éléments de production, d'agrandir la sphère des connaissances positives. La terre et l'industrie rapportent toujours en proportion de l'intelligence et de l'activité qu'on y met. Qu'importe l'accroissement du nombre des habitants d'un pays, si les rendements du sol, les produits industriels suivent la progression de la population et vont même la dépassant. Le chiffre des hommes qui se trouvent sur le sol de France devînt-il double de ce qu'il est de nos jours, non-seulement la terre parviendrait à les nourrir, mais encore la somme de richesse et de bien-être de chacun augmenterait, pourvu que notre agriculture arrivât au degré de développement où se trouve maintenant celle de l'Angleterre.

En effet, la superficie de la France est de 540,085 kilomètres carrés, celle des trois royaumes qui constituent la Grande-Bretagne est de 271,636 kilomètres carrés. Or, le produit total de l'agriculture anglaise s'élève à une valeur de 5 milliards et demi de francs, pour alimenter une population de 27 millions d'hommes, tandis que le chiffre des produits de l'agriculture française est évalué à 4 milliards et demi pour nourrir 35 millions d'individus. En comparant exactement dans les deux pays, comme l'a fait M. Jules Le Bastier, le nombre d'habitants par kilomètre carré avec les ressources agricoles dont ils disposent, on trouve que, pour la France, ce sont 65 habitants et 8,331 fr. de produits, et pour l'Angleterre, 99 habitants et 20,247 fr. de produits. D'où, notre sol arriverait à alimenter une population deux fois et demie plus considérable, s'il donnait, pour la même étendue, une valeur de récoltes et d'animaux égale à celui de la Grande-Bretagne.

Cette infériorité de rendement ne tient ni à la terre ni au climat de notre patrie. La France, que le grand géographe de l'antiquité, Strabon, considérait comme le pays où la Providence avait réuni ses dons les plus précieux, se trouve dans une condition bien plus favorable que le sol roid et brumeux de l'Angleterre et des contrées du nord le l'Europe. Les cours d'eau qui sillonnent la surface de notre territoire ont été admirablement distribués par la nature, mais mal utilisés par les habitants. Un beau soleil ivifie notre sol. Placée à une égale distance de la zône orride et des régions polaires, la France se trouve préervée des excès de la chaleur et des excès du froid. Dieu donc répandu sur elle ses largesses. Mais ses habitants 'ont pas su répondre aux faveurs du ciel.

D'autre part, si l'on met en parallèle le montant des enrées nationales avec le nombre des habitants, on trouve ue le sol anglais fournit, par homme, une somme de roduits égale à 203 fr., tandis que la terre de France ne onne en moyenne, à chacun de ses enfants, qu'une valeur le produits de même ordre représentée par 128 fr.

Il est facile de voir, en prenant pour base de calcul es résultats numériques qui précèdent, que la France rriverait à nourrir 140 millions d'hommes, au lieu de 35 nillions, à condition seulement que notre sol produisît utant que celui de l'Angleterre, et que la consommation le chaque habitant de notre patrie restât au même taux où elle se trouve aujourd'hui. Ce qui doit préoccuper les économistes, c'est donc bien moins l'accroissement du nombre des hommes, que la recherche des moyens d'utiiser leurs forces, de diriger leur activité vers des travaux productifs. Loin de se plaindre d'un excès de population, l est plus exact de répéter ce que Sully disait de son emps : « Ce sont les bras qui, partout, manquent à la erre. » Il y a de l'aveuglement à venir proclamer que le nombre des citoyens est trop considérable dans un pays, comme la France, où la terre est si mal cultivée, où, d'après les documents officiels du cadastre, près de la septième partie du sol est inculte, couverte de marais, de landes, de bruyères.

Une enquête faite en 1842 par le parlement anglais classait l'agriculture française parmi les plus arriérées de l'Europe. Un hectare de terre cultivé en froment rapporte aujourd'hui chez nous, terme moyen, 12 hectolitres de grains. Or, avec une culture mieux entendue, il pourrait arriver à produire de 20 à 25 hectolitres; car les départements de la Seine, du Nord, c'est-à-dire les contrées où l'agriculture, en France, est le plus avancée, donnent environ 22 hectolitres à l'hectare, à peu près comme en Angleterre, en Belgique, en Hollande, dans le nord de l'Allemagne.

En établissant le rapport des animaux de boucherie à celui des habitants de chacun des états de l'Europe, on voit encore que la France est peu favorisée. Il résulte, en effet, des calculs statistiques récemment publiés en Belgique, que notre pays occupe le huitième rang dans cette proportionnalité. Tandis que l'Angleterre compte 293 têtes de bestiaux pour 100 habitants, le sol français n'en nourrit que 148 têtes pour le même nombre d'hommes. En outre, le poids des animaux abattus dans la Grande-Bretagne est bien supérieur à celui qui se trouve en France. L'alimentation de nos nationaux rendue ainsi incomplète, devient une des causes les plus actives de leur misère. Lorsque le cultivateur vit trop maigrement, ses forces s'épuisent. Le travail qu'il fait est peu considérable. Le sol mal remué demeure presque infécond. De la sorte, l'appauvrissement se réfléchit de l'homme sur la terre, et de la terre sur l'homme.

Au nom des intérêts de tous, il importe de donner sans retard aux préceptes de l'hygiène des applications plus larges et mieux entendues, de faire sortir l'agriculture de la vieille ornière où elle se traîne. Sachons-le bien, l'exploitation du sol restera toujours très-imparfaite, tant que nos agriculteurs seront étrangers aux connaissances scientifiques; tant qu'ils ne comprendront pas la théorie des assolements, la nécessité de la rotation des récoltes qui rendent la terre productive sans l'épuiser ; tant qu'ils ignoreront l'importance des mélanges minéralogiques, opérés dans le but de fournir au sol les éléments inorganiques qui peuvent lui manquer; tant qu'ils ne sauront utiliser d'une manière plus fructueuse qu'aujourd'hui les engrais qui les empoisonnent et qu'ils laissent accumulés près des habitations; tant qu'ils n'auront pas peuplé les montagnes et le haut des coteaux d'arbres, dont la présence est indispensable pour discipliner les eaux, empêcher la formation des torrents impétueux, lesquels, ne trouvant aucun obstacle à leur course, arrachent maintenant aux flancs dénudés des monts la terre végétale qu'ils précipitent ensuite dans la mer; tant qu'ils méconnaîtront l'utilité de l'extension des prairies, la portée du principe suivant posé par un illustre agronome : L'étendue en culture fourragère doit être au moins égale à celle des terres labourables. Or, sur le tableau de la division du sol de la

France, les terres labourables figurent pour 25,559,151 hectares, et les prés pour 4,834,621 hectares seulement!

Rappelons-nous qu'il n'est pas de terrains improductifs de leur nature. Là où existe le désert, on peut faire naître la fertilité. Il suffit pour cela de diriger des courants d'eau sur la surface de ce sol aride. Une fois pourvue d'arbres, peuplée de plantes, la terre conservera sa fraîcheur et sa fécondité. D'un autre côté, M. Dubreuil Chambardel vient de montrer qu'un pays couvert de landes et de bruyères peut arriver à produire, au bout de quelques années de défrichement et de culture bien dirigée, des récoltes aussi abondantes que les meilleurs terrains.

Le règne végétal est réellement le pivot de la vie matérielle. Les plantes servent d'aliment aux animaux herbivores. Ceux-ci deviennent ensuite la pâture des animaux carnivores. Les uns et les autres, par leurs déjections, leurs débris, constituent la principale nourriture des végétaux. C'est ainsi que l'alimentation générale se trouve sous la dépendance de la production fourragère. L'augmentation des herbages entraîne celle des bestiaux et des céréales. Or, avec l'abondance en viande et en blé vient la baisse des prix; la baisse des prix produit une consommation plus considérable; de là, un plus grand développement de puissance physique, une santé plus stable, une activité plus marquée, une extension de la richesse générale. Lorsque la prospérité du cultivateur sera accrue, il pourra alors user plus largement des produits de l'industrie des villes; et la population urbaine, à son tour, prendra de la vigueur, en consommant en plus grande abondance les substances alimentaires nécessaires à l'organisme. N'oublions jamais que ce que l'homme prend en accroissement de nourriture, il le rend toujours en surcroît de forces et d'activité. Production, consommation, santé, travail, sont autant de termes qui se lient étroitement les uns aux autres, qui se supposent réciproquement. L'équilibre général résulte de leur développement simultané, parallèle.

CHAPITRE QUATRIÈME.

DE L'ÉDUCATION PHYSIQUE.

SOMMAIRE : Importance de l'éducation physique. Ce qu'elle était chez les Grecs et les Romains. Négligence funeste des modernes à cet égard. — Effets de l'inaction. — Effets du mouvement. — L'exercice doit toujours être en rapport avec les forces des sujets. — La fatigue ou l'exercice pris en excès, produit l'affaiblissement. Étiolement des ouvriers soumis à un travail prématuré, exagéré. Devoirs de la société à ce sujet. — L'exercice doit être général, pour communiquer au corps un développement régulier. Mouvements réclamés par les diverses parties de l'organisme. — Nécessité du croisement des races. Dépérissement fatal des familles qui ne s'allient qu'entre elles. Efforts de la nature pour maintenir une belle population. — Éducation propre à la première enfance. Activité innée de l'enfant. Avantages de laisser ses mouvements libres. — Éducation de la seconde enfance : développement plastique du corps, perfectionnements à donner aux organes de la vue, de l'ouïe, de la voix. — Éducation du cerveau. Origine des idées. Comment elles prennent place dans l'entendement humain. Utilité de suivre les procédés de la nature pour l'enseignement de la jeunesse.

Le développement harmonique des créatures vivantes est la tendance réelle de la nature. L'homme en venant au monde n'est encore qu'à l'état d'ébauche ; mais il possède virtuellement les conditions nécessaires à son expansion naturelle et légitime. Achever l'œuvre de la Providence, tel est le rôle sublime de l'éducation.

De même que par la culture, nous parvenons à modifier, à transformer le produit de nos arbres, à les rendre féconds de stériles qu'ils étaient, de même, par la direction imprimée à notre nature physique, intellectuelle et morale, nous arrivons à produire des constitutions débiles ou robustes, à former des âmes faibles ou élevées.

La question de l'éducation est donc une des plus importantes de celles que l'esprit humain est appelé à agiter et à résoudre. Elle intéresse à un égal degré l'État, la famille, l'individu. De sa solution, dans un sens ou dans un autre, dépend notre bonheur physique et moral.

Mais tout système qui ne tiendra compte que d'un seul élément de notre dualité sera nécessairement incomplet, vicieux. Or, dans nos établissements d'éducation publique et privée on ne considère, et encore d'une manière imparfaite, qu'un seul côté du problème, au lieu de l'embrasser dans sa généralité. Jusqu'ici, en effet, on n'a point demandé à la physiologie le contingent de lumières qu'elle peut fournir. On n'a point cherché à développer suivant un mode naturel et régulier les aptitudes de notre corps, les facultés de notre être. Là, est la source de la plupart des résultats fâcheux nés de notre système actuel d'enseignement.

Ce qui distingue l'éducation que les anciens donnaient à leurs enfants de celle que reçoit la jeunesse des temps modernes, c'est que les exercices corporels occupaient une large place dans l'enseignement, tandis que chez nous, tout ce qui tient au développement matériel de notre être est tombé dans l'indifférence et le dédain.

A Sparte, l'enfant en venant au monde était reçu sur un bouclier, symbole de l'éducation que lui destinait la société. A l'âge de sept ans, il sortait du gynécée et passait de la direction des femmes à celle des magistrats, des gymnastes qui lui formaient la constitution par des exercices variés. Son éducation était principalement tournée vers la profession des armes.

A Athènes, les exercices corporels avaient aussi une grande part dans l'éducation nationale. Dans les gymnases, on apprenait à lancer des javelots, des palets de pierre et de bronze. Là, on se livrait à la lutte, à la course, au pugilat, et aux autres jeux ayant pour but de donner au corps de la force et de la souplesse. De bonne heure, on habituait la jeunesse à supporter le froid et le chaud, à résister aux fatigues. Le peuple athénien, amoureux des beaux-arts, avait fait introduire dans les établissements d'éducation publique, des chœurs de danse, afin de donner aux mouvements plus de régularité, de grâce et d'harmonie; des chœurs de musique, pour communiquer à la voix des modulations agréables.

Chez les Romains, les exercices du Champ-de-Mars remplaçaient les gymnases des Grecs. On y apprenait aux enfants à manier le disque et le palet, à lancer le javelot. On leur faisait traverser le Tibre à la nage. Les durs travaux exécutés dans les camps par les armées continuaient cette vie active, fortifiaient ces constitutions rendues déjà robustes par des exercices appropriés.

C'est à leur système d'éducation que les Grecs et les Romains doivent en grande partie leurs plus brillants succès, les palmes de gloire qu'ils ont partout recueillies. Démosthènes, né pâle, maladif, dut aux exercices persévérants auxquels il se livra de bonne heure, la force de surmonter les luttes de la tribune où il a laissé d'impérissables souvenirs. On sait que Platon avait été dans sa jeunesse un des plus habiles athlètes de son temps. Agésilas vint au monde si frêle et si délicat, que sans la pitié qu'il inspira à sa mère, il eût été précipité dans le gouffre situé au pied du mont Taygète. Mais, par la fréquentation assidue des gymnases, il acquit une puissance virile telle, qu'il devint un des guerriers les plus robustes et les plus renommés de son siècle. Il mourut à l'âge de quatre-vingt-quatre ans. Chez les Romains, comme chez les Spartiates, l'éducation, les habitudes étaient toutes militaires. Plutarque nous apprend que Marius, dans sa vieillesse, descendait encore dans la lice, se livrait chaque jour aux exercices du Champ-de-Mars avec la jeunesse romaine ; que le grand Pompée, à l'âge de cinquante-huit ans, combattait tout armé, à pied et à cheval, dans les champs de la Macédoine, avec les jeunes gens de ses légions.

Lorsqu'on réfléchit au petit nombre de soldats dont les Grecs et les Romains disposaient dans leurs expéditions, dans leurs grandes guerres, on peut affirmer que leur santé était plus robuste que celle des hommes des temps modernes. Qui ne sait, en effet, qu'en campagne, un cinquième, quelquefois un quart de l'effectif de nos armées européennes est impuissant à entrer en ligne de bataille, par suite des fatigues et des maladies qu'elles éprouvent. Il est impossible qu'il en fût ainsi chez les Grecs et chez les Romains. Et cependant, ils faisaient des marches longues et forcées, guerroyaient en des climats divers, portaient de lourds fardeaux. Ainsi, le soldat romain emportait avec lui des vivres pour quinze jours, des pieux et les objets nécessaires pour se fortifier, des armes offensives et défensives pesantes qu'il maniait encore avec adresse. Mais les anciens, avant de s'exercer au rude métier de la guerre, avaient endurci leur corps à la fatigue, avaient fortifié leur constitution par des jeux appropriés.

Le Moyen-Age avait ses joûtes, ses tournois de chevaliers. Ces exercices remplaçaient en partie les jeux auxquels se livraient les hommes de l'antiquité. Mais la lice était ouverte aux nobles seuls; le reste de la population en était exclu.

Depuis que la force matérielle a perdu dans le monde son importance et son autorité, on a abandonné peu à peu les exercices ayant pour but le développement du corps. Pour nous, modernes, nous sevrons la jeunesse de toute éducation physique, parce que cette éducation n'est plus la voie qui conduit aux honneurs et aux richesses, parce que nous croyons que le temps qu'on y consacrerait serait perdu pour la culture de l'intelligence. Aussi, notre système vicieux d'enseignement a-t-il produit au sein de la société les plus tristes empreintes, a-t-il laissé des stygmates évidents de détérioration.

L'inaction habituelle est toujours une cause d'affaiblissement. Sous son influence, les fonctions diverses de l'économie perdent de leur activité, diminuent d'énergie. L'appétit se ralentit; les digestions deviennent lentes, pénibles, difficiles, et s'accompagnent de renvois gazeux. La peau se décolore. L'organe ou les organes auxquels sont dévolues des fonctions importantes se détériorent à mesure qu'ils cessent d'entrer en exercice. Si l'économie entière participe à l'inertie, l'activité fonctionnelle des grands centres circulatoires et respiratoires diminue progressivement : le cœur se contracte avec moins de force; le pouls se ralentit et perd de son amplitude; les poumons deviennent moins actifs. Ces derniers organes remplissent lentement et d'une manière imparfaite l'action chimique qui leur est propre : l'acide carbonique est exhalé en quantité moindre, et l'air expulsé contient plus d'oxygène. Dès-lors la calorification baisse. Les sens, par suite de leur défaut d'exercice, perdent de leur justesse et de leur netteté. Les fonctions de sécrétion des divers appareils diminuent, notamment celle de l'enveloppe cutanée et des membranes synoviales. Mais c'est surtout sur l'appareil musculaire que l'affaiblissement se porte particulièrement. Les muscles perdent de leur couleur foncée, deviennent mous et s'atrophient. La graisse, résultat d'une nutrition incomplète, d'une absorption interstitielle moindre, devient au contraire plus abondante et gonfle les alvéoles du tissu cellulaire, si la réparation des organes est supérieure aux pertes qu'ils éprouvent. Voilà pourquoi la faiblesse et l'obésité se rencontrent si souvent ensemble.

Pendant que, sous l'influence de l'inaction, les grands systèmes de l'économie humaine marchent vers la débilitation, l'encéphale conserve son intégrité. Alors il s'établit, comme l'a montré surtout M. Chossat, de Genève, un défaut d'équilibre entre les centres nerveux et les autres organes qui ont perdu une partie de leurs matériaux. De là naît cette susceptibilité nerveuse qu'on observe chez les gens inactifs, et surtout chez les femmes qui vivent dans la mollesse et l'oisiveté.

L'exercice produit des effets opposés. Il tend à communiquer aux organes un plus haut degré de développement, une plus grande somme de forces. Par le mouvement, la circulation du sang s'accélère, la chaleur animale augmente. Les fonctions qui s'exercent du centre à la périphérie et de la périphérie au centre, prennent une activité nouvelle. L'appétit devient meilleur ; la digestion s'accomplit facilement. Le sang, rendu plus riche, porte dans les tissus une stimulation plus grande. Dès-lors, la constitution se fortifie, la santé générale prend plus de stabilité. On sait que quand les filets nerveux, intimement unis aux organes, viennent à recevoir une excitation, que cette excitation soit provoquée par la volonté ou par un stimulant physiologique, ils la communiquent aux parties avec lesquelles ils se trouvent en relation. Alors ces parties entrent en exercice. Les muscles se contractent ; les fonctions de sécrétion et d'excrétion des organes augmentent, ou se rétablissent si elles étaient abolies. Si l'action se continue, le sang artériel, cette *chair coulante*, comme l'appelait Bordeu, afflue en plus grande abondance ; et comme ce liquide s'assimile aux tissus, il augmente leur puissance et leur volume. C'est ainsi que, par le mouvement, les muscles deviennent plus fermes, prennent une couleur plus foncée. C'est ainsi que le tronc d'un individu, auquel on a amputé les membres inférieurs, acquiert plus de développement, se trouvant abreuvé d'une plus grande quantité de liquide nourricier. Les os eux-mêmes, destinés à servir d'attache et de support aux muscles, s'hypertrophient, augmentent de consistance, prennent plus de développement dans leurs saillies si, par suite de l'exercice, une quantité plus considérable de sang y abonde.

Le mouvement est donc un des premiers éléments de vigueur corporelle. Aussi, les peuples qui vivent dans des contrées épargnées par les feux brûlants des tropiques et par les glaces polaires, où la terre, quoique riche, présente à l'homme de nombreux accidents à vaincre, des obstacles considérables à surmonter, sont-ils devenus les plus actifs, les plus forts et les plus intelligents. Leur tempérament mixte les met à l'abri des vices organiques que produisent trop souvent les climats extrêmes. D'autre part, la configuration du sol, la variété des produits de la terre excitent l'activité des habitants, les obligent à des travaux incessants. De là une source active de développement physique. C'est dans ces conditions que la nature a placé notre Europe, centre de la civilisation, foyer des grandes découvertes. Lorsqu'on jette, en effet, le regard sur la carte du monde, nulle part on ne trouve un sol aussi accidenté, aussi traversé de montagnes que cette partie de la terre. Ses côtes sont çà et là découpées; des mers baignent ses rivages; des îles sont jetées sur son contour. Son terroir, quoique fertile, demande une culture active pour devenir fécond. Par la nature et la disposition du sol, l'Européen se trouve ainsi sollicité, condamné à des occupations nombreuses et variées, à des entreprises hardies, aventureuses sur terre et sur mer.

Mais parmi ces contrées dont la position et l'aspect attirent surtout le regard, il en est une, la Grèce, qui semble placée aux confins de l'Europe, aux portes de l'Asie, comme pour servir de lien d'union entre ces deux parties du monde, pour participer au génie propre à l'un et à l'autre continent. Considérez ce coin de la terre : sa surface se trouve hérissée de montagnes, entrecoupée de collines et de plaines. Ses côtes sont profondément divisées. Son ciel est pur et son sol produit une végétation active. C'est là que la civilisation, née de l'Orient comme la lumière solaire, trouva pour la première fois un asile protecteur, un lieu assuré où elle put se développer, grandir et s'étendre sur le monde. « Ses germes, dit Théodore Jouffroy, vingt fois fécondés par l'influence du plus beau ciel dans les plaines de l'Asie, en avaient été vingt fois arrachés. En vain de larges fleuves, un sol incomparable, et la plus heureuse température semblaient concourir pour appeler l'homme, dans ces plaines ravissantes, à la culture des arts, à la politesse des mœurs, au développement de la pensée, et à la connaissance de Dieu et de la nature. Des montagnes du Nord et des sables brûlants du Midi, s'élançaient tour à tour deux races sauvages et rivales qui, dans leurs débordements rapides, balayaient tous le siècles cette arène ouverte et sans défense. Ces races inépuisables s'en venaient s'amollir par détachements dans ce jardin délicieux ; mais, barbare en arrivant, chaque tribu conquérante commençait par détruire, et bientôt chassée par une autre, elle n'avait point le temps de passer de la mollesse qui adoucit les mœurs à la civilisation qui les élève. Il était dans la destinée des plaines de l'Asie d'éveiller dans le cœur de l'homme l'instinct de la civilisation ; mais il fallait au développement de cet instinct une sécurité qu'elles n'offraient pas.... il fallait aux semences de la civilisation l'abri plus éloigné des rochers de la Grèce, et la protection des mers éternellement agitées qui l'entourent. » Il fallait, en un mot, cette race active, audacieuse, élevée dans les périls, habituée à braver les dangers, à surmonter les obstacles pour terrasser la barbarie qui venait se commettre à Salamine et dans les plaines de Marathon.

Toutes les nations valeureuses et intelligentes, tous les hommes vigoureux d'esprit et de corps qui se sont illustrés sur la scène du monde, se sont développés dans ces conditions d'activité. Un exercice convenable fortifie toujours, en effet, la constitution, améliore la santé, suscite le courage, affermit l'intelligence.

Si le mouvement approprié aux forces des sujets favorise l'accroissement régulier des organes, contribue à développer les facultés intellectuelles, l'exercice pris en excès jette, au contraire, une perturbation extrême dans le rythme physiologique de l'organisme. Sous l'influence de la fatigue, l'appétit diminue, la digestion s'opère péniblement, les idées se produisent avec lenteur, l'esprit tombe dans la paresse et l'engourdissement, le sommeil devient difficile, parfois agité. L'action nerveuse et l'action musculaire vont en décroissant, et comme les pertes éprouvées par l'organisme l'emportent sur le mouvement de réparation des tissus, la prostration arrive si ces conditions d'affaiblissement se prolongent. Le sang s'appauvrit, acquiert de la fluidité, et se coagule difficilement. La fibrine, surtout, éprouve une notable diminution, comme cela s'observe dans les fièvres putrides. Et les personnes soumises à cette influence fâcheuse finissent par tomber dans une sorte de stupeur typhoïde. Voilà à quel état morbide arrivent les ouvriers adonnés à des travaux qui exigent une dépense de forces excédant la puissance de leur organisme. Les militaires faibles, condamnés à des marches forcées, à des manœuvres trop long-temps continuées, sont pris d'accidents semblables. Épuisés par la fatigue, ils viennent encombrer les hôpitaux, frappés de symptômes typhoïdes. Il en est de même des animaux. Les bêtes de somme surmenées présentent des phénomènes morbides tout-à-fait analogues à ceux qu'on rencontre chez l'homme obligé de se livrer à des travaux supérieurs à son énergie physique. Tous ceux qui se sont occupés de l'éducation des animaux savent qu'un travail exagéré arrête leur croissance, diminue leur vigueur ultérieure. C'est là une des causes les plus marquées de l'affaiblissement de nos races animales.

Ces signes d'étiolement qui apparaissent d'une manière si manifeste chez les animaux que nous condamnons à des travaux trop considérables, se montrent aussi chez l'homme soumis prématurément à un labeur forcé. L'enfant appelé trop jeune aux fatigues de l'atelier ou au labourage des terres, reste chétif et rabougri. Au lieu de puiser dans ces exercices excessifs un élément de force et de vigueur, il n'y trouve que l'affaiblissement, parce que son énergie physique est inférieure à la force qu'il est obligé de déployer. Telle est la cause principale pour laquelle nos conseils de révision trouvent tant de conscrits impropres au service militaire. L'observation montre que le dépérissement de notre population s'est accru en même temps que notre industrie manufacturière s'est développée. Malgré les dix-sept années de paix dont la France avait jouies, le niveau général de la stature des jeunes gens s'était tellement abaissé, qu'en 1832, le gouvernement français fut obligé de diminuer d'un centimètre la taille du soldat. Sans doute, la hauteur du corps n'est pas un indice certain de vigueur considérable. Les hommes de moyenne grandeur sont généralement les plus forts : *in medio stat virtus*. Mais lorsque, avec la diminution de taille, coïncide une faiblesse de complexion, et que le nombre des réformés va croissant, on peut alors assurer qu'on a des preuves suffisantes du dépérissement de la population. Or, dans son *Traité d'Économie politique*, M. Alban de Villeneuve-Bargemont rapporte que dans le département du Nord, sur 5,433 jeunes gens, on en réforme annuellement 1,457 pour difformités et infirmités, indépendamment du défaut de taille ou de mauvaise complexion. En 1839, M. Billaudel disait à la Chambre des Députés que dans le département de la Seine-Inférieure, pour 100 hommes valides, on en réformait 120 ; qu'à Mulhouse, pour avoir 100 hommes propres au service militaire, on en trouvait 110 qui étaient impropres. La ville de Rouen, inscrite à cette époque pour un contingent de 184 hommes, a présenté 317 réformés. Je connais, pour ma part, des cantons des départements de la Haute-Vienne et de la Dordogne qui arrivent très-rarement à fournir le nombre d'hommes que l'État réclame annuellement pour le service militaire. Ce sont les localités où la population laborieuse ne prend que des aliments grossiers, où, dès son enfance, l'ouvrier se livre journellement à des travaux pénibles et fatigants.

M. Villermé et tous les observateurs qui ont étudié la stature des personnes employées dans les mines de houille, ont remarqué que celles qui travaillaient dans la profondeur des galeries souterraines présentaient un caractère particulier de faiblesse et de déformation. Le peu d'élévation de ces galeries empêche, en effet, les enfants, et surtout les adultes, de se tenir debout. Aussi la taille des ouvriers est-elle d'autant plus exiguë que la hauteur de ces cavités est moins considérable, et que les enfants ont commencé à y travailler à un âge plus tendre. Très-souvent, leurs jambes prennent la forme arquée, le tronc présente dans différents points de son étendue des proportions irrégulières. Souvent on trouve la colonne vertébrale déviée, la poitrine déformée. Les mineurs ont d'ordinaire une apparence chétive; ils sont pâles, étiolés, à cause de la privation de lumière solaire, de l'atmosphère viciée qu'ils ont à respirer, et des efforts trop considérables qu'ils sont obligés de faire au sein de ce milieu débilitant. Chez eux, la puberté se trouve retardée, l'enfance se prolonge et la virilité diminue. Pour ces malheureux, la vieillesse commence dès l'âge de quarante ans.

Cet abus du travail des enfants, joint à l'insalubrité de l'atmosphère qu'ils respirent, de la mauvaise nourriture qu'ils prennent, les frappe de faiblesse et d'étiolement. Et comme le mal se perpétue de famille en famille, on arrive de la sorte à créer des générations maladives, souffreteuses, auxquelles manquent à la fois la force physique et la valeur morale.

J'ai montré dans l'*Introduction* de cet ouvrage que la vie des hommes pris collectivement va en augmentant. Des statistiques rigoureuses le démontrent. D'autre part, il résulte des faits précédents qu'une partie de la population s'affaiblit chaque jour. Ce contraste évident, cette prétendue contradiction sont faciles à expliquer. L'augmentation de la vie moyenne des classes bourgeoises : propriétaires, négociants, rentiers, etc., dont le nombre croît de plus en plus, dont l'aisance devient progressivement plus considérable, compense et au-delà la diminution qu'on observe dans l'existence des classes plébéiennes. Ainsi, M. Villermé a trouvé qu'à Mulhouse, lorsqu'un enfant naît dans une famille bien établie : manufacturiers, fabricants, négociants, il a chance de vivre 28 ans. Mais pour les ouvriers, que cet observateur a vus « pâles, maigres, exténués de disettes et de fatigues, » la longévité est infiniment moindre. L'enfant d'un contre-maître a, en naissant, une vie probable de 30 mois ; celui d'un tisserand, 18 mois ; celui d'un simple filateur, 15 mois. Il résulte des savantes et laborieuses recherches de Balbi, rapportées par M. de Gérando, qu'en France le tiers environ de la population totale possède les 42 centièmes de la richesse générale, et que le quart des habitants de notre patrie est réduit à ne pas jouir de la moitié du revenu moyen. C'est cependant à cette dernière catégorie d'hommes, auxquels manquent les conditions fortifiantes de l'hygiène, qu'incombent les travaux les plus rudes et les plus fatigants dont la société réclame l'accomplissement !

A la vue des calamités produites par le travail manufacturier, travail que M. Arnould Frémy a qualifié du nom de *traite de l'enfance*, un cri de pitié s'est élevé de toutes parts en faveur de ces pauvres êtres condamnés à consumer prématurément dans l'atelier leur vie languissante et dégradée. La loi du 22 mars 1841 limita l'âge auquel les enfants seraient appelés à travailler dans les fabriques, le temps qu'ils y séjourneraient. Mais l'âge minimum de huit ans fixé par cette loi est trop peu avancé. A cette période de la vie, les os sont encore mous et par conséquent disposés à prendre des directions vicieuses sous l'influence d'attitudes contre-nature. Ce n'est pas sans des inconvénients graves que l'enfant, surtout, s'expose à respirer un air vicié et corrompu, se livre à des travaux qui dépassent ses forces, exerce certaines parties du corps et laisse les autres dans le repos. Au reste, il est impossible de plier les exigences de l'organisme à des règlements absolus, invariables. Il existe un grand nombre d'enfants issus de parents misérables, affaiblis, qui possèdent encore à un âge avancé une constitution délicate, incapable de résister aux causes de détérioration qu'engendre constamment le séjour prolongé de l'atelier. Il faut donc recourir à des moyens plus efficaces, et en même temps plus en harmonie avec les différences d'aptitude physique souvent si considérables qu'on rencontre chez les individus du même âge. Aussi, de même qu'il existe un jury pour décider si les jeunes gens appelés au tirage sont propres ou impropres au service militaire, de même il serait nécessaire de créer dans chaque ville manufacturière une commission chargée de statuer sur la puissance physique des enfants avant qu'ils ne prennent part au travail de la fabrique. Ce jury, comme l'a proposé M. Michel Lévy, devrait être composé d'un nombre égal de fabricants, de médecins, d'administrateurs. Cette composition mixte représenterait tous les intérêts mis en jeu : les intérêts de l'industrie privée et ceux de la société en général.

Ces mesures peuvent-elles nuire à l'industrie proprement dite? Non. D'une part, en employant des hommes plus robustes, on obtient plus de travail efficace dans une même quantité de temps ; d'autre part, l'expérience est venue démontrer qu'en Angleterre et en France les lois établies pour mettre un frein à l'exploitation de l'enfance, n'ont porté aucune atteinte à la prospérité industrielle des deux pays.

Ainsi, pour que l'exercice soit salutaire, il faut qu'il soit en rapport avec les forces des sujets. Trop considérable, il affaiblit l'organisme et devient une cause d'arrêt de développement. Mais il faut en même temps, pour le maintien de l'harmonie, que toutes les parties du corps participent au mouvement, afin que les divers systèmes de l'économie humaine reçoivent un accroissement complet et régulier.

Lorsque quelques parties limitées du corps entrent isolément en action, ces parties seules s'hypertrophient, augmentent de volume; le reste de l'organisme conserve ses proportions antérieures. Ainsi, chez les danseurs de profession, les membres inférieurs prennent un développement marqué, tandis que le tronc, le cou, les bras restent dans leur état primitif. Les personnes qui s'exercent au piano présentent des membres thoraciques fermes, volumineux, alors que les autres parties du corps laissées dans l'inaction, s'affaiblissent plutôt qu'elles ne prennent de l'accroissement. Le dos et le cou du portefaix sont larges et forts; ses membres abdominaux moins exercés possèdent une vigueur proportionnellement moins notable. Lorsqu'on examine les ouvriers employés dans les usines ou les fabriques, on observe, chez les uns, un développement considérable des muscles de la poitrine et des épaules; chez les autres, ce sont les régions dorsale et lombaire qui augmentent de volume; chez d'autres enfin, ce sont les membres abdominaux qui prédominent sur le reste de l'organisme. Cette différence hypertrophique tient uniquement au degré d'exercice auquel se trouvent soumises les diverses parties de l'économie. Ainsi lorsqu'on pénètre, comme l'a observé M. le docteur Lallemand, dans des ateliers de fabrique d'aiguilles, on s'aperçoit facilement chez les femmes occupées à percer les chas, d'une différence marquée dans le volume des épaules, et parfois d'une déviation consécutive de la taille. Le côté droit prédomine dans ce cas sur le côté gauche, parce que le membre thoracique droit est employé à faire mouvoir avec force la machine destinée à emporter la pièce, tandis que le bras du côté opposé sert à maintenir sans effort l'aiguille en place. L'exercice actif dont l'épaule droite devient le siége produit un excès de développement de cette région, et, par suite, détermine une déviation de la colonne vertébrale, rend les ouvrières bossues. On comprend qu'il est facile de vaincre cette difformité si elle est récente et de peu d'étendue. Il suffit pour cela de faire changer de rôle aux deux bras. Le plus faible prenant un exercice supérieur à l'autre, acquerra un surcroît de nutrition et rétablira rapidement l'équilibre organique.

Les organes intérieurs creux destinés à l'expulsion de certains liquides naturels augmentent aussi de volume si leurs fonctions deviennent plus actives. C'est ainsi que lorsqu'il existe un rétrécissement prononcé des orifices cardiaques ou de l'urètre, le cœur et la vessie, en luttant contre l'obstacle placé sur le trajet du liquide à expulser, prennent un accroissement notable de nutrition et acquièrent une plus grande épaisseur. Les dérangements locaux de l'innervation susceptibles d'amener des contractions plus vives et plus fréquentes conduisent au même résultat. Mais les autres organes intérieurs qui restent étrangers à cet excès d'exercice, ne participent point à ce surcroît de développement.

Voilà comment l'exercice limité à certaines parties du corps détermine un déplacement et une centralisation de l'activité nutritive ; comment il parvient à rompre l'harmonie, l'équilibre qui doit exister entre les diverses parties de l'économie et conduit insensiblement à une imminence morbide.

Examinons maintenant par quels genres de mouvements on arrive à communiquer à l'organisme un développement régulier. Voyons quelles sont les circonstances où leur intervention est commandée.

Mon but ici n'est pas d'entrer dans la description technique de la gymnastique, de retracer la disposition des instruments propres à ces exercices, de décrire les *barres de suspension*, les *barres parallèles*, le *triangle*, le *chevalet*, etc., etc., d'étudier dans son mécanisme la marche, la danse, la lutte, le saut, l'escrime, l'équitation, la natation, etc...; je ne veux qu'exposer des principes et en déduire les conséquences.

Les exercices doivent varier suivant les conditions physiologiques où se trouvent les individus, suivant les saisons, les climats, les âges, les sexes, les constitutions, les états pathologiques.

Autant que possible, les exercices doivent être pris à l'air libre, et lorsque la digestion est à peu près achevée. Si on se livre à des mouvements tant soit peu violents en sortant du repas, on dérive sur le système musculaire l'excitation qui devait se porter sur l'appareil gastrique. De là une perturbation dans la fonction digestive, une élaboration incomplète des matières ingérées. L'expérience suivante due à M. Londe confirme pleinement ce principe : Deux chiens ayant pris une grande quantité d'aliments, furent soumis, l'un à un violent exercice, l'autre à l'inaction. Au bout de quelques heures, tous deux furent sacrifiés. Les aliments du premier étaient passés dans l'intestin sans avoir subi de travail assimilateur; l'estomac du second contenait encore la matière alimentaire convenablement digérée par le suc gastrique. Toutefois, c'est de la juste proportion établie entre l'activité digestive développée par un exercice convenable, et les substances alimentaires introduites dans l'estomac, que résultent une nutrition complète et une santé prospère. Aussi, après le repas, chez les personnes languissantes surtout, une vectation lente, modérée, une promenade tranquille, sont-elles d'une grande utilité. Elles stimulent les fonctions digestives, facilitent l'élaboration et l'assimilation des aliments.

Dans les pays chauds, et dans nos climats tempérés, à l'époque des fortes chaleurs de l'été, on doit s'abstenir de mouvements considérables. Mais un exercice modéré pris aux heures de la journée où la température est la moins haute, tendrait à relever les forces affaiblies des habitants, à communiquer de la tonicité aux tissus qui en manquent, à surmonter l'apathie qu'engendre toujours une chaleur énervante.

Ne perdons pas de vue que tout exercice nouveau absorbe l'attention, asservit la volonté, détermine de la fatigue, car alors nous mettons en action un nombre de fibres musculaires bien plus grand que la nécessité l'exige, et nous provoquons une énergie de contractions plus considérable que ne le réclameraient les mêmes mouvements s'ils étaient régulièrement accomplis. Mais, avec l'habitude, nous arrivons si bien à harmoniser les efforts que nous faisons, à coordonner avec un ensemble si merveilleux chaque contraction partielle, que nous exécutons ces mouvements sans fatigue et presque à notre insu. Peu à peu chaque fibre musculaire apprend, pour ainsi dire, son rôle et parvient à n'y mettre que la force nécessaire à l'accomplissement de la fonction qui lui est dévolue. Alors, à la place de la maladresse et de la gaucherie naît la grâce, la souplesse, l'habileté. La marche qui, dans son exécution, exige un très-grand déploiement de forces, réclame des attitudes difficiles, des efforts considérables, nous devient à la longue si familière, que cet exercice journalier et presque incessant est accompli par l'homme sans difficulté et souvent même par distraction.

La natation met en action tout le système locomoteur. A ce titre, elle constitue un exercice excellent. Mais elle n'est guère applicable qu'en été. Il importe de connaître les allures diverses qu'elle présente, afin de mettre plus spécialement en jeu, suivant les conditions, telle série musculaire que telle autre. La natation dorsale, dite en *planche*, exigeant une ampliation notable du thorax, doit être pratiquée surtout par les personnes à poitrine étroite et faible. Ce mode de progression exerce principalement les membres pelviens, tandis que la natation dite en *brasse* met en mouvement, d'une manière plus particulière, les membres thoraciques.

Ces exercices au sein de l'eau possèdent le grand avantage de calmer l'excitabilité nerveuse, de fortifier l'économie sans occasionner de déperdition de liquide produit par l'organisme en action. Ils épuisent moins que ceux qui sont pris à l'air libre, parce que le liquide où le corps se trouve plongé le maintient à une température peu élevée, et empêche la transpiration de devenir abondante.

La natation est, avec la marche modérée et la vectation, l'exercice qui convient le mieux aux pays chauds.

L'escrime est, au contraire, principalement applicable aux pays froids, car elle exige un grand développement de forces, détermine une forte chaleur, et partant une transpiration abondante si les assauts sont violents et prolongés. Aussi, les anciens prescrivaient-ils l'escrime à ceux qu'ils voulaient faire maigrir. On sait, en effet, que Galien fit disparaître l'excessif embonpoint d'un client en le soumettant chaque jour à des exercices qui arrosaient son corps de sueurs.

Mais l'escrime employée avec modération convient également aux personnes faibles, à poitrine grêle et resserrée, aux muscles pectoraux et brachiaux mous et peu saillants, parce que cette attitude, souvent répétée, amène forcément le développement de la poitrine et de l'appareil musculaire de cette région.

L'inconvénient de cet exercice des armes est de déterminer sur les diverses parties de l'organisme une activité très-différente. Le membre thoracique qui saisit l'arme et le membre pelvien porté en avant sont le siége et le centre des mouvements véritablement actifs qu'on exécute; le reste du corps ne sert qu'à faire équilibre à ces parties. Aussi, les membres qui agissent avec énergie prennent-ils un accroissement marqué sur ceux qui, dans l'action, se déjettent en arrière, sont purement équilibrants. Ce genre d'exercice convient donc surtout aux personnes dont un des membres se trouve plus faible que l'autre. S'il s'agit de vaincre une débilité égale des deux parties du corps, on peut encore recourir à l'escrime, mais en ayant soin de s'habituer à être ambidextre, afin de conserver, par une égale répartition des mouvements, la symétrie organique.

Les jeux de paume, de mail, de ballon, etc., mettent surtout en action les membres supérieurs, tandis que la chasse, la danse, la marche développent principalement les membres inférieurs.

La gymnastique, telle que M. Amoros l'a introduite en France, est un art puissant, un moyen précieux de modifier l'organisme. Mais comme tous les instruments énergiques qui sont au service de l'homme, elle demande à être guidée par des mains habiles. Dirigée dans une bonne voie, maniée avec adresse et à propos, elle peut produire les plus heureux résultats. Mal appliquée, elle peut, au contraire, conduire à des conséquences funestes, préjudiciables à la santé. Qu'on ait affaire, par exemple, à un enfant faible, délicat, à la respiration courte, issu de parents affectés d'asthme nerveux, à l'aide d'exercices convenables, on peut arriver à affermir sa constitution, et, par suite, à faire disparaître la prédisposition morbide qu'il portait dès sa naissance. Mais, pour atteindre ce but, il importe d'éviter la production des mouvements qui ont principalement pour théâtre l'appareil respiratoire, de proscrire les exercices qui provoquent les contractions musculaires dont l'ensemble constitue ce qu'on appelle l'*effort*. Dans ce cas, ce sont les membres abdominaux surtout qui doivent être mis en action. Et, autant que possible, il faudra que les mouvements soient modérés, en rapport avec les forces mêmes du sujet. L'énergie physique augmentera alors peu à peu, l'essoufflement disparaîtra insensiblement et l'économie arrivera à prendre un rythme normal, physiologique. Au contraire, pris en excès ou portant principalement sur les organes respiratoires, les exercices amèneront rapidement la dyspnée, aggraveront l'état pathologique existant et éloigneront bientôt de toute gymnastique.

Chaque disposition organique demande ainsi des exercices appropriés, en rapport avec l'état morbide apparent ou imminent. Les savants versés dans les études physiologiques possèdent seuls les connaissances nécessaires pour établir une gymnastique rationnelle.

A l'aide d'exercices bien dirigés, que de vices organiques héréditaires ou acquis on arriverait à extirper du sein des populations! Que de personnes, dont l'existence n'a été qu'une série de douleurs physiques, parviendraient à se débarrasser des maux qui les accablent en menant une vie plus active! En effet, rien n'active plus les fonctions de l'économie, n'augmente mieux l'appétit, ne facilite plus la digestion et le mouvement d'assimilation que les exercices corporels pris à ciel ouvert. Sous l'influence d'une nutrition devenue plus complète, le sang appauvri récupère ses qualités naturelles, porte dans les tissus une excitation normale, relève les forces épuisées et ramène l'organisme à son mode physiologique. Voilà par quels moyens hygiéniques on peut combattre efficacement les maladies nerveuses chroniques non fébriles. C'est, en effet, dans les salons des grandes villes où l'air stagnant, concentré ne permet de respirer qu'une atmosphère impure, où le défaut d'exercice jette une partie de l'organisme dans la torpeur, qu'on rencontre ces femmes au teint pâle et terreux, à la digestion difficile, au système nerveux surexcité, aux forces si peu considérables qu'une courte promenade devient une fatigue. La conversation et la musique forment leurs seules occupations. Mais lorsqu'un revers de fortune vient les frapper et les oblige à changer cette molle existence pour une vie plus remuante et plus active, alors ces accidents nerveux disparaissent; les fonctions digestives s'exécutent avec plus de perfection, les forces augmentent, la pâleur disparaît, le sang se fonce en couleur et vient modérer l'influence nerveuse : *sanguis frenat nervos.*

Ce que je dis des tempéraments nerveux est applicable aux tempéraments lymphatiques. Tous les observateurs ont pu voir des adultes, des enfants pâles, affectés d'engorgements scrofuleux, prendre une énergie corporelle nouvelle, refaire leur constitution sous l'influence d'exercices convenables. Mais si l'on vient à cesser trop rapidement ces mouvements salutaires, le dépérissement apparaît de nouveau; il retombent dans leur faiblesse première. Il importe donc de continuer long-temps ces habitudes actives jusqu'à ce que les forces aient acquis un degré de développement suffisant. On a dit avec raison : Le tempérament est le premier pas vers la maladie. Aussi, pour vaincre cette imminence morbide, doit-on recourir pendant long-temps à des modificateurs hygiéniques puissants qui, en communiquant à l'économie une activité nouvelle dans un sens opposé à celui qu'elle avait auparavant, corrige ces vices organiques, amortit l'exaltation nerveuse, fait cesser la prédominance lymphatique ou autre.

Les vésanies du cerveau prennent chaque jour plus d'extension, s'étendent sur un plus grand nombre de sujets. Comme ces maladies se transmettent par voie d'hérédité, il importe de veiller avec soin sur les descendants qui sont de nature impressionnable. D'une part, il faut, autant que possible, éviter les contentions d'esprit, parce que le cerveau, disposé déjà à un travail fluxionnaire, prendrait rapidement des manifestations pathologiques. D'autre part, on doit dériver la fluxion cérébrale au moyen d'exercices, dont l'action sur l'organisme augmente la puissance et la vigueur, rend l'économie apte à vaincre la prédisposition morbide qui sommeillait en elle et qui éclaterait sous l'influence de la moindre surexcitation locale. Voilà pourquoi le travail physique est si nécessaire aux hommes que la nature a jetés sur la pente de l'aliénation mentale. Même lorsque cette maladie s'est déclarée, les occupations toutes matérielles produisent encore les meilleurs résultats. Témoin la ferme Sainte-Anne, près Bicêtre, où les aliénés de ce grand établissement, sur les indications premières de M. Ferrus, sont journellement exercés à des travaux de culture.

Les femmes que les préjugés ou les devoirs sociaux condamnent à une immobilité presque complète, à une vie toute d'intérieur, sont ordinairement pâles, languissantes, et comme frappées d'étiolement, à l'instar des plantes que l'on conserve en serre-chaude. Il leür suffirait de prendre de l'exercice en plein air, sous l'influence directe de la lumière, pour voir augmenter leur activité nutritive et, partant, éprouver un affermissement rapide de la santé. Que de mères impuissantes à allaiter leurs enfants, à cause de leur état de faiblesse, deviendraient alors aptes à les nourrir de leur propre lait! Que de phthisies naissantes ne s'annonçant encore que par un commencement de diminution des forces, par une décoloration générale des tissus, seraient enrayées par un changement radical dans la direction du régime et des occupations! Que de leucorrhées, traitées inutilement par le feu et les caustiques, disparaîtraient sous l'action des agents de l'hygiène bien appliqués, sous l'influence d'exercices appropriés!

Les expériences de M. le docteur Fourcault nous montrent la nécessité où l'homme se trouve de conserver la transpiration cutanée à son état normal. Si, par le défaut d'excitation, la sueur devient trop peu abondante; ou bien si la peau se débarrasse très-incomplètement de ce liquide une fois formé, alors les éléments sudoraux qui devaient être excrétés sont refoulés dans le torrent circulatoire et altèrent la masse sanguine. De là l'origine d'affections catarrhales, consomptives, souvent très-graves. C'est, en effet, dans les villes, dans les salons des riches, dans les réduits des ouvrières travaillant à l'aiguille, dans les comptoirs des marchands, où les individus restent longtemps inactifs, mènent une vie sédentaire, que la chlorose, la leucorrhée sont fréquentes. Ces maladies apparaissent, au contraire, rarement à la campagne. Là, l'exercice à l'air libre communique de la vigueur à l'organisme, et entretient les fonctions de la peau dans un état de vitalité convenable.

Partout l'utilité des établissements gymnastiques se fait sentir. Mais c'est principalement au sein des villes, là où les causes d'affaiblissement abondent, qu'ils sont indispensables ; car le citadin se livre généralement à des occupations moins actives que l'homme de la campagne ; et l'air qu'on respire dans les lieux couverts d'habitations est moins pur, moins renouvelé que celui qui vient des champs, où les plantes et les courants atmosphériques concourent à son assainissement.

Ainsi, par l'exercice, on arrive à faire disparaître des maladies graves, à modifier profondément la constitution et à communiquer aux parties organiques une direction, une forme déterminée. C'est surtout par les exercices considérables et variés auxquels se livrent les boxeurs anglais, que ces hommes arrivent à se constituer, pour ainsi dire, un corps nouveau, à acquérir une force et une adresse extrêmes, une insensibilité aux coups et aux blessures presque surprenante. Leur méthode appelée *condition, entraînement* présente une très-grande analogie avec la règle que suivaient les méthodistes dans le traitement des maladies, règle que Cœlius Aurelianus a si remarquablement formulée dans le passage suivant : « Recorporativis utendum viribus, ita ut, rejectis vitiosis carnibus, ac renascentibus novis, reformata organa redeant ad sanitatem. » Les anciens méthodistes agissaient donc comme les modernes entraîneurs : ils commençaient par enlever du corps une partie de ses humeurs, puis tonifiaient l'économie par l'usage d'une bonne alimentation et d'un exercice convenable, rendaient le sang plus riche et plus stimulant, et rétablissaient l'organisme dans ses conditions d'équilibre normal.

C'est encore par l'exercice et le régime que l'antiquité arrivait à former ses vigoureux athlètes, auxquels la Grèce assemblée décernait des couronnes dans les Jeux Olympiques et Pythiens.

Je suis loin de désirer qu'on donne à nos enfants une éducation purement athlétique. Les athlètes de profession étaient, en effet, uniquement propres à la lutte et au sommeil, mais incapables de résister aux fatigues et aux privations. Ils ne vivaient que de la vie animale. Leur esprit était généralement obtus, leurs sens étaient émoussés. Plutarque les comparait aux lourdes colonnes du gymnase. Mais j'appelle de tous mes vœux le jour où, par des exercices convenables, on cherchera à développer dans de justes proportions les différentes parties constituantes de notre être, où l'on donnera à l'esprit et au corps leurs aliments naturels, suffisants.

A côté de l'exercice, le croisement des races et des individus à tempérament opposé constitue un des modificateurs les plus puissants de l'organisme.

L'hérédité est cette propriété que possèdent les êtres vivants de transmettre, par voie de génération, les qualités ou les défauts propres à leur nature. Toujours, mais à des degrés divers, les parents impriment sur la conformation de leurs enfants des signes évidents de leur individualité. Les fluides et les tissus des ascendants passent aux descendants, comme les traits du visage, comme la taille, comme les dispositions physiques et morales qui leur sont propres. Par le croisement d'individus divers, on arrive à modifier les formes extérieures, les aptitudes corporelles, à augmenter ou à faire disparaître les dispositions morbides, les vices organiques et quelquefois intellectuels qui existent dans les familles. Plus les alliances ont lieu entre parents proches, plus les caractères spéciaux se conservent, plus les types se prononcent.

C'est surtout dans les familles entachées de maladies innées ou héréditaires, qu'il importe de renouveler les sources de reproduction, d'étendre le cercle des rapports matrimoniaux. En bravant cette loi de l'humanité, cette nécessité de la nature, on arrive à fortifier de plus en plus les vices organiques destructeurs, à précipiter ces races vers la décadence et l'extinction. L'histoire nous montre, en effet, que toutes les castes, toutes les aristocraties très-limitées ont fini par périr d'épuisement, du moment où ces oligarchies très-restreintes, poussées par un sentiment d'orgueil, n'ont cherché à se recruter qu'entre elles, sans vouloir se mêler avec d'autres races plus fortes, et sorties du sein des masses. Voici comment s'exprime à cet égard M. Littré dans sa savante critique de l'ouvrage de *Philosophie positive* de M. Aug. Comte : « L'antiquité a signalé un phénomène curieux : les populations libres, les citoyens des républiques anciennes n'ont jamais pu se maintenir par la reproduction. Les neuf mille Spartiates de Lycurgue étaient réduits à un millier du temps d'Aristote. Le peuple d'Athènes fut obligé de se recruter bien souvent par l'adjonction des étrangers. Celui de Rome, quoique établi sur une base bien plus large, avait subi la même influence, et l'on sait dans quelles inquiétudes la perte des trois légions de Germanie jeta Auguste à un moment où la population romaine, soumise au recrutement, avait diminué. En un mot, c'est le défaut de citoyens qui a été une des causes les plus actives de la ruine des républiques antiques.

« Les choses n'ont pas marché autrement dans les temps modernes. Toutes les aristocraties, tous les corps fermés ou ne se réparant que chez eux-mêmes, ont éprouvé des pertes graduelles qui y auraient amené une extrême réduction sans les adjonctions faites de temps en temps. Il n'est pas une seule noblesse en Europe dont la masse remonte à une grande ancienneté. La plupart des vieilles familles ont disparu ; ce sont les anoblis des diverses époques qui ont rempli les vides. Mais, dira-t-on, les populations libres de l'antiquité, les noblesses du Moyen-Age et des temps modernes ont été sujettes à une cause toute particulière de destruction, à savoir la guerre. Les unes et les autres étaient essentiellement militaires, et c'est là qu'est la raison de cette extinction graduelle. Sans doute ; toutefois, il serait facile de montrer que, à côté de cette cause réelle de destruction, il se trouverait des causes nombreuses de conservation, telles que la richesse, le bien-être, l'éloignement des métiers dangereux autres que le métier de la guerre ; j'ajouterais que la guerre est loin d'exercer une action destructive sur les populations générales et non fermées; mais j'aime mieux présenter un exemple décisif et qui ne laisse aucune place au doute. Si les familles placées dans une position exceptionnelle de bien-être et ne s'alliant qu'entre elles étaient capables soit de se maintenir au complet, soit de se multiplier, les familles royales de l'Europe moderne, qui forment une véritable tribu, devraient avoir marché, depuis six ou sept cents ans qu'elles sont closes, vers une multiplication convenable. Ici, la guerre n'a point agi. Le nombre des personnes royales tombées sur le champ de bataille est petit; cependant, loin que le développement ait été progressif, on compte plusieurs familles éteintes dans cette tribu, et, de temps en temps, on y voit entrer quelques nouveaux membres. Ainsi, nulle cause de perte, beaucoup de causes de conservation, la richesse, les soins, la médecine toujours présente; néanmoins, ces familles privilégiées ne se sont pas multipliées, elles ne font que se soutenir, et il leur faut, à elles aussi, des adjonctions. Les classes fermées, on le voit, n'ont pas la puissance de s'étendre ni, par conséquent, celle de se réparer; et les destructions accidentelles survenant, la diminution numérique y est inévitable. » La race juive présente une contradiction qui n'est qu'apparente. Essentiellement voyageuse, cosmopolite, elle subit l'influence des climats dont l'action sur l'homme est sinon égale à l'hérédité, au moins très-considérable. Les influences climatériques, par leur continuité, fortifient puissamment en effet, dans le sens où elles agissent, les dispositions organiques des sujets.

L'observation montre que les populations les plus belles

et les plus fortes sont généralement les plus croisées, parce que les caractères prononcés, spéciaux des parents se fondent et se modifient dans la descendance qui forme un ensemble plus varié et plus harmonique. C'est ainsi que l'alliance des hommes du midi avec ceux du nord, des pléthoriques et des lymphatiques est parfaitement conforme aux lois physiologiques, aux conditions constitutives d'une bonne santé. Le croisement fait peu à peu disparaître les types trop tranchés, quelquefois excentriques, que présentent certaines familles. Les races, dont les climats servent à maintenir les caractères, sont comme autant de matériaux dont la Providence se sert pour perpétuer l'humanité, pour communiquer aux individus plus de force et de beauté physique.

L'ordre et l'harmonie dans l'organisme sont une loi fondamentale de la nature. L'économie, troublée par la maladie, tend toujours à prendre ses manifestations normales. De là, la possibilité de la part de l'homme d'éteindre dans la société les maladies héréditaires qui minent sa santé et abrègent ses jours. Ainsi, lorsque des parents sont affectés de tubercules, leurs enfants se trouvent, les uns exempts de la maladie et parcourent le cercle de la vie ordinaire, tandis que les autres en sont atteints et meurent de bonne heure. Comme on le voit, la nature travaille à la conservation de l'espèce, tend à débarrasser l'humanité des vices organiques qui affaiblissent les individus. Il est de notre devoir et de notre intérêt de seconder, par des dispositions hygiéniques convenables, ce développement complet et harmonique de l'être. Il importe, par exemple, d'éviter l'union conjugale entre deux individus prédisposés par leur constitution héréditaire à l'affection tuberculeuse, afin que les enfants issus de cette union ne se trouvent pas condamnés à une vie courte, souffreteuse. D'autre part, pendant toute la durée de leur grossesse, les femmes prises de tubercules devront avoir une nourriture fortifiante, éviter avec soin toute cause de maladie et d'affaiblissement, afin de donner le jour à des enfants aussi bien constitués que possible.

L'avenir des enfants est ainsi lié à la condition physique des parents. Ceux-ci communiquent d'ordinaire avec leur santé ou leur maladie leur force ou leur faiblesse. C'est avec raison qu'Horace a dit : « Fortes creantur fortibus et bonis. »

Les soins hygiéniques, l'éducation du corps sont utiles dans toutes les circonstances, mais surtout dans les cas d'étiolement natif, sans quoi les individus restent toujours languissants, et comme suspendus entre la vie et la mort.

Rien n'est plus vrai que ces paroles de Leibnitz : « Ceux-là qui sont maîtres de l'éducation peuvent changer la face du monde. » Par l'éducation, en effet, on arrive à communiquer au physique et au moral tel développement voulu, à imprimer à la société telle ou telle direction déterminée. Voyons ce que nous apprend à cet égard une observation sévère et exacte. Cherchons à découvrir dans l'étude de la nature elle-même les moyens les plus propres à former l'esprit et le corps de l'homme.

L'enfant qui vient de naître a les os en partie cartilagineux, les fibres musculaires pâles, molles, faibles. Aussi, à cet âge, la marche est-elle impossible. Cependant, le besoin de mouvement est des plus impérieux. La tête, le tronc, les membres du nouveau-né sont dans une continuelle agitation. Pour satisfaire à cette nécessité de sa nature, il importe d'emprisonner son corps, le moins possible, dans les plis du maillot. Si sa liberté d'action se trouve par trop restreinte, il manifeste son impatience par des cris. Comme, à cette période de la vie, ses mouvements sont très-limités, il suffit ordinairement, pour apaiser ses plaintes, de lui communiquer quelques oscillations, quelques balancements. Mais à mesure que l'enfant avance en âge, ses forces augmentent, ses muscles acquièrent plus de tonicité, ses os deviennent plus consistants, et dès la fin de la première année, il parvient, après des efforts réitérés, à se tenir debout. Toutefois, la marche est encore difficile, sinon impossible, à cause du volume de la tête par rapport au reste du corps, de l'absence de soudure des épiphyses, de l'étroitesse du bassin, de l'exiguité des membres abdominaux. Malgré l'état de faiblesse et de développement incomplet de l'appareil locomoteur, la plupart des mères et des nourrices s'obstinent à vouloir faire marcher ces jeunes êtres. Pour cela, elles les suspendent par des lisières qui servent comme autant de moyens de traction propres à les diriger dans une voie déterminée; ou bien elles les placent dans de petits chariots roulants qui, en les tenant soulevés, exhaussent les épaules et compriment la poitrine. Elles se persuadent hâter par là le moment de la marche spontanée. C'est une erreur; car ces mouvements, du reste fort limités, peu étendus, ne mettent à peu près en exercice que les membres inférieurs dont l'action se borne à effleurer le sol du bout des pieds, ne peuvent en rien fortifier l'économie en général. Ils ont plutôt pour résultat de retarder que d'avancer le moment de la libre progression. En laissant, au contraire, l'enfant se traîner à loisir sur ses mains et sur ses pieds, faire des efforts pour se soulever, se tenir debout, on arrive à mettre en action, à développer tout son appareil locomoteur. Ces exercices donnent à son corps de la souplesse et de la vigueur, hâtent l'époque de la marche. Au reste, de même qu'on n'apprend pas les mouvements qui constituent la déglutition, la défécation, la miction, de même on ne peut enseigner à l'enfant comment se produit la station verticale, la locomotion. Il faut qu'il arrive de lui-même à acquérir et à rectifier les attitudes et les mouvements les plus habituels et les plus essentiels à sa nature. Cela est si vrai, que l'enfant qu'on a maintenu artificiellement soulevé pour lui faire mettre un pied devant l'autre, une fois abandonné à lui-même, tombe comme une masse inerte ; et son corps devient le siége de contusions fortes, de blessures violentes. Au contraire, chez celui qui est arrivé à marcher de lui-même, à régler et à harmoniser ses mouvements par ses propres efforts, les chutes qu'il fait sont ordinairement sans gravité et presque sans douleur.

Les linges destinés à couvrir le corps de l'enfant doivent être appliqués de manière à ne gêner en rien ni la circulation sanguine, ni le développement des cavités splanchniques, ni les exercices ordinaires de la vie.

Voilà quelle doit être la direction à imprimer à l'éducation du premier âge, de cette période que les Latins appelaient *infantia*.

De nos jours, aussitôt que l'enfant de la classe bourgeoise a franchi quelques années de plus, qu'il se trouve dans la *pueritia*, on commence par gorger son intelligence d'études qui excitent en lui du dégoût, de l'aversion. Très-souvent ainsi on manque le but qu'on désirait atteindre. En condamnant l'enfant à une immobilité prolongée, d'une part, on arrive à développer des vices morbides latents qui sommeillaient en lui, et, d'autre part, on étouffe son intelligence naissante par la répugnance que lui inspirent les études auxquelles on le condamne.

Dès l'âge de cinq à six ans, on cloître l'enfant dans des établissements enceints de hautes murailles qui s'opposent au mouvement et au renouvellement de l'air. Là, l'organisme s'use et l'intellect s'affaiblit. Cette séquestration arrive, en effet, au moment même où le corps a le plus besoin d'exercices, où l'intelligence curieuse, mais servie par un organe délicat, ne peut supporter de labeurs prolongés. Malgré sa pétulance et sa vivacité naturelles, l'enfant se trouve contraint, par la sévérité des règlements, à rester pendant de longues heures consécutives comme cloué sur un banc, les yeux tournés vers des livres qui dépassent la portée de son esprit et, par conséquent, suscitent en lui de l'aversion. L'attention déjà peu excitée diminue insensiblement et finit par disparaître. Dès-lors, le temps consacré à fixer les lignes noires tracées sur le papier est complètement perdu, et pour le développement du corps et pour le développement de l'intelligence. L'enfant devient nécessairement distrait, impatient de mouvement ; et lorsque les besoins de la nature l'emportent sur la rigidité des statuts de l'établissement, on le frappe de répressions sévères. Or, toutes les punitions qui lui sont infligées tendent à prolonger son immobilité, à affaiblir sa constitution, à aigrir son caractère. On diminue son alimentation déjà insuffisante ; on le condamne au métier rebutant de copiste.

Est-il exempt de punitions ? lorsque l'heure de la récréation arrive, sa nature vive, impétueuse le porte à des mouvements continuels, à des ébats d'autant plus bruyants qu'il a été obligé de s'en sevrer plus long-temps. Mais le maître, qui n'admire qu'un maintien raide et compassé, se hâte de réprimer ces vives allures. Il exige du plus jeune élève la gravité d'un bénédictin.

L'enfant qui commence à s'élever par son application et ses succès au-dessus de ses camarades, on le couve, on diminue la durée de ses récréations, on surcharge, pour la très-grande gloire de l'établissement et des maîtres qui le dirigent, son intelligence et sa mémoire de connaissances capables d'arrêter l'essor ultérieur de son esprit. Ou bien, si l'enfant, né avec des dispositions médiocres, appartient à une famille riche et vaniteuse, il se trouve condamné, nonobstant le travail spécial de l'établissement, à recevoir des répétitions, un surcroît d'occupations intellectuelles prises tout entières sur son sommeil et ses exercices corporels. Par là, les parents et les directeurs se persuadent pouvoir remplir à volonté l'esprit de notions abstraites, de connaissances sérieuses, de même qu'on excite le développement du tissu adipeux d'un oiseau domestique qu'on gave régulièrement tous les jours.

Tous ces usages, malheureusement trop répandus, sont contraires aux tendances naturelles de cet âge. L'enfant a besoin de mouvement ; il est avide d'action. Au lieu de le condamner long-temps à l'immobilité, il importe de diriger son activité, de régler sa vivacité propre, de manière à communiquer à l'organisme un accroissement harmonique et aux facultés intellectuelles une direction convenable. Imbu du sentiment de son insuffisance, connaissant son inexpérience, l'enfant aime qu'on préside à ses jeux et qu'on le conseille. Comme, à cette période de la vie, les forces sont peu considérables, les exercices demandent à être peu fatigants, plus répétés que prolongés, plus distractifs que propres à produire la lassitude. Au reste, il est toujours facile de conduire avec ordre les mouvements nécessaires à exécuter sans nuire au plaisir, sans étouffer l'agréable vivacité de cet âge. Les exercices en commun sont toujours recherchés par les enfants toutes les fois qu'ils leur sont présentés avec adresse et sagacité.

Qui le croirait? les règlements des pensions, des lycées sont les mêmes pour tous les âges, pour les enfants de cinq à six ans, comme pour les adolescents et les adultes. Tous les élèves d'un même établissement ont le même genre d'exercices, sont astreints à une durée égale d'études, de récréations, de sommeil, comme si les besoins de l'homme aux différentes phases de son existence étaient toujours identiques. Est-ce que la contention d'esprit peut être aussi prolongée chez un jeune enfant de six ans, par exemple, que chez l'adolescent et l'adulte? Est-ce qu'une longue immobilité n'est pas le tourment de l'enfant, n'est pas contraire à sa nature? Est-ce que partout le temps consacré au sommeil ne devrait pas être plus grand pour l'âge tendre que pour la période de l'existence où la croïssance est à peu près achevée? Rappelons-nous que plus on est près du berceau de la vie, moins on doit consacrer de temps à l'étude, surtout à une étude continue, et plus on doit se livrer aux exercices du corps. C'est là le vœu de la nature, et ce n'est pas sans danger qu'on enfreint ses lois. Sans doute, il est plus facile d'établir des règlements absolus, invariables, que de savoir les plier aux circonstances diverses qui peuvent se présenter. Mais toute institution qui tiendra à former des hommes véritablement complets, à développer les forces physiques et en même temps à fortifier l'intelligence, prendra plutôt la nature pour guide que la routine et les préjugés de son temps.

En s'éloignant de ces voies tracées par l'observation directe de l'homme, on arrive à affaiblir l'économie, à créer des maladies, à jeter l'esprit plutôt dans la torpeur que dans l'activité, et parfois à pervertir les dispositions morales des jeunes sujets. Malheureusement, il est facile de constater chaque jour les tristes résultats du régime suivi dans nos établissements d'instruction publique et privée. Jetez les yeux sur les reclus de nos pensions et de nos lycées : leur teint est pâle, leur constitution délicate, leur visage soucieux, dépourvu d'expression. Du dégoût que leur inspire l'étude telle qu'elle leur est présentée, naît l'hypocrisie. Pour échapper aux punitions qui le poursuivent presque à chaque instant, l'enfant cherche en effet à ruser avec ses maîtres. Il devient fourbe, dissimulé.

Dans presque tous les établissements la durée des récréations est trop courte. Il importe, dans l'intérêt de la santé des élèves et pour la force des études, que le temps destiné à la distraction soit plus prolongé et employé d'une manière plus fructueuse qu'il ne l'est maintenant. On doit le consacrer tout entier à des jeux actifs, à des exercices gymnastiques, à des marches réglées, à la danse, à l'escrime. Il est du devoir des maîtres d'éviter, autant que possible, les punitions qui condamnent les enfants à l'immobilité pendant les récréations. Par exemple, la classe qui finit à dix heures du matin est généralement trop rapprochée de l'étude qui la suit ; car, depuis le moment du lever, presque tous les instants se sont écoulés dans le repos du corps, dans une contention d'esprit. Il faut dériver sur le système musculaire l'excès d'afflux sanguin qu'une trop longue concentration d'idées produit à l'encéphale. De même, l'intervalle qui sépare le repas du soir de l'heure du coucher est trop rapproché. Entre ces deux termes, il devrait exister une séparation d'au moins une heure, une heure et demie ; la bonne élaboration des aliments ingérés, la quiétude du sommeil l'exigent. Mais les exercices auxquels les élèves seront alors appelés devront être peu fatigants, afin que la digestion qui commence soit aussi parfaite que possible. Qu'on ne croie pas hâter le progrès des élèves en surchargeant l'intelligence de travail. La véritable solution du problème de l'éducation gît dans le développement harmonique de l'intellect et du physique.

On commence généralement trop tôt l'éducation des enfants, des enfants débiles surtout. Comme l'homme en naissant ignore complètement les objets qui l'entourent, ne possède aucune notion des êtres avec lesquels il doit entrer en rapport, il fait incessamment effort pour entrer en connaissance avec les phénomènes, les réalités de ce monde. Il importe donc de ne pas trop fatiguer l'organe de la pensée encore faible et mou par des exercices difficiles, par une attention trop long-temps continuée. Ce n'est que peu à peu, progressivement qu'on doit meubler l'intelligence de l'enfant d'idées nouvelles, de signes non encore perçus. De même que le tronc et les membres peuvent se déformer par des exercices non équilibrés, de même le cerveau non encore affermi peut se vicier à sa manière ; il s'irrite et se congestionne par une contention forcée : *ubi stimulus, ibi fluxus*. Or, du moment où l'encéphale éprouve une altération organique et fonctionnelle, les idées deviennent confuses, indistinctes, se produisent avec lenteur et difficulté. Dès-lors le travail, au lieu d'être profitable, devient nuisible, car il ne fait qu'aggraver l'état morbide qui existe sans produire de résultats satisfaisants. Dans les premières années de la vie, surtout, le cerveau a donc besoin de repos à cause de sa délicatesse extrême, tandis que l'appareil musculaire, avide d'action, demande incessamment à entrer en exercice. Aussi, est-ce à cet âge qu'il importe principalement de savoir faire alterner l'étude avec les jeux du corps, de détendre l'arc parvenu à un haut degré de tension. En satisfaisant à ce besoin de la nature, non-seulement on raffermira la constitution, on maintiendra la santé dans un état convenable, mais encore les idées acquerront plus de netteté, les progrès deviendront plus rapides. Sachons-le bien, l'intelligence fonctionne toujours mal dans un corps malade et affaibli. Pour peu que la défaillance physique soit considérable, l'attention s'exerce incomplètement et pendant un temps très-court. Aussi, dans ces conditions, toute étude sérieuse devient-elle impossible, l'intelligence et l'organisme se trouvant en souffrance.

Jusqu'à l'âge de huit à neuf ans, il est inutile de conduire les enfants au gymnase. Il suffit alors de leur faire exécuter des marches réglées, de les laisser se livrer au saut, à la course, au jeu de la corde, etc., etc. Toutefois, il importe de varier les jeux de manière à ce que toutes les parties du corps entrent également en action. Mais lorsque l'organisme a pris de la vigueur, la fréquentation des gymnases devrait être obligatoire. Le meilleur moyen de stimuler le zèle des élèves, d'exciter parmi eux le sentiment de l'émulation, serait de faire prendre les exercices en commun et de distribuer des couronnes aux succès remportés dans la gymnastique du corps, comme dans la gymnastique intellectuelle. Le médecin seul possède les connaissances nécessaires pour indiquer le genre, déterminer la durée, la fréquence des exercices propres à telle et telle catégorie de sujets.

Il importerait de faire alterner avec la gymnastique ordinaire l'exercice à quelques arts mécaniques. Ce genre d'occupations serait de la plus haute utilité. Il donne au corps de la force et de la souplesse, porte de bonne heure l'esprit vers des idées sérieuses et pratiques, émousse la vanité et l'orgueil qui, toujours, contribuent à rétrécir l'intelligence et à fausser le jugement. Cependant, nous devons l'avouer, encore à notre époque l'introduction de ces exercices importants au sein de nos grands centres d'instruction publique, présenterait les plus grandes difficultés. De nos jours, en effet, il est nombre de familles qui rougiraient de voir qu'on dérobe à leurs enfants quelques instants de loisir pour les consacrer à des travaux purement mécaniques. C'est que, jusqu'ici, le préjugé a été le tyran du monde. La vérité qui lui est opposée n'est pas prime-sautière de sa nature; elle est lente à pénétrer les esprits. On l'a comparée avec raison à un coin qu'on enfoncerait dans une matière granitique.

Partout on se plaint de l'encombrement des carrières dites libérales. En peut-il être autrement? Toute l'éducation est tournée dans ce sens. Dans nos lycées, dans nos pensions on n'enseigne rien de pratique, rien de directement applicable aux choses de la vie. Si, de bonne heure, on habituait l'homme à manier les matériaux qui servent à l'industrie, il en comprendrait mieux l'utilité, et s'y attacherait de plus en plus. De la sorte, on susciterait des aptitudes à des professions, à des arts dont l'exercice profiterait à la société; tandis que notre éducation nationale ne sert trop souvent qu'à former des sujets propres seulement à vivre dans l'oisiveté, ou à devenir des littérateurs sans capacité, des hommes sans valeur dans l'exercice de la médecine et du droit. Si, au lieu de remplir l'imagination d'idées purement spéculatives, sans application au milieu où s'écoule l'existence, on entrait dans des études plus sérieuses, plus scientifiques, plus professionnelles, on arriverait à ouvrir le monde physique à l'activité humaine, à étendre la prospérité publique, à faire jaillir la richesse du sein de la terre.

C'est par l'exercice du corps et par des occupations s'emparant vivement de l'esprit, qu'on parviendra à faire disparaître le vice honteux de l'onanisme qui infeste les établissements d'instruction publique, ruine tant de constitutions et affaiblit tant d'intelligences. L'observation montre que les organes génitaux prennent d'autant moins de développement que l'activité nutritive se porte sur l'appareil musculaire. Aussi les exercices corporels contribuent-ils à retarder l'époque de la puberté. Écoutons ce que dit à ce sujet M. le docteur Lallemand, de l'Institut, si compétent en cette matière : « C'est lorsqu'un nouveau sens se développe, c'est lorsqu'il va régner despotiquement sur tous les autres, qu'on l'excite, qu'on l'échauffe par une station assise presque invariable, qui doit nécessairement provoquer son activité, y faire affluer le sang. Pendant ces longues heures d'immobilité, quand l'attention se fatigue à suivre des idées abstraites, sans objet matériel qui frappe la vue, sur quoi pensez-vous que se porte l'imagination distraite, sollicitée par des impulsions plus réelles ? Elle revient sur des souvenirs confus, réveillés par des confidences intimes de ceux qui sont plus avancés ; elle revient sur les signes, vaguement entrevus, des attributs de l'autre sexe, sur des tableaux, des statues, des gravures, des dessins, à peine remarqués autrefois, sur des actes domestiques, sur des scènes extérieures, dont l'interprétation n'avait pas été saisie. Tout cela, dans la maison paternelle, se fût effacé de la mémoire, à l'aide d'autres impressions plus vives, plus variées, et par l'influence même de ces distractions qu'on redoute pour les études, de ces jeux, de ces déplacements, de ces ébats joyeux, qu'on regarde comme un temps perdu. Mais dans la séquestration, les idées s'exaltent par des communications réciproques; elles deviennent fixes, faute de variété; elles s'égarent, faute d'objets réels; et alors, celui qui n'a pas trouvé par lui-même ce funeste moyen d'assouvir une imagination déréglée, est bientôt initié par d'autres à de honteux mystères, avant même que ses organes soient développés; la dépravation circule clandestinement des plus grands aux plus petits, sans qu'aucune surveillance puisse l'arrêter; car cette aberration est d'autant plus fatale qu'elle est insaisissable, qu'elle n'a pas besoin de complice. »

A côté de l'éducation qui a pour objet le développement plastique du corps, il en est une autre qui sert à former des organes plus délicats, plus impressionnables, comme les organes de l'ouïe, de la voix, de la vue.

La musique devrait faire partie d'une éducation bien entendue. Elle règle et développe les aptitudes de l'organe de l'ouïe; elle apprend à apprécier les propriétés infiniment variées du son.

L'exercice modéré du chant met en action les organes respirateurs et contribue à agrandir la poitrine, à communiquer de la puissance à l'appareil pulmonaire. Le chant et la musique sont le complément de la parole. C'est une deuxième langue ajoutée à la première. L'exercice de cet art serait la mise en œuvre d'un moyen puissant de civilisation ; car les mœurs se policent, la grossièreté du langage disparaît partout où l'on sait apprécier l'accord des sons produits soit par la voix, soit par un instrument fabriqué par la main de l'homme. En France, on n'a point encore compris l'importance et la nécessité de développer le sentiment de l'harmonie. Nos voisins d'Outre-Rhin sont en cela plus avancés que nous. Tout paysan allemand sait chanter avec méthode. Les Grecs, qui possédaient à un très-haut degré le sentiment du beau idéal, avaient fait entrer la musique dans l'éducation nationale. Là, comme l'a exprimé Platon, on développait l'âme par de hautes et douces mélodies, de même qu'on développait le corps par une gymnastique appropriée. On était tellement persuadé de l'influence extrême de ces arts sur la nature humaine, qu'on en interdisait la pratique aux esclaves, afin qu'ils ne pussent entrer en concurrence avec les citoyens. On voulait, en effet, que l'homme libre fût réellement supérieur à l'esclave par l'élévation des sentiments, par la beauté des formes corporelles, par l'étendue des connaissances et la solidité du jugement. Mais dans l'antiquité grecque, la musique avait une extension bien plus large que de nos jours. Elle servait alors à régler les mouvements de l'âme et du corps, à mettre dans un juste et harmonieux accord les impressions morales et les actes qui les suivaient, à donner de la grâce et de la distinction aux poses et aux attitudes diverses prises par les individus. La danse accompagnait d'ordinaire la musique, imprimait au corps des mouvements réguliers, réglait la cadence, entrait dans la tragédie, dans les cérémonies consacrées à la divinité.

Comme la musique s'adresse d'abord aux sens avant de pénétrer jusqu'à l'âme, il est utile de l'enseigner dès le jeune âge, lorsque la raison est encore peu développée. Par là, on élève le cœur de la jeunesse, on habitue peu à peu l'intelligence à la conception des lois qui constituent l'harmonie générale de l'univers.

L'orthophonie ou gymnastique de la parole devrait aussi fixer l'attention des instituteurs de l'enfance. En lisant à haute voix, en prononçant distinctement, en se livrant à la déclamation, on parvient à faire disparaître peu à peu les vices de la parole s'ils ne sont pas symptômatiques d'une lésion organique.

Il importe également de veiller sur l'éducation de la vue qui, altérée dans ses fonctions, empêche les choses du dehors d'être perçues avec netteté. Les objets placés dans le local où l'élève prend ses leçons doivent être distribués de manière à ne pas fatiguer l'œil par des arrangements vicieux. C'est ainsi qu'on devra éviter de mettre en regard des couleurs vives, opposées d'aspect, qui attirent et frappent différemment les yeux ; c'est ainsi qu'on devra chercher toujours à placer les enfants dans des positions où les deux organes de la vue ne se dirigent pas inégalement vers la lumière. La déviation du globe oculaire résulte fréquemment, en effet, de l'exercice des yeux à des degrés divers. Telle est la jeune fille affectée de coxalgie dont

Wardrop nous a laissé l'histoire : le strabisme qu'elle avait acquis dans l'appartement où elle était couchée disparut par le simple changement de direction du lit. Autant que possible, on devra tenir les enfants éloignés de corps brillants, comme une glace, car le regard en se dirigeant toujours dans ce sens, amène forcément une déviation de l'axe oculaire. Il est du devoir des maîtres de veiller sur l'état de la vision des élèves comme sur les autres fonctions de l'économie. Souvent on voit ceux-ci prendre des habitudes vicieuses, s'accoutumer à ne regarder que d'un seul œil. De là, la cause de tant de vues de travers. Or, l'œil tourné est plus faible que celui qui conserve sa position normale. Les objets sont alors perçus avec beaucoup moins de netteté et quelquefois apparaissent doubles.

Le développement complet et régulier des sens qui nous mettent en rapport avec le monde physique, non-seulement importe à l'organisme lui-même, mais encore contribue à agrandir le champ de l'entendement humain. L'âme, facilitée dans ses perceptions extérieures par des organes plus parfaits, mieux exercés, porte sur les objets un jugement plus complet, mieux assuré, plus exact. D'autre part, la pratique des arts, tout en perfectionnant les sens mis en jeu, élève, agrandit le sentiment du beau, rend le goût plus pur et plus exquis.

De même que les muscles et les sens entrent de bonne heure en exercice, de même l'éducation du cerveau ou de l'intelligence percevant les impressions venues du dehors commence au début de la vie. Lorsque l'enfant vient de naître, il n'a aucune idée ; il ne possède que les caractères de l'animalité. Ce n'est que lentement, peu à peu, qu'il arrive à apprendre et les mots et leur valeur. Dans les deux ou trois premières années de son existence, il ne possède aucune des idées absolues de justice, de droit, de devoir. L'égoïsme est son seul et unique guide. Il aime ceux qui lui font du bien et s'en rapproche ; il craint ceux qui lui font du mal et s'en éloigne. Il s'approprie tout ce qui est à sa convenance, sans s'inquiéter de la légitimité de sa possession. Si on cherche à lui enlever son larcin, il pousse des cris et s'efforce par toutes sortes de moyens à garder, à retenir ce qu'il tient. Ainsi, à leur origine, nos idées sont toutes sensuelles, toutes contingentes. Ce n'est que plus tard, avec le développement de l'intelligence, qu'elles deviennent générales. Il est évident que si les idées absolues, nécessaires étaient antérieures aux idées contingentes, elles se manifesteraient les premières. Or, ni la mémoire, ni l'observation directe ne nous les montrent ainsi.

Cette ignorance du premier âge, cette impuissance à discerner le vrai du faux, le juste de l'injuste, impose aux directeurs de l'enfance l'obligation de recourir au principe d'autorité, de façonner l'âme à une obéissance passive jusqu'à ce que la raison se soit développée, jusqu'à ce que l'idée de devoir ait pris place dans la conscience humaine. Toutefois, l'autorité à exercer doit être régulière, continue, paternelle, toujours inspirée par des raisons sérieuses. Elle ne doit être ni d'une rigueur trop sévère, ni d'une douceur qui dégénère en faiblesse. Si la conduite de leur directeur est oscillante, variable sans motifs plausibles, les enfants deviennent rapidement insoumis, capricieux à l'excès. Tôt ou tard, un jour arrive où ils sont victimes de ces dispositions vicieuses. La maladie survient. L'usage d'une médication déterminée est indispensable à la guérison de l'affection, la seule planche de salut qui se présente au malade. Mais le caractère indoçile, les habitudes acariâtres s'opposent à cette administration salutaire; et la mort vient couronner cette aveugle indépendance. Très-fréquemment encore on rencontre dans le monde des personnes qui, dès leur enfance, ont accoutumé leur goût à être si difficile, qu'èlles ne peuvent supporter qu'une série très-limitée de substances alimentaires. Parfois, elles s'habituent à une sobriété telle, qu'elles finissent par perdre l'appétit. Bientôt l'étiolement arrive ; et les accidents nerveux, compagnons assidus d'un affaiblissement progressif, transforment la vie en martyre.

Si l'enfant n'a pas la connaissance des choses qui constituent le monde où il vient d'apparaître, en revanche il possède un vif désir d'apprendre. Lorsque son intelligence s'éveille, il questionne, il interroge les personnes qui président à ses ébats pour dissiper de son esprit les ténèbres qui l'environnent. A mesure que son ignorance disparaît pour faire place au savoir, à mesure qu'on arrive à satisfaire sa curiosité inquiète, on voit sa figure rayonner de joie, exprimer le plaisir, le contentement. En sachant s'emparer de ce désir, de ce besoin de connaître, on parvient à intéresser, à instruire l'enfant sans fatiguer son attention. Une fois que l'organisme a acquis assez de développement et de force pour supporter l'effort d'exercices intellectuels soutenus, et que le jeune sujet a pris connaissance des choses vulgaires de la vie, alors, mais alors seulement, on doit commencer sa véritable éducation. A l'âge de six à sept ans, on débutera par l'étude de l'alphabet. Ce n'est qu'à dix ans environ, qu'on devra commencer des études qui exigent du raisonnement et une attention soutenue.

La question de l'enseignement intellectuel est tellement liée à celle de l'éducation physique, qu'il entre dans mon sujet d'en dire ici quelques mots. C'est qu'en effet la physiologie et la psychologie ont entre elles de nombreux points de contact, possèdent une connexité intime.

Quiconque a étudié comment s'exerce l'intelligence de l'enfant a dû s'apercevoir qu'elle ne s'attache qu'aux images, aux choses qui frappent ses sens. Ses premières idées, comme je l'ai dit, sont toutes sensibles. Plus tard, mais plus tard seulement, à mesure que la raison se développe, que les connaissances acquises deviennent plus nombreuses et plus variées, il commence à isoler certains caractères d'êtres réels pour ne considérer que le côté le plus général des choses. Dès-lors, il possède la notion d'idées abstraites dont le nombre croît avec l'étude. C'est ainsi que procède la nature ; c'est ainsi que se fait l'acquisition des connaissances qui séjournent dans notre esprit. Examinez l'homme adulte dont l'intelligence est restée inculte : il ne comprend rien aux idées générales, abstraites ; il ne saisit que les notions qui lui viennent par la porte des sens. L'humanité, qu'on doit considérer, suivant la belle expression de

Pascal, comme un homme qui subsiste toujours et qui apprend continuellement, n'a pas procédé autrement dans la série des siècles. Son observation première s'est portée sur la nature physique. L'observation psychologique n'est venue que long-temps après. Les premiers philosophes de l'antiquité, Thalès, Anaximène, etc., n'étaient, en effet, que des physiciens. Ils n'avaient que la conception des corps, d'éléments matériels. Pour eux, le principe intelligent et le principe sensible étaient de même nature. Ce n'est que peu à peu, que la doctrine appelée à relever la pensée et à la faire planer sur la matière comme Dieu sur le monde, a fait son apparition dans l'histoire. Ainsi, pour l'homme isolé, comme pour l'homme vu en groupes dans la succession des âges, l'acquisition des idées se fait de la même manière. Il porte d'abord son attention sur les objets extérieurs qui frappent ses yeux avant de s'enquérir des phénomènes de son propre être. De même, pour l'éducation, il faut, comme l'a dit Aristote, commencer par parler aux sens avant de s'adresser à la raison.

Toute éducation, si elle est bien entendue, doit être basée sur les procédés suivis par la nature pour apprendre à connaître les idées dont l'ensemble constitue l'entendement humain. Toujours dans ses évolutions successives, l'esprit prend la même voie, se dirige d'après les mêmes méthodes. L'enfant, comme l'adulte ignorant, ne s'occupe que des êtres tangibles, que des choses que son regard peut embrasser, qui impressionnent ses sens. Aussi, est-il essentiel pour exciter de l'écho au sein de son intelligence, de lui parler de matière, de figures, de couleurs.

Il ne deviendra réellement attentif et sérieux qu'en présentant à son observation des objets matériels qui l'intéressent et non des choses abstraites et imaginatives qui le dégoûtent, parce qu'il ne peut en saisir la portée. Il importe donc de placer sous ses yeux, de lui faire toucher les objets qui représentent les idées qu'il doit acquérir. Par là seulement, on arrivera à fixer son esprit mobile et inquiet, à satisfaire sa curiosité, à développer son activité. De la sorte, on l'instruira en l'amusant. Il y a long-temps qu'on l'a dit et avec raison : On ne retient bien que les leçons données par le plaisir.

Comme dans l'ordre naturel des choses, c'est la faculté de sentir qui apparaît la première, c'est elle qui doit être d'abord exercée; et toute étude qui s'adressera surtout aux sens méritera d'avoir la priorité dans l'enseignement. Aussi, importe-t-il d'apprendre à la jeunesse les sciences naturelles et en particulier la zoologie, la botanique. La géométrie présentée avec intelligence serait goûtée par l'enfant, car cette science s'appuie sur des données toutes matérielles, qui frappent les sens, comme les lignes, les angles, les surfaces.

Dans l'étude de ces sciences, comme dans l'acquisition des diverses connaissances humaines, l'intelligence s'exerce toujours de la même manière. Il est nécessaire de connaître ces procédés de la nature, parce que seuls ils représentent la réalité, conduisent au but véritable que l'homme doit atteindre.

On sait que la faiblesse de notre esprit ne nous permet pas de saisir à la fois tout ce qui s'offre à notre observation. Pour arriver à connaître, l'intelligence procède successivement et lentement. S'agit-il d'un tableau? d'abord, nous commençons par considérer l'ensemble, parce que les grandes masses sont celles qu'on embrasse le plus facilement, qu'elles sont peu nombreuses, qu'elles possèdent des dimensions considérables, et, par conséquent, qu'elles présentent moins de difficulté pour les comprendre. L'esprit exercé, développé déjà par ce premier examen, devient plus apte à embrasser les détails, les particularités propres à telle et telle notion générale déjà acquise. Il saisit les rapports qui lient entre eux les petits groupes, comme il saisissait d'abord le rapport des masses. D'où, dans l'étude des sciences naturelles, il importe de donner une idée de l'ensemble, des caractères les plus saillants, puis reprendre ce travail en sous-œuvre et entrer dans les détails. C'est ainsi que lorsqu'on jette un regard sur un paysage de la nature, on ne prend d'abord que l'idée de la masse, puis des groupes, puis des détails de groupes. Or, l'esprit arrive toujours, dans la succession des connaissances qu'il acquiert, à apprendre suivant les mêmes procédés. C'est donc d'après cette méthode qu'on doit présenter à l'intelligence de l'enfant les diverses parties de l'enseignement. En entrant tout d'abord, et à propos de chaque groupe, dans les détails, on arrive à n'inculquer que des idées confuses, par conséquent fugaces. Le dégoût et l'ennui produisent l'inattention, et l'homme arrive ainsi à ne rien savoir, à ne rien retenir.

L'étude deviendra au contraire attrayante et véritablement profitable en suivant le mode d'évolution naturelle des idées. Si, en même temps, on fait pénétrer dans l'intelligence des enfants des vérités solides, puisées dans l'observation du monde qui l'entoure, on parviendra à lui former un jugement sévère et judicieux, à lui faire aimer la nature vers laquelle il promène à chaque instant le regard, à en étudier les divines lois, à en admirer le mécanisme ingénieux. Rappelons-nous que la contemplation de ces merveilles agrandit l'âme, élargit le cœur, porte à des sentiments élevés. De la sorte, l'élève apprendra de bonne heure à éloigner de son esprit les préjugés, les superstitions qui remplissent le cerveau des ignorants, qui font la pâture des hommes uniquement nourris de l'étude des belles-lettres.

Croit-on, en façonnant l'esprit aux idées sérieuses, scientifiques, éteindre par là l'imagination et la poésie? Non; on ne fait que chasser l'erreur. Y a-t-il, en effet, quelque chose de plus sublime que les grandes scènes de l'univers telles qu'elles se présentent dans la réalité? Ne sait-on pas que les plus grands écrivains sont ceux dont les descriptions se rapprochent le plus de la nature? Y a-t-il dans les siècles qui ont précédé le nôtre des hommes qui possèdent à un plus haut degré que de nos jours le véritable sentiment poétique? Je ne le crois pas. Au reste, toutes nos idées ont leur représentation dans les choses réelles, existantes. Notre imagination ne peut donc s'exercer que sur elles. Or, peut-on trouver rien de plus parfait, de plus élevé que les œuvres sorties des mains de la création? Est-ce que la copie peut jamais arriver à égaler le modèle?

On gorge la jeunesse des temps modernes de l'étude de l'antiquité. Mais malheureusement on n'extrait de cette belle littérature que des mots, que le squelette de la pensée de l'époque, sans y puiser les véritables enseignements qu'elle présente. Dans la Grèce, l'éducation du citoyen était complète. Elle développait toutes les parties de l'être. Elle saisissait l'homme à sa naissance, et ne le quittait qu'à l'âge où la loi le jugeait apte au maniement des affaires publiques. Pour ne parler que de l'éducation élémentaire, combien alors elle était étendue! Aristophane nous apprend qu'elle se divisait en trois degrés, et que les leçons étaient données : 1° par le *grammatiste*, qui enseignait la lecture et l'écriture; 2° par le *cithariste* ou maître de musique; et 3° par le *pédotribe* ou maître d'exercices gymnastiques. Quant à l'enseignement de la philosophie elle-même, on sait que les plus illustres maîtres transportèrent leur école et leurs disciples dans des jardins, au milieu d'une belle et riche nature dont la présence contribuait à élever l'âme, à ennoblir la pensée. Les Athéniens avaient trois gymnases destinés à l'instruction de la jeunesse : le Lycée, le Cynosarge, l'Académie. Dans tous ces établissements il existait un bois sacré et de vastes édifices entourés de jardins. C'était ordinairement dans les allées de l'Académie que Platon donnait ses immortelles leçons.

Ainsi l'éducation grecque qui a formé tant d'hommes illustres s'attachait surtout à exciter le sentiment de la nature, à développer toutes les parties qui constituent notre être. Sachons l'imiter dans ce qu'elle offre de juste, d'utile, de praticable. Chaque jour, on donne à décrire aux élèves de nos lycées les grandes scènes du monde physique et du monde moral. Les tableaux qu'ils retracent peuvent-ils avoir de la valeur, peuvent-ils représenter la vérité des choses, alors qu'on ne leur a rien enseigné à cet égard ? Ils ignorent et le monde tangible et le monde de l'âme. Voyez en effet : on commence par nourrir l'intelligence des enfants des rêves de l'imagination antique, de la mythologie, puis on leur met sous les yeux les chefs-d'œuvre de l'éloquence, de la stratégie, de la politique des anciens, auxquels ils ne peuvent nécessairement rien comprendre. Au reste, on n'exige pas qu'ils saisissent la portée et le sens des connaissances qu'on leur présente. Il suffit trop souvent au maître qu'ils sachent répéter les mots qui constituent le texte. Pour leur donner une idée de cette grande nature au milieu de laquelle ils vivent, on leur apprend que la Sagesse se personnifie dans Minerve, que Cérès préside aux moissons, que Neptune gouverne les eaux, que Vulcain prépare le fer, père de l'industrie. Mais rien de ce qui les entoure, c'est-à-dire de ce qui les intéresse, ne leur est enseigné. Leur intelligence se remplit ainsi d'idées fausses ou de notions dont l'aridité affaiblit l'activité de l'esprit.

Qu'on s'étonne maintenant que le dégoût saisisse l'enfant au seuil de ses études, que l'ennui s'empare de lui ! Au lieu de mettre sous ses yeux avides de voir les objets qui représentent des idées, on se complaît à lui parler par signes, à communiquer avec lui dans une langue subtile, abstraite qui frappe ses oreilles sans séjourner dans son esprit. Tandis que son intelligence demande des vérités palpables, on la nourrit au contraire d'entités chimériques. De la sorte, on inculque seulement des mots et non des idées. Or, en faisant uniquement appel à la mémoire, on laisse incultes la réflexion et les autres facultés qui dépendent de la raison. En Grèce, jamais on ne s'avisa de commencer les études par la métaphysique du langage et d'en faire l'occupation presque exclusive de l'enfance. Ce n'est que lorsque l'esprit se trouvait déjà exercé à la réflexion qu'on entrait dans les questions abstraites. Sachons imiter cette bonne et utile méthode. Et alors, au lieu d'offrir à l'enfant un spectacle de douleur, on lui présentera l'attrait du plaisir, on hâtera ses progrès. Souvenons-nous que l'étude n'est réellement profitable qu'autant qu'elle devient agréable. L'aversion qu'on éprouve engendre la ruse, le mensonge, l'hypocrisie, parce qu'on cherche toujours à se délivrer de la tyrannie qui subjugue. L'enfant finit à la longue par devenir insensible, indifférent à toute admonition. Il cède momentanément, avec une dissimulation calculée à la force coërcitive qui le comprime pour quelques instants, pour reprendre bientôt ses habitudes premières.

Aussi, après dix ans passés dans nos établissements d'instruction publique, les jeunes hommes en sortent sceptiques, frondeurs, profondément ignorants non-seulement des choses qui intéressent la société au milieu de laquelle ils sont appelés à vivre, car l'éducation des lycées s'oppose à des notions si utiles, mais encore méconnaissent les choses qui font l'objet de leurs propres études. Peut-il en être autrement, à moins que les conséquences ne se déduisent plus des principes, à moins que la nature des fruits ne se trouve plus en rapport avec la semence. Ne nous étonnons donc pas qu'une société composée de semblables éléments devienne la proie des charlatans et des grands diseurs de riens, *verè nugatores ;* car elle manque de notions premières exactes. Elle a vécu avec des mots et ne se plaît qu'à jouer avec eux.

L'éducation morale, on le sait, se puise surtout au foyer de la famille. Les bons exemples, la conduite honnête font naître dans le cœur des sentiments nobles et élevés. Eh bien! nos usages sont devenus tels, qu'aussitôt que l'enfant balbutie quelques mots, on le cloître dans des établissements d'instruction publique, où il perd bientôt l'idée de ses parents et les notions de moralité qu'il en avait reçues.

Par ces pratiques vicieuses, on arrive si bien à garotter le corps, à affaiblir l'esprit, que l'homme parvient trop souvent ainsi à étioler sa triple nature physique, intellectuelle et morale. En surchargeant de trop bonne heure l'intelligence de la jeunesse d'études arides, bientôt le dégoût arrive, on finit par ne considérer dans la littérature que les mots au lieu d'idées, à ne voir que la forme et non le fond de la pensée: satiété précoce, anticipée qui flétrit l'âme, arrête l'essor de l'esprit, et conduit à la paresse, à l'oisiveté. Or, l'oisiveté, comme l'a dit Malebranche, donne entrée à tous les vices.

Vienne donc le jour où tombera le voile qui couvre la vérité; où l'observation sévère et précise viendra prendre la place des fictions et des chimères; où, au lieu d'entités fausses et imaginaires, on nourrira l'esprit de notions exactes ; où l'on s'attachera à l'étude de la nature, c'est-à-dire au monde réel tel qu'il est sorti des mains de Dieu ; où le travail intellectuel, de tyrannique et de despotique qu'il est, deviendra agréable et attrayant ; où l'étude pratique accompagnera toujours l'étude théorique ; où toutes les parties qui constituent l'être humain recevront un légitime et harmonique développement, alors, mais alors seulement, on aura formé des sociétés fortes, intelligentes et morales. Qu'on le sache bien, la contagion des saines doctrines, des bons exemples se propage avec non moins de facilité que celle de l'erreur et du vice, et que les tendances de la société se modèlent toujours sur le genre d'éducation de ses membres. Le marquis de Mirabeau, le père du grand orateur, dit dans son ouvrage de l'*Ami des Hommes :* « Nos passions n'ont rien en soi qui ait un caractère décidé ; elles ne sont que mobile nécessaire. Dirigez-les vers le vrai, ce sont des vertus, vers le faux, ce sont des vices. » Mais il importe que cette bonne éducation commence de bonne heure, dès l'enfance ; car il en est de l'homme, pour me servir de la comparaison de Locke, comme de certaines rivières ; prises à leur source, il devient facile de maîtriser leur cours, de rendre leurs eaux fertilisantes, tandis qu'abandonnées à elles-mêmes dès leur origine, elles restent ensuite, quoiqu'on fasse, des torrents dévastateurs.

APPENDICE.

DE L'ASSISTANCE PUBLIQUE

ET DE

L'ORGANISATION DE LA MÉDECINE.

L'IMPERFECTION de notre nature est la source de maux que la science n'arrivera jamais à tarir complètement. Sans doute, tous les hommes puisent au même foyer de vitalité, ont une même origine, une même fin, des aspirations communes; mais, à travers ce voile d'égalité, apparaissent des différences infinies, causes de l'abaissement des uns et de l'élévation des autres. De cette diversité de conditions, du défaut d'équilibre si fréquent à se produire entre les éléments de notre organisme, est née la douleur, dont la voix plaintive n'a cessé de se faire entendre dès le berceau de l'humanité. Tous nos efforts doivent tendre à atténuer les coups de cette implacable ennemie. Et dans un monde fraternel comme le nôtre, où le sentiment de la solidarité pénètre les cœurs, anime les esprits, il importe de s'attaquer aux moyens véritablement efficaces de guérir les plaies les plus saignantes de notre corps social. Voici les bases sur lesquelles doit s'appuyer, dans l'état actuel des choses, toute véritable organisation de l'assistance publique.

Le premier droit de l'homme est de vivre. Mais son premier devoir est de travailler, de se rendre utile. Aussi, à la rigueur, la société ne doit-elle pas être tenue à l'assistance des misères préparées, déterminées par le vice et la paresse.

Lorsque le dénuement arrive fatalement, irrésistiblement par suite d'accidents qui condamnent à une inaction forcée, il est de toute justice de secourir ces infortunes, non par la voie humiliante et toujours précaire de l'aumône, mais par des institutions de prévoyance qui sauvegardent l'indépendance et la dignité humaine : caisses de retraite, d'épargne, d'associations de secours mutuels, établies dans chaque canton. Il faut que l'homme cherche toujours à se suffire à lui-même, s'habitue à ne compter que sur son labeur, ses économies pour parer à ses propres besoins et à ceux de ses proches. L'aumône qui, avant notre première révolution, était le seul secours connu, entretenait des légions d'indigents, gens inactifs et pernicieux. Le savant Monteil raconte qu'en 1777, on comptait en France *un million deux cent mille mendiants*, c'est-à-dire le vingtième de la population. C'est que les personnes encore fortes, habituées à recevoir chaque jour le pain qu'elles n'ont pas gagné, deviennent paresseuses, imprévoyantes. Elles arrivent à préférer le strict nécessaire qui ne coûte aucune peine au confort qui serait le prix d'un travail libre mais opiniâtre. Les work-houses d'Angleterre en sont un triste et permanent exemple. Malgré la maigre pitance accordée aux indigents qu'elles recèlent, malgré les occupations dérisoires, repoussantes auxquelles on s'y livre, malgré les maladies qui naissent dans ces lieux insalubres, la foule y est toujours considérable. Dans le pays de Galles et de l'Angleterre proprement dite, 300,000 mendiants vivent dans ces maisons de refuge.

La mendicité est donc une des plaies les plus hideuses du corps social : elle perpétue le paupérisme, couvre l'indigent qui tend la main d'un manteau de honte et d'ignominie, brise le ressort le plus puissant de la richesse publique : le travail. Au lieu d'écrire à l'entrée des bourgs et des petites villes : *Ici la mendicité est interdite,* qu'on efface l'inscription pour la remplacer par celle-ci : *Ici on donne de l'ouvrage à ceux qui en manquent; on place les enfants indigents et abandonnés dans des écoles pratiques, où ils prendront des habitudes de travail utile et de moralité.*

Ainsi, aux forts, aux valides l'assistance du travail profitable à la société. C'est là, à proprement parler, ce qu'on peut appeler le secours préventif.

Mais aux faibles, trop débiles pour servir la société, trop épuisés par l'âge, les infirmités, la maladie, pour employer fructueusement les forces qui leur restent, il importe de leur fournir des secours directs et suffisants.

C'est là la véritable assistance publique. Ces secours devront être donnés à domicile si l'indigent a une famille; et s'il en manque, on devra le pourvoir en même temps d'une retraite salubre et assurée.

La moralité de l'homme est le but vers lequel doivent tendre tous les efforts du législateur. Toute mesure qui s'en écartera manquera son effet. Aussi, pour que l'assistance conserve toute sa dignité, toute la hauteur de sa mission, est-il essentiel qu'elle s'exerce, autant que possible, au sein de la famille. C'est, en effet, à cette source que naissent les vertus civiques, qu'on puise les élans du cœur, l'attachement au devoir. L'âme s'épure et se rafraîchit toujours par la mutualité, la réciprocité des secours, par le contact prolongé du père avec les siens, de la mère avec ses enfants, des enfants entre eux. Respecter et agrandir ce lien puissant de la morale, c'est là le devoir impérieux de la loi. Mais on devra bien se garder d'étendre trop loin le ressort de la sympathie humaine; car en cherchant à accroître outre mesure l'amour du prochain, on arrive à diminuer sa puissance, le cœur de l'homme n'étant point assez large pour embrasser dans ses étreintes l'humanité comme il embrasse la famille.

Lorsque la misère et la maladie sont venues frapper l'homme vivant isolé, privé de famille, manquant de gîte ou de soins suffisants, alors l'assistance doit s'exercer dans un établissement hospitalier, dans un asile constamment ouvert aux souffrances de ce monde. Aussi, la fondation d'un hôpital cantonal est-elle une création urgente, indispensable. Combien, en effet, sont en nombre considérable les malheureux auxquels le travail est impossible et auxquels manque une demeure assurée! Dans la plupart de nos départements, le pauvre se trouve obligé de demander à la charité publique le pain nécessaire à sa subsistance. Couvert de haillons, exposé aux intempéries de l'air, quoique faible et souffrant, on le voit se traîner chaque jour de maison en maison. Lorsque le soir arrive, il ne trouve pour reposer son corps fatigué que quelques couches de paille tendues par quelques hommes secourables. Quand les maladies surviennent, chose si fréquente! où trouver les soins assurés, efficaces que demande sa position? Pas de lit pour se reposer; pas de linge pour se couvrir, pour panser ses blessures; pas de mains qui viennent préparer les breuvages nécessaires, indispensables à sa situation. Si l'autorité locale se résout à faire transporter le malade (trop souvent le moribond) dans une ville pourvue d'hôpital, mille difficultés se dressent pour l'entrée de cet asile. Des avances d'argent sont exigées; et, pendant ce temps, la mort vient frapper le malade. Que d'indispositions deviennent des maladies, que de maladies deviennent des cas mortels en attendant un abri salutaire, en frappant à la porte d'un hôpital. On arrivera à améliorer la position déplorable du pauvre de la campagne en obligeant chaque canton populeux à créer un hôpital à son chef-lieu. Là, seraient admis les malades manquant du nécessaire, les infirmes sans famille, les enfants abandonnés de leur mère. Les cantons peu peuplés se réuniraient au canton voisin pour l'établissement et l'entretien de ces hôtels de la souffrance.

Par suite de l'isolement où vit forcément l'homme de la campagne, à cause du travail des champs auquel est condamné le villageois, le malheureux affligé se trouve abandonné à lui-même, délaissé dans le cours de la journée. Le soir, lorsque le labeur a cessé, les secours que le malade reçoit sont encore insuffisants, en raison de l'absence des choses essentielles à sa situation et de la fatigue qui poursuit le travailleur. Aussi, la création d'hôpitaux au sein des campagnes est-elle une œuvre des plus utiles. On sait qu'il y a en France 36,819 communes. Sur ce nombre, 1,162 seulement sont pourvues d'hospices et d'hôpitaux. Or, les malades de nos cités sont à peu près les seuls qui peuplent ces asiles de la souffrance. On évalue à 80 millions environ la dépense des bureaux de bienfaisance, hospices et hôpitaux. Si les 27 millions d'habitants des campagnes contribuent largement à composer cette somme, malheureusement ils participent peu à sa distribution. Il est du devoir de la société de répartir d'une manière plus équitable qu'elle ne le fait de nos jours, les sources de l'assistance publique ; de doter les campagnes comme les villes d'établissements de secours où l'infirme et le malade pourront recevoir un allégement à leurs maux.

La profession médicale est tellement attachée aux vicissitudes de la vie humaine, que pour arrêter et faire descendre le flot des misères qui envahissent notre être, il est indispensable d'organiser la médecine sur une plus large échelle.

On a parlé et on parle encore de la création de médecins cantonaux, de la nomination de quelques privilégiés de l'autorité départementale pour veiller sur la santé des malades indigents. Eh bien ! comme on l'entend généralement, cette institution est radicalement insuffisante et conduit à des conséquences funestes.

En effet, quel peut être le rôle du médecin cantonal ? C'est de donner des consultations et de faire des visites aux indigents des campagnes. Or, pour qui connaît l'étendue des cantons ruraux et la multiplicité des misères qui s'y trouvent, on peut affirmer qu'un seul homme ne pourrait suffire à la tâche. Harcelé à chaque instant par les demandes des indigents malades et éloignés les uns des autres, il lui faudrait, pour résister à la peine, un corps infatigable et des chevaux à toute épreuve ; car à lui seul incomberait le soin de jeter du baume sur les douleurs de la misère. De nos jours, comme dans tous les temps, partout où la science médicale possède des représentants, les praticiens donnent gratuitement leurs soins aux malades indigents. Il est évident que du moment où il y aura un membre officiellement chargé de cette mission, payé par le trésor, les autres médecins cesseront d'exercer leur ministère de charité. Et alors, dans toutes les localités où se trouvera cette institution, le pauvre recevra des secours encore moins efficaces que dans l'état actuel des choses.

D'autre part, les prescriptions de la médecine ne pourront être exécutées ni recevoir de résultats convenables chez l'homme qui se trouve privé du strict nécessaire, qui manque de soins suffisants, et dont la demeure insalubre, délabrée est capable d'accroître la maladie existante ou d'en faire naître de nouvelles.

Ce qu'il faut, c'est de placer le malheureux dans un milieu où il pourra trouver une assistance réelle, où les conseils de la science pourront être régulièrement suivis, et d'intéresser à cette grande œuvre de secours non pas un ou deux médecins par canton, mais tous ceux qui ont donné des preuves de capacité et de moralité. On sait qu'en divisant le travail on excite toujours l'émulation, on rend les soins plus assidus, plus efficaces. Lorsque la loi aura exigé de tous les médecins de sérieuses garanties de savoir, on devra alors appeler tous les praticiens des campagnes à donner des secours à domicile. Actuellement, il ne conviendrait d'appeler, autant que possible, que les docteurs seulement. Il importerait de ne point investir de ce ministère presque tout de charité ceux qui se sont livrés à des actes que la saine morale réprouve, car la prostitution de la conscience accompagne l'homme dans tous les actes de sa vie.

Dans tous les centres populeux, chefs-lieux d'arrondissement, de département, où l'assistance est plus facile à exercer, où les praticiens sont plus nombreux, il importe que ces places se donnent au concours. Malgré ses imperfections, ce mode de nomination est encore préférable à tous ceux qu'on peut employer. Il a le grand avantage d'éliminer tous ces hommes dont l'intrigue et la faveur sont tout le mérite, dont le parchemin officiel n'abrite qu'une science douteuse, un jugement faux, une expérience sans valeur. Tout le monde a des yeux, a dit Descartes, mais il y a voir et voir. Et c'est en médecine surtout qu'il est juste de proclamer avec Morgagni : *Perpendendæ et non numerandæ sunt observationes.*

La science, la pratique, la morale trouveraient dans ce mode de rémunération leur véritable profit. En effet, la soif de connaître, le besoin de dissiper les ténèbres qui environnent l'esprit tourmente les seuls hommes véritablement instruits et les pousse fatalement au progrès, à l'amélioration de l'humanité ; tandis que les praticiens d'un demi-savoir suivent aveuglément la parole du maître dont ils ne savent qu'exagérer les défauts, marchent appuyés sur la routine qui leur sert d'unique guide jusqu'au terme de leur carrière. Rappelons-nous que l'amour de la science et celui du prochain sont les deux mobiles qui, dans les circonstances dont je parle, incitent l'homme à accomplir avec exactitude les fonctions qui lui sont confiées. Or, le premier de ces mobiles est souvent aussi puissant que le second. L'observation journalière montre que dans les villes où le concours n'existe pas, où les places de médecin et de chirurgien d'hôpital sont uniquement accordées à la faveur, où l'impétrant ne se sent poussé ni par l'aiguillon de la science, ni par le sentiment de fraternité, les fonctions qui lui sont attribuées sont d'ordinaire mal remplies. Les malades et la médecine elle-même en éprouvent un véritable préjudice. Après quelque temps d'exercice dans l'asile hospitalier, trop souvent, en effet, ces praticiens deviennent négligents, presque indifférents au service confié à leurs soins. De la sorte, les conseils donnés au chevet de la souffrance sont nécessairement incomplets, insuffisants. D'autre part, la science se trouve privée d'une abondante moisson de faits pathologiques et thérapeutiques qui, réunis, pourraient tourner au profit de l'humanité.

Les médecins attachés au secours à domicile nommés au concours remplaceraient les médecins des asiles hospitaliers lorsque des places viendraient à vaquer. L'assistance à domicile deviendrait ainsi un premier degré, une sorte de stage pour l'assistance à l'hôpital.

Si le riche a la liberté de choisir son médecin suivant ses *goûts*, de le prendre parmi les magnétiseurs, les homœopathes, parmi les intrigants qui dressent partout leurs tréteaux, parmi les charlatans qui salissent les journaux et les murailles de leurs annonces menteuses, le pauvre, auquel il n'est pas loisible de prendre là où il veut les ministres de sa santé, ne doit recevoir des mains de la société que des hommes éprouvés par leur capacité et leur moralité.

De même que les principales cités de la Grèce antique salariaient elles-mêmes les médecins auxquels elles confiaient le soin d'assister les malheureux, de même les secours de la science doivent être à la charge des communes où se trouvent les malades indigents.

L'exercice de notre profession ne pouvant se passer de matières médicamenteuses, il importe que dans tous les lieux on puisse se procurer ces substances pures et à bon marché. Pour cela, il serait nécessaire d'établir une pharmacie cantonale dont le siége serait à l'hôpital de la localité.

Sachons-le bien, ce ne sont par les avis surtout qui

manquent au pauvre courbé par la douleur, mais plutôt les médicaments, les aliments, un gîte salubre, des soins convenables. Il faudrait que sur un bon du médecin attaché à l'assistance, le boucher et le boulanger délivrassent les aliments nécessaires, et le préposé à la pharmacie les médicaments prescrits.

Une fois que les populations pourront trouver près d'elles les moyens de conserver leur existence par des secours efficaces, qu'on aura établi un asile convenable pour l'homme épuisé par la douleur et manquant de famille et de foyer, qu'on possédera partout des praticiens instruits pour l'assister dans ses défaillances physiques, alors la société aura rempli sa mission vis-à-vis de l'indigent invalide. Dans ces conditions, l'ouvrier des champs n'ayant plus à porter sans cesse ses regards vers les villes, trouvant sur son propre sol asile, soulagement à ses maux, logement salubre cessera d'émigrer dans les centres populeux, « car les hommes, a dit Jean-Jacques Rousseau, ne sont pas faits pour s'entasser dans les villes. »

Lorsqu'on aura organisé la médecine nationale sur des bases larges et équitables, lorsqu'on aura établi un grand réseau d'institutions sanitaires se liant les unes aux autres, que de réformes deviendront faciles à opérer au sein des populations !

Pour mettre de l'ensemble et de l'unité dans cette grande œuvre sanitaire, il importerait d'instituer un comité supérieur d'hygiène (une section de l'Académie Nationale de Médecine, par exemple, nommée à cet effet) dont le siége serait à Paris. Les comités d'hygiène des arrondissements seraient en correspondance directe avec lui. Alors, on parviendra à tracer la marche, la propagation, les causes et le traitement des maladies épidémiques; on possédera les armes nécessaires pour les combattre; alors, on arrivera à connaître les maladies propres à chaque localité; on pourra dresser des tables exactes de mortalité basées sur des notions précises touchant la fréquence des maladies, leur durée, leur gravité aux différents âges. Les institutions de prévoyance, si utiles à établir, fondées jusqu'ici sur des résultats mortuaires nécessairement incomplets, n'ont pu porter les fruits que la société était en droit d'en attendre. Mais, une fois en possession de données précises, suffisantes, il sera facile de doter le pays de ces établissements utiles.

On sait que l'article 55 du Code civil prescrit la présentation à l'officier de l'état civil des enfants nouveau-nés pour les déclarations de naissance. D'après les termes de la loi, ce transport à la mairie doit avoir lieu dans les trois jours de l'accouchement. Les recherches publiées dès 1829 par MM. Villermé et Milne-Edwars, celles de M. Quételet, de M. Lombard et d'autres savants montrent que le froid exerce une influence des plus pernicieuses sur la santé et la vie des jeunes enfants. Renfermé dans le sein maternel, le fœtus possède une température de 37° 5 centigrades; il tombe à 14° centigrades, moyenne de nos climats, lorsqu'il arrive à la lumière. Or, l'observation directe fait voir que l'enfant abandonné à cette température succombe rapidement, et que le maximum des décès qui frappent les nouveau-nés coïncide avec l'époque hibernale, et principalement avec les temps froids et pluvieux. C'est en effet sous l'influence d'une basse température qu'apparaissent des ophthalmies graves, causes rapides de cécité; que naissent l'endurcissement du tissu cellulaire, des phlegmasies pulmonaires et gastro-intestinales si promptement mortelles surtout chez les enfants nés avant terme ou venant au monde chétifs, débiles, mal conformés, atteints d'affections congéniales. D'autre part, l'accouchement est pour l'enfant, comme pour la mère, un travail douloureux. Dans cette transition pénible d'une vie à une autre, le jeune être qui a éprouvé quelques lésions physiques tombe rapidement dans une situation alarmante lorsqu'il se trouve prématurément exposé aux intempéries de l'atmosphère du dehors. Frappé de ces dangers redoutables, et dans le but d'éviter en même temps les erreurs, les fraudes qui se commettent trop souvent sur l'état civil des individus, M. le docteur Loir a proposé de faire constater les naissances à domicile par des médecins. Par là, on éviterait ces déplacements funestes, toujours préjudiciables aux enfants qui viennent de naître, on serait constamment assuré de leur sexe, en même temps qu'on pourrait compter sur l'exécution de la loi qui prescrit la déclaration de naissance à l'officier de l'état civil dans le délai de trois jours. On sait, comme l'a montré M. Rigal, de Gaillac, que l'article 55 du Code civil n'est mis à effet que dans un très-petit nombre de nos départements. Dans presque toutes les campagnes, un des parents de l'enfant fait la déclaration de naissance sans le transport du nouvel être à la mairie. Le projet de M. Loir mis à exécution ferait cesser tous ces inconvénients. En ce qui touche aux enfants trouvés, M. Valentin-Smith a parfaitement montré la nécessité de ces constations des naissances à domicile, dans le but de resserrer les liens de la maternité, de prévenir l'abandon de ces jeunes êtres. Au reste, deux villes, Douai et Versailles, ont depuis quelques années fait prévaloir cette mesure; et les avantages qu'elles en ont retirés sont tels, que le devoir strict de l'administration est de faire adopter universellement ce mode de constatation de la naissance et du sexe de l'enfant. Or, sans créer de fonctionnaires nouveaux, on parviendrait à ce but si désirable. Les médecins attachés à l'assistance à domicile rempliraient, en effet, parfaitement cet office.

La vérification des décès est encore une mesure digne d'adoption, en temps d'épidémie surtout, à cause du nombre et de l'intensité des attaques morbides, de la fréquence et de la gravité des symptômes adynamiques qui font prendre trop souvent aux populations déjà terrifiées des morts apparentes pour des morts réelles. Les recherches récentes de M. Bouchut nous ont fourni un signe certain pour reconnaître les morts véritables à un moment donné quelconque. La science est donc à même de résoudre les graves problèmes qui se rattachent à cette question. Il est du devoir de la société de faire profiter les populations de ces lumières. N'y a-t-il pas de la cruauté à faire descendre dans la tombe un homme dont la mort n'est pas entourée des caractères d'une certitude absolue? Eh bien! les médecins préposés à l'assistance à domicile rempliraient facilement cet important devoir.

Aux mêmes praticiens, on devrait accorder les vaccinations et l'inspection des enfants trouvés de leur circonscription. La tâche leur sera encore légère, à cause du cercle restreint où ils auront à remplir cette mission. En les obligeant à un rapport trimestriel ou semestriel, l'administration sera assurée de posséder des documents précis, d'avoir les éléments essentiels d'une surveillance active, réelle, efficace. Et la science trouvera également son profit dans cette collection d'observations faites avec soin et sur les lieux mêmes.

De même qu'on a établi des tribunaux pour garantir le patrimoine de chacun, de même il conviendrait d'instituer une magistrature médicale destinée à veiller sur la santé générale, dont la conservation est non moins essentielle à la société que celle des biens tirés directement de la terre. Les conseils d'hygiène créés dans les arrondissements, avec un développement plus marqué de l'élément médical, pourraient remplir cette haute fonction. De la sorte, leur but ne consisterait pas seulement à éclairer l'administration sur les problèmes qui intéressent la salubrité publique, mais encore à veiller sur la moralité de l'art. Toutefois, on comprend que cette dernière attribution ne deviendrait efficace qu'autant que la loi leur conférerait des pouvoirs disciplinaires. Il faudrait qu'ils fussent investis du droit de surveillance et d'initiative pour la répression des abus déshonorant l'exercice de notre profession.

La loi du 19 ventôse an XI qui régit l'exercice actuel de la médecine, est radicalement impuissante à protéger la santé publique. Elle frappe seulement les praticiens non diplômés, alors mêmes qu'ils ne tirent aucun gain de leurs conseils, tandis qu'elle laisse impunies les fraudes médicales très-lucratives qui s'abritent sous un titre officiel.

Presque toutes les professions élevées dans la hiérarchie sociale possèdent des conseils, des chambres de discipline pour veiller sur la moralité des membres qui entrent dans leur sphère d'action. La médecine seule se trouve dépourvue de cette institution utile, indispensable à sa propre dignité, au rétablissement et au maintien de la santé des hommes. Il est évident qu'ici les actes déloyaux, préjudiciables à la société, ne pourront être appréciés à leur juste valeur que par ces tribunaux spéciaux, directement intéressés à la moralité de l'art. Cette réforme est des plus urgentes. L'expérience journalière montre, en effet, que les procureurs près les tribunaux ordinaires sont insuffisants pour remplir cette mission de surveillance. L'immoralité scientifique passe devant eux audacieuse et triomphante, sûre de son impunité. Peut-il en être autrement? L'homme qui a passé sa vie dans l'interprétation des textes de lois, dans l'étude des belles-lettres, dans des discussions ordinairement abstraites, comprend difficilement que l'intelligence humaine soit arrivée à découvrir dans le monde physique, organisé, des lois non plus conventionnelles, mais positives, immuables comme la nature à laquelle elles s'appliquent. Voilà pourquoi le magistrat arrive souvent à être aussi confiant dans les arcanes de l'ignorant éhonté, dans la panacée homicide du charlatan, que dans les paroles du médecin honnête et instruit, dont la modestie égale le mérite.

Mais, pour que les conseils d'hygiène soient au niveau de cette haute mission, il importe que le personnel réponde à cette destination. Aussi, serait-il nécessaire qu'ils fussent, non le produit du favoritisme, mais de l'élection confraternelle. Par ce mode de nomination, on susciterait au sein du corps médical une admirable émulation de savoir et de probité ; car l'homme qui aspire à exercer parmi ses pairs une autorité élevée s'efforce toujours d'occuper par son travail et sa moralité une place distinguée dans l'opinion de ses confrères.

Malgré l'état d'isolement où se trouve chacun de ses membres, malgré le vices nombreux qui la rongent, la médecine en France a rendu et rend chaque jour à la société les services les plus grands, les plus signalés. C'est elle qui a élevé la voix en faveur des victimes que l'industrie sacrifie dans son rapide essor. C'est elle qui, inspirant la voix de Pinel, a fait tomber les lourdes chaînes appesanties sur le corps du malheureux aliéné, ce réprouvé des siècles passés. C'est aussi en invoquant les données de la science médicale, qu'on s'efforce maintenant d'effacer le vice par des travaux convenables, qu'on cherche à développer chez le fou et le crétin, à l'aide d'occupations appropriées, les restes d'une raison affaiblie, défaillante. Les théâtres, les haras, la légion-d'honneur, les tabacs, le papier timbré, etc., etc., sont pourvus d'une administration régulière, où toutes les parties se coordonnent entre elles. Eh bien ! la santé, c'est-à-dire le premier élément de bonheur et de travail, est sans organisation réelle. Il est temps que le pays apprécie à sa juste valeur la haute et difficile mission de veiller sur la vie des hommes. Dans nos grands centres populeux, on établit des Facultés où tout est enseigné sauf les moyens de se préserver de la maladie. Aussi, nos administrations, méconnaissant les premières lois de la physiologie et de l'hygiène, sont-elles d'ordinaire d'une extrême imprévoyance pour tout ce qui a trait aux questions sanitaires. Qu'on le sache bien, ce n'est que lorsque la société sera dûment conseillée, secourue, que la population deviendra forte et le pays prospère, qu'on verra diminuer le nombre de ces hommes faibles et chétifs qui encombrent nos conseils de révision. Que de misères et de vices paraissent à notre société actuelle simples et naturels qui seront regardés comme monstrueux par nos descendants dont la conduite et les habitudes se trouveront plus en harmonie avec les lois de la science médicale!

Lorsque les bienfaits de notre art seront mieux appréciés par les masses; lorsqu'on aura élagué du domaine de la thérapeutique toutes les banalités qui l'encombrent, pour se préoccuper davantage des saines notions de l'hygiène; lorsque le dépôt sacré de la science ne sera confié qu'à des mains dignes de le porter; lorsque notre profession, par une organisation nouvelle, nous mettra presque incessamment en contact avec les populations, alors le médecin revêtu d'un véritable sacerdoce, comme au berceau de notre science, deviendra le conseiller réel de la famille et de la société. C'est lui qui fera pénétrer au sein des masses populaires les saines pratiques sanitaires. C'est à son tribunal éclairé que seront portées et résolues tant de questions délicates et épineuses sur le choix des professions, sur le célibat et le mariage, etc.

Suivant le milieu où l'homme passe son existence, suivant le genre d'occupations auxquelles il se livre, il exalte ou déprime tel ou tel système de son organisme. Il lui est donc utile de connaître si la constitution, si les dispositions physiques dont il est doué sont en rapport avec les exigences de la profession à laquelle il aspire. Combien sont nombreux ceux qui, sans avoir connu leurs forces, sans avoir cherché *quid valeant humeri, quid ferre recusent*, se sont jetés dans des voies qui ont changé leur vie en martyre. Obligés d'abandonner une carrière où ils avaient acquis de l'habileté, ils ont vu se briser leur propre avenir et celui de leur famille.

Quant au mariage, le médecin seul peut déterminer l'époque à laquelle il devrait être permis. Il lui appartiendra de conseiller à la personne qui porte un tempérament exagéré dans un sens l'alliance à une autre douée d'une constitution opposée. Le mariage, en effet, en même temps qu'il fait naître entre les époux une haute solidarité morale, crée une liaison matérielle importante dont il faut savoir tenir compte, afin de préserver les enfants de ces stigmates héréditaires qui en font pour la vie des êtres souffreteux. De même qu'il est des maladies qui se transmettent des parents aux enfants, comme l'aliénation mentale, la syphilis, le cancer, le tubercule, etc., de même les constitutions suivent les filiations. C'est ainsi que deux familles profondément lymphatiques ou nerveuses ne devraient jamais s'unir entreelles, car il ne peut en résulter que des enfants voués à une longue douleur.

Pendant son court passage sur cette terre, l'homme se précipite à la recherche du bonheur. Or, notre science plus que toute autre, contribue à lui procurer cette béatitude qu'il convoite. Cependant, malgré son extrême utilité, malgré les notions étendues et précises qu'elle exige dans la pratique, il n'est pas une branche des connaissances humaines qui soit, comme je l'ai dit, plus délaissée du pouvoir, qui soit plus livrée à de honteuses spéculations.

Quelles sont les causes de cet abandon et de cette exploitation frauduleuse ? La santé, comme l'a dit Hippocrate, est le plus précieux de tous les biens. Tout le monde s'en préoccupe. Mais chacun croit avoir des connaissances innées dans l'art de guérir, juge avec une déplorable facilité et de la gravité des maladies quoiqu'il n'en soupçonne même pas la nature, et de l'importance et de l'opportunité d'un traitement quoiqu'il méconnaisse les premiers éléments de la thérapeutique. La crédulité et la présomption ayant toujours été les compagnes assurées de l'ignorance, l'intrigue, le charlatanisme ont ainsi rencontré incessamment dans le monde un vaste champ à exploiter. Livrés à un pouvoir incapable d'en apprécier la portée, les intérêts de la médecine ont été jusqu'ici abandonnés à l'arbitraire. C'est que les questions de science pure ne peuvent trouver leurs solutions dans le simple bon sens et dans les études littéraires. Elles exigent des recherches spéciales puisées en dehors de l'observation commune. Pour ne parler que de la médecine individuelle, que d'investigations dont le vulgaire n'a même pas l'idée, la pratique ne nécessite-t-elle pas ?

Pour arriver au diagnostic d'une maladie, pour discerner à quelle individualité morbide il a affaire, le médecin doit avoir approfondi les diverses parties de la pathologie, avoir présents à l'esprit les symptômes de toutes ces affections pour pouvoir se prononcer avec certitude sur l'une d'entre elles. Il faut qu'il précise les circonstances qui ont précédé le développement de la maladie, qu'il s'enquière des causes particulières, spécifiques, occasionnelles, prédisposantes qui ont pu donner lieu à son invasion; qu'il sache quel est le siége de l'affection, quel est l'organe ou les organes en souffrance, quels sont les liquides ou les tissus altérés, quels sont les troubles locaux et fonctionnels, quelle est la marche de ces états morbides, quel est leur mode de filiation; il faut qu'il débrouille, classe, pèse à leur valeur relative les éléments pathologiques qui se compliquent réciproquement, qui se greffent les uns sur les autres. Voilà par quelles voies, par quel travail mental passe un esprit sévère pour asseoir un diagnostic précis.

Le traitement d'une maladie exige des connaissances théoriques et pratiques non moins étendues, non moins exactes. Il repose sur deux classes d'agents : les uns hygiéniques, les autres purement pharmaceutiques. Or, on ne saurait faire un usage convenable des premiers, sans posséder des notions étendues sur les sciences naturelles, physiologiques, physiques et chimiques. D'autre part, pour établir une médication appropriée à tel cas déterminé, il importe, non-seulement d'avoir apprécié à leur juste valeur l'action exercée par les drogues sur l'économie vivante, d'avoir des connaissances suffisamment étendues sur la pharmacologie, la toxicologie, la matière médicale, mais encore, de savoir saisir avec habileté, à propos, les indications qui se présentent, de s'attaquer à tel élément qui joue le rôle principal plutôt qu'à tel autre qui n'est qu'accessoire. C'est là le vrai *tact médical :* talent rare et difficile que possèdent les seuls observateurs auxquels la nature a départi un esprit droit et judicieux.

C'est sur ces bases, non soupçonnées de la foule, que doit s'appuyer toute pathologie et toute thérapeutique. Dans le monde, on juge de l'identité d'une maladie avec telle autre par un ou deux symptômes, et on se croit par là à même de formuler un traitement. Ignorant les recherches nécessaires pour arriver à un diagnostic précis, pour juger non de l'identité d'une maladie avec telle autre (car pour le vrai praticien, jamais deux cas exactement les mêmes ne se présentent à son observation éclairée), mais de son analogie; ne sachant ni les avantages ni les inconvénients de tel et tel médicament, le vulgaire conseille avec une égale facilité un traitement banal ou un traitement homicide. Les apparences les plus grossières servent d'assises à ses jugements. Et de même que l'œil de l'enfant ne se fixe que sur l'éclat des couleurs, de même la foule ignorante, impuissante à discerner le vrai savoir du charlatanisme, se précipite vers les hommes et les choses qui frappent le plus ses sens, qui flattent davantage ses préjugés. Elle court haletante s'empoisonner à la coupe dorée que lui tend l'intrigue audacieuse, distribue dans son engouement aveugle ses couronnes et ses richesses au favori du hasard, tandis que, trop souvent, elle passe froide et silencieuse auprès de l'homme modeste, honnête, véritablement instruit qui refuse de ruser avec elle. Oui, il faut bien le dire, ce n'est que du moment où les lumières d'une éducation plus positive auront pénétré les esprits, que la justice humaine luira réellement pour la science.

FIN.

TABLE DES MATIÈRES.

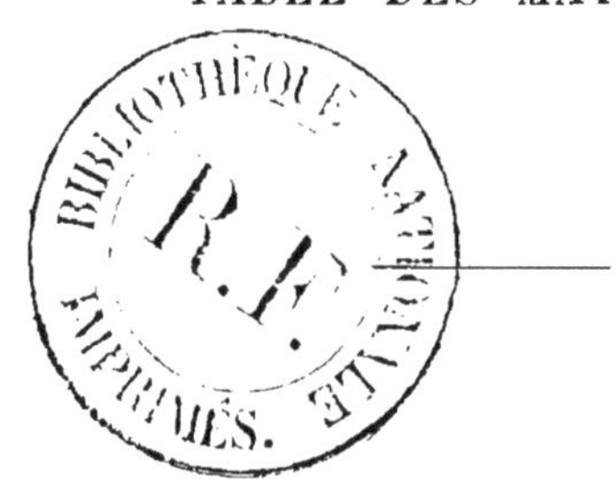

CHAPITRE Ier. — DE L'AIR ET DES HABITATIONS.

CHAPITRE II. — DE LA VICIATION DE L'AIR PAR LES EAUX CROUPISSANTES.

CHAPITRE III. — DE L'ALIMENTATION.

FIN DE LA TABLE.

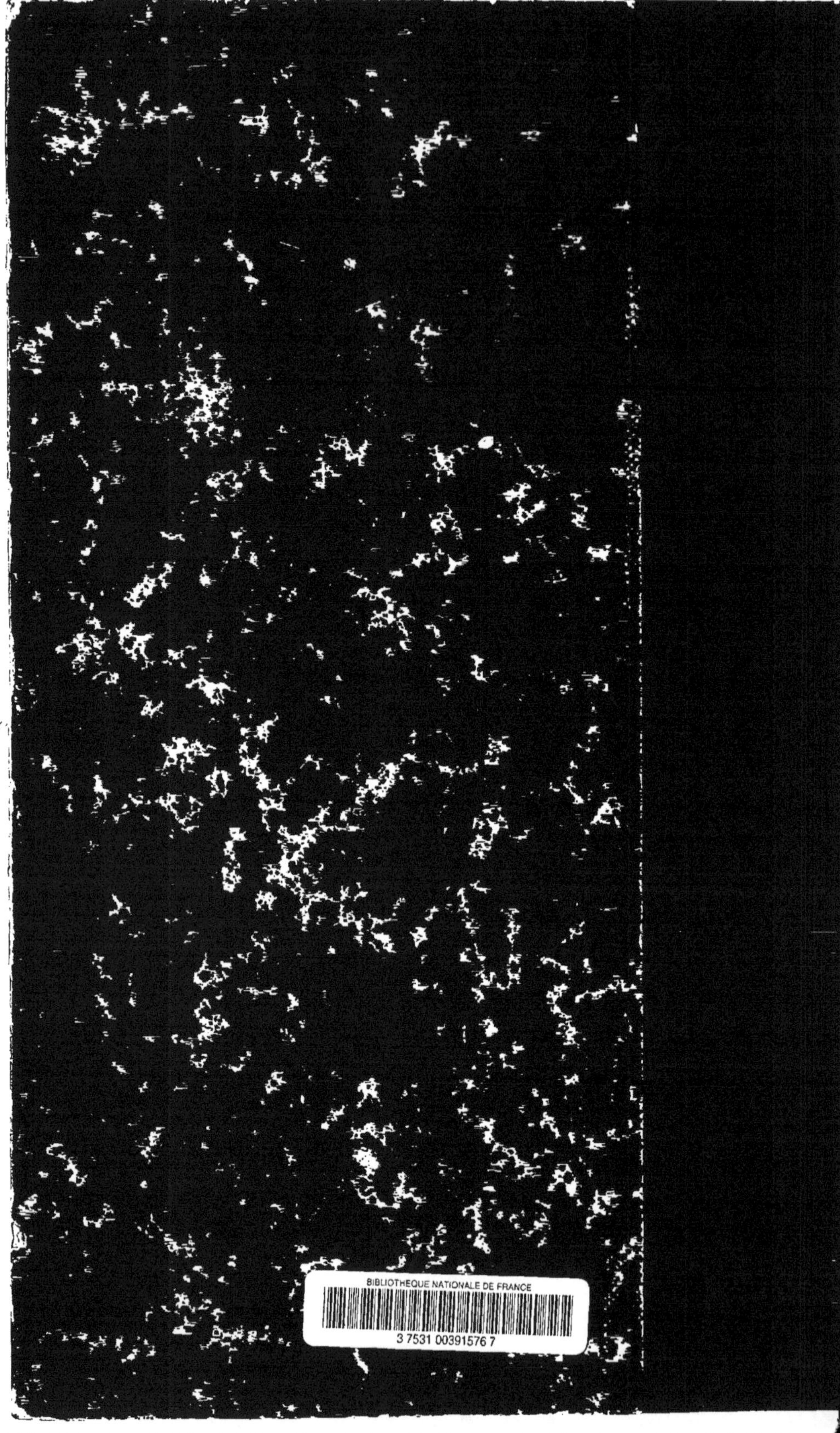

UNIVERSITÉ DE PARIS. — FACULTÉ DE DROIT

ÉTUDE

SUR LA

TAXE MILITAIRE

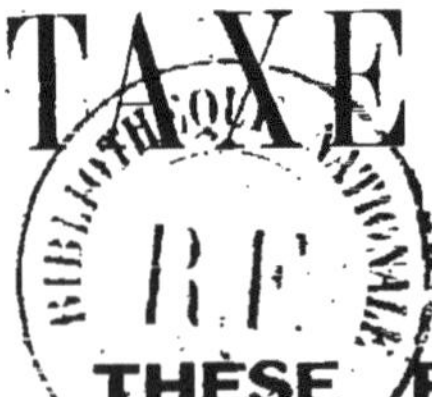

THÈSE POUR LE DOCTORAT

Présentée et soutenue

Le Samedi 22 Avril 1899, à 10 heures

PAR

FERNAND LAFFARGE

Rédacteur à la Préfecture de la Seine

PARIS

LIBRAIRIE NOUVELLE DE DROIT ET DE JURISPRUDENCE

ARTHUR ROUSSEAU, ÉDITEUR

14, RUE SOUFFLOT ET RUE TOULLIER, 13

1899

UNIVERSITÉ DE PARIS. — FACULTÉ DE DROIT

ÉTUDE

SUR LA

TAXE MILITAIRE

THÈSE POUR LE DOCTORAT

L'ACTE PUBLIC SUR LES MATIÈRES CI-APRÈS
Sera soutenu le samedi 22 avril 1899, à 10 heures

PAR

FERNAND LAFFARGE
Rédacteur à la Préfecture de la Seine

Président : M. DUCROCQ.
Suffragants : MM. CHAVEGRIN, ESTOUBLON, *professeurs*.

PARIS
LIBRAIRIE NOUVELLE DE DROIT ET DE JURISPRUDENCE
ARTHUR ROUSSEAU, ÉDITEUR
14, RUE SOUFFLOT ET RUE TOULLIER, 13
1899

AVANT-PROPOS HISTORIQUE

L'impôt créé par la loi du 15 juillet 1889 sous le nom de taxe militaire, envisagé d'une manière générale au point de vue de l'idée sur laquelle il repose, constitue plutôt un mot nouveau qu'une chose entièrement nouvelle. La prestation en argent remplaçant dans certains cas le service militaire en nature, est presque aussi ancienne que le service militaire lui-même ; si l'on peut désigner par une expression aussi moderne, les obligations de participer à la défense commune née du groupement de certaines tribus sous un même chef, et qui remontent jusqu'au compagnonnage Franc. Cette substitution d'un sacrifice pécuniaire imposé à celui qui, pour un motif quelconque, ne participait pas de sa personne à la défense commune, parut dès l'abord naturelle et juste.

Le premier impôt que nous rencontrions dans cet ordre d'idées est le « Hériban », ou impôt de guerre ; le Bannum est un ordre émané de l'autorité légitime, l'Heribannum est l'ordre de marcher contre l'ennemi, auquel doivent répondre tous les hommes libres. Grégoire de Tours (1) nous apprend que cette obligation existait déjà sous les Mérovingiens : « Si quelqu'un, dit la loi des « Ripuaires, convoqué régulièrement pour le service royal « soit contre l'ennemi, soit dans tout autre but, ne s'est « point présenté sans excuse de maladie, il payera 60 sols « d'amende. »

(1) Grégoire de Tours, liv. V et VII.

— Plus tard, sous Henri II, fut introduite une crue à la taille dite de « Gendarmerie » qui, à partir de 1555, fut perçue sous le nom de « Taillon » et va continuer de figurer jusqu'en 1789 dans notre système fiscal. Les Taillons, il faut bien le reconnaître, ne se rapprochaient guère de la taxe militaire actuelle qu'au point de vue de leur destination, et du but dans lequel ils avaient été créés, pour pourvoir aux « appareils militaires ». A un autre point de vue, et dans leur principe, ils en différaient essentiellement et étaient levés comme tous les autres impôts sur certaines villes ou communautés d'habitants, sans qu'on les considérât comme la compensation d'un service militaire non effectué en nature. Et pourtant ce point de vue ne demeura pas tout à fait étranger à leur établissement ; c'est ainsi qu'en étaient exempts les francs-archers, sorte de milice de fantassins issue des rangs de la Bourgeoisie. Cette exemption explique, peut-être en partie, que la qualité de franc-archer fut fort recherchée au moins au début de leur création.

Si les taillons n'offraient, en somme, qu'une analogie très vague et très incertaine avec la taxe militaire actuelle, nous trouvons en revanche dans l'ensemble des lois relatives à l'organisation militaire depuis 1789, trois institutions qui offrent avec elle des points de comparaison plus sérieux que les impôts de l'ancien régime. Nous voulons parler du remplacement, de l'exonération à prix d'argent, qui n'était qu'une forme particulière du remplacement, et du volontariat d'un an organisé par la loi de 1872.

La loi du 19 fructidor an VI, présentée par le général Jourdan et point de départ de notre législation actuelle sur la formation de l'armée, disposait; (art. 1er) que tout Français est soldat et se doit à la défense de la patrie; avant elle l'Assemblée Constituante (décret du 4 mars 1791) avait déjà proclamé le principe fondamental de l'organisation militaire de la France depuis 1789 : l'obligation nationale au service militaire. C'était donc pour tous le service obligatoire. Cependant la faculté de se faire remplacer à prix d'argent, apparut presque immédiatement dans la loi du 28 germinal an VII, et continua de subsister avec des vicissitudes diverses jusqu'à la loi du 27 juillet 1872.

Elle a fonctionné suivant deux systèmes différents, organisés : le premier par la loi du 21 mars 1832, le second par celle du 26 août 1855, abrogée elle-même par la loi du 1er février 1868, présentée par le maréchal Niel, et qui revint au système précédent.

Dans le système du remplacement proprement dit, organisé par la loi de 1832, les jeunes gens appelés à servir choisissaient eux-mêmes leur remplaçant, et le proposaient à l'agrément de l'État qui intervenait seulement pour vérifier les aptitudes physiques et légales de l'individu présenté, mais restait complètement étranger au contrat pécuniaire intervenu entre le remplaçant et le remplacé, et au versement de la somme convenue entre eux.

La loi du 26 août 1855 substitua au remplacement proprement dit l'exonération à prix d'argent ; désormais l'exonéré ne présente plus lui-même son remplaçant ; l'État se charge d'y pourvoir moyennant une prestation pécuniaire dont le montant déterminé d'avance d'après un certain taux était versé à une caisse spéciale dite « Caisse de dotation de l'armée ».

Quoi qu'il en soit de ces deux systèmes différents ; l'exonération se traduisait dans les deux cas par une prestation pécuniaire imposée aux jeunes gens qui échappaient au service militaire ; à ce point de vue elle se rapprochait de la taxe militaire actuelle.

Il en était de même du volontariat d'un an, organisé par

la loi de 1872 (art. 55), qui imposait aux volontaires l'obligation de s'habiller, de s'équiper et de s'entretenir à leurs frais. En fait, cette obligation en nature était remplacée par la prestation d'une somme de 1.500 francs qui au fond constituait une véritable taxe représentative de la faveur dont bénéficiaient les intéressés de ne faire qu'une année de service au lieu de cinq.

Reconnaissons néanmoins que tout en offrant des analogies sérieuses avec la taxe militaire actuelle, les diverses prestations pécuniaires auxquelles étaient assujettis les remplacés, les exonérés et les engagés conditionnels, en différaient profondément quant à leur nature même, et quant à la forme sous laquelle elles étaient perçues.

Quant à leur nature, puisque avant la loi de 1889 ces prestations pécuniaires étaient la cause directe de la dispense totale ou partielle du service militaire non effectué, on était exempté parce que l'on payait; l'exonération actuelle au contraire n'est que le résultat d'une dispense accordée pour d'autres motifs ; on paye parce qu'on est exempté, et la preuve que le payement de la taxe n'est plus la cause *sine qua non* de la dispense, c'est que si l'assujetti ne peut la payer, il n'en continuera pas moins à bénéficier de l'exonération qui lui a été tout d'abord accordée.

En second lieu, la taxe diffère essentiellement quant à la forme des prestations pécuniaires antérieures; lesquelles ne présentaient aucune des règles propres à l'assiette et au recouvrement des impôts directs.

A ce double point de vue la taxe militaire constitue donc une chose absolument nouvelle en France, et pourtant il est curieux de constater que d'autres en avaient eu l'idée avant le législateur de 1889.

C'est ainsi que le général Lamoricière, en 1848, présentait un projet de loi pour l'adoption d'une taxe qui se rapprochait beaucoup de la taxe actuelle.

D'autre part en 1850, M. Vallon, alors préfet de Maine-et-Loire, adressait au ministère de l'Intérieur une lettre conservée dans les archives, et dont le texte présente assez d'intérêt au point de vue du rapprochement qui nous occupe pour que nous croyions devoir la citer : « Il existe « une différence désolante entre le jeune homme utile aux « siens qui amène un mauvais numéro et celui que le « sort favorise. Dans le fait notre législation dit que tout « Français doit sa dette de conscription au pays et cela « n'est pas. Je considère qu'il serait de toute justice que « lorsqu'on obtiendrait un bon numéro, on payât quelque « chose en argent. Cette dette qui pourrait être propor- « tionnelle comme l'impôt serait, je suppose, de 50 à 500 fr.; « se payerait en plusieurs années, serait fixée quant au « taux ou par les Conseils municipaux ou par les répar- « titeurs, ou tout autrement....... on dispenserait les « indigents. »

Mais le projet du général Lamoricière n'eut aucune suite, pas plus d'ailleurs que celui du préfet de Maine-et-Loire, l'un et l'autre étaient complètement tombés dans l'oubli quand les idées qu'ils contenaient, en germe, trouvèrent leur expression législative dans l'article 35 de la loi du 15 juillet 1889 qui a été successivement et gravement modifié depuis par la loi du 26 juillet 1893 et tout récemment par celle du 13 avril 1898.

Nous allons étudier l'œuvre du législateur en la suivant dans les transformations qu'elle a successivement subies; du chef des diverses lois qui se sont succédé, ce procédé permettra d'en mieux saisir l'ensemble, et de préciser l'esprit et la portée des modifications nouvellement introduites.

Quant à notre plan, il semble qu'il soit indiqué par la nature même du sujet. L'établissement d'un impôt direct, quel qu'il soit, comporte en effet deux ordres de règles bien distinctes, relatives les unes à l'assiette, les autres au recouvrement de l'impôt.

C'est pourquoi, après avoir posé le principe de la taxe militaire, c'est-à-dire sa raison d'être et son but, nous diviserons notre travail en deux parties principales :

La première relative à l'assiette de la taxe, c'est-à-dire à la détermination des personnes imposables, et des bases de calcul sur lesquelles elle repose, sera de beaucoup la plus importante.

La seconde relative au recouvrement recevra des développements moins étendus, en raison de ce fait que la plupart des règles applicables en l'espèce ne sont point spéciales à la taxe militaire mais bien communes à tous les impôts directs.

En dehors de ces deux parties principales, des chapitres spéciaux traiteront de la législation étrangère, des mesures transitoires édictées par la loi de 1898, et de certaines situations particulières.

Nous essayerons enfin de dégager de cette étude une conclusion qui sera l'objet d'un dernier chapitre.

PRINCIPE DE LA TAXE

La loi du 15 juillet 1889 sur le recrutement de l'armée augmentait considérablement les effectifs du pied de paix, créait des primes de rengagements et des hautes payes d'ancienneté; supprimait le volontariat d'un an et les ressources qui en provenaient; c'était donc d'une part une augmentation considérable de dépenses, et de l'autre une diminution de recettes qui allaient grever le budget de la guerre d'une somme qu'on évaluait alors à une trentaine de millions.

Il fallait trouver une contre-partie à l'augmentation des dépenses par la création de recettes nouvelles, la nécessité en était hautement proclamée au Sénat par le rapporteur de la loi de 1889 dans les termes suivants :

« Il faut maintenant, lorsque des dépenses se produiront « devant nous, qu'à côté de ces dépenses nouvelles nous « prenions la résolution virile et ferme de créer des res- « sources correspondantes. »

Et plus loin :

« Il n'y a pas de loi militaire, si bien faite qu'elle soit, « qui échappe à ce principe un peu brutal que l'argent est « le nerf de la guerre. Par conséquent, si vous voulez « faire une loi militaire qui vive, il faut vous préoccuper « avec beaucoup d'attention des dépenses nouvelles que « l'application de cette loi va entraîner et des ressources « que vous pourrez trouver pour la mettre en œuvre. »

La taxe militaire n'est que l'application et la mise en pratique de cette théorie, elle a eu pour origine et pour cause le déficit créé dans le budget par l'application de la nouvelle loi de recrutement, et pour but de combler ce déficit.

Tout le monde s'accordait à proclamer la nécessité de ressources nouvelles, les divergences ne s'accusaient très grandes, d'ailleurs, que sur les voies et moyens à employer pour atteindre le but.

Les uns prétendaient qu'il n'y avait pas lieu de créer un impôt spécial pour se procurer les ressources destinées à faire face au supplément de dépenses devant résulter de la loi nouvelle, car l'entretien de l'armée était manifestement une charge qui devait être répartie sur l'ensemble des citoyens appelés à profiter tous au même titre dans leur personne et dans leurs biens, de la protection de l'armée. Pour se procurer l'argent nécessaire, il n'y avait qu'à augmenter les impôts existants par l'adoption d'un décime ou demi-décime de guerre ajoutés aux quatre contributions directes. On pouvait encore au besoin trouver un supplément de recettes dans l'augmentation des tarifs afférents aux impôts indirects.

D'autres, tout en adoptant le principe d'une taxe militaire spéciale basée sur la dispense du service actif, prétendaient en élargir considérablement l'assiette, en y soumettant indistinctement tous ceux qui pour une cause quelconque ne seraient pas appelés à accomplir leurs trois années de service actif. Ce système s'est notamment traduit par un amendement présenté et soutenu devant le Sénat par le général Robert. La taxe devait être perçue sous forme de cinq centimes additionnels aux quatre contributions directes, sur tous les citoyens sans distinction d'âge ou de sexe, qui ne justifieraient pas avoir accompli le temps normal de service obligatoire.

Quoi qu'il en soit du mérite de ces divers systèmes, ce furent les partisans d'une taxe militaire spéciale, et quant aux assujettis qu'elle frappait et quant aux éléments qui devaient lui servir de base, qui obtinrent gain de cause devant le Parlement. Ils voulurent, d'ailleurs, y faire voir ou peut-être même y virent-ils autre chose qu'un simple expédient fiscal et prétendirent le justifier par des arguments que résument assez bien les deux passages suivants extraits des discours prononcés à la Chambre et au Sénat par les rapporteurs de la loi :

« Chacun, dans la mesure de ses forces, doit contribuer « à la défense du pays ; celui qui, par des causes quel- « conques, se trouve empêché de donner son concours « personnel, ne saurait voir une injustice dans l'obliga- « tion à lui imposée de payer une taxe modique. C'est un « impôt proportionnel légitime et patriotique. L'établisse- « ment de la taxe est une question d'équité et de morale. »

Le rapporteur de la loi militaire au Sénat s'exprimait à peu près dans les mêmes termes :

« Le service militaire constitue un impôt obligatoire et « personnel ; chaque citoyen est tenu d'acquitter cet « impôt, soit en nature, soit en payant une compensation « s'il ne fait pas de service militaire. Cela signifie, en « d'autres termes, que tout citoyen est tenu de contribuer « à la constitution des forces militaires du pays, soit de sa « personne, soit de son argent, si sa personne est telle « qu'il ne puisse fournir une action militaire efficace. »

Le système des promoteurs de la taxe, telle qu'elle fut organisée par la loi de 1889, se dégage assez nettement de ce qui précède.

Pour eux, la taxe est l'équivalent pécuniaire de la prestation personnelle imposée à tous les français inscrits sur les listes annuelles de recrutement. Elle se substitue, dans certains cas légalement déterminés, à l'obligation du service personnel, elle est obligatoire au même titre que ce dernier. En conséquence elle est due, sans exception, par tous ceux qui, pour une cause quelconque, auront été dispensés de tout ou partie du service personnel obligatoire; cette conception conduisait à imposer même ceux qui n'avaient pas les aptitudes physiques nécessaires pour un service armé.

Tel était le principe de la loi de 1889; la taxe étant la représentation du service personnel effectif est due, dans tous les cas, et par tous ceux qui bénéficieront pour une cause quelconque de l'exonération totale ou partielle de ce service.

Cette conception n'a paru justifiée au législateur de 1898 (1) ni par les conditions dans lesquelles elle a été établie, ni par les considérations invoquées dans les discussions auxquelles elle a donné lieu dans le Parlement.

On a dû reconnaître que la taxe constituait surtout un expédient fiscal et que les arguments d'ordre philosophique et moral par lesquels on avait prétendu la justifier ne s'accordaient point avec la réalité des faits.

Il est difficile d'admettre, aujourd'hui, que le remplacement a complètement disparu depuis 1872 de nos lois militaires, l'équivalence du service personnel et d'une prestation en argent.

Si d'ailleurs le législateur de 1889 avait entendu proclamer ce principe que tout Français incapable de fournir un service effectif, doit contribuer en argent à la défense des personnes et des biens, il aurait dû par une conséquence nécessaire de ce principe, assujettir les femmes à la taxe militaire; or il ne l'a pas fait.

Aussi le législateur de 1898 a-t-il admis comme base de la taxe un principe sensiblement différent. Pour lui, la

(1) Rapport présenté par M. de Lasteyrie au Ministre des Finances, le 7 juillet 1897.

taxe n'est plus considérée comme l'équivalent pécuniaire du service personnel se substituant à lui dans tous les cas où il n'est pas fait en nature ; elle n'est plus désormais que la compensation d'une faveur accordée aux jeunes gens qui, ayant les aptitudes physiques nécessaires pour le service militaire, bénéficient, pour des raisons d'ordre social d'une mesure leur portant un profit personnel indiscutable.

La conséquence directe de ce nouveau principe a été, comme nous le verrons, l'exemption de toute une catégorie d'individus assujettis à la taxe par la loi de 1889, et notamment de tous ceux qu'une infirmité physique empêche de prendre part à un service armé. On peut le regretter au point de vue du rendement de l'impôt dont l'assiette se trouve forcément restreinte, mais non pas au point de vue de la véritable équité.

Le nouveau principe sur lequel repose l'organisation actuelle de la taxe, ainsi dégagé, nous permet d'en donner la définition suivante.

La taxe militaire est un impôt direct de quotité perçu au profit de l'État sur une catégorie spéciale de contribuables qui, légalement dispensés de tout ou partie du service actif en temps de paix, peuvent être considérés comme ayant effectivement retiré de cette dispense un profit personnel véritable.

Il résulte de cette définition, que la taxe est uniquement perçue au profit de l'État. Le premier projet du gouvernement en attribuait au contraire une partie aux communes qui devaient la recouvrer sous leur responsabilité. Cette portion leur était attribuée, comme on a proposé de le faire en Allemagne, à titre d'indemnité de perception.

Ce mode de recouvrement contraire aux règles actuelles de notre législation financière ne fut pas appliqué, et avec lui disparut le motif de l'allocation aux communes, conformément d'ailleurs aux conclusions du rapporteur du Sénat, qui s'exprimait ainsi :

« Le mode de recouvrement par les communes écarté, je « cherche le motif de l'allocation proposée. Je n'y vois « qu'une libéralité, et il me semble que nous ne serions « guère en situation de la faire. Je vois bien qu'on a l'in- « tention d'affecter cette part à la distribution de secours « à certaines familles. Eh bien, je trouve cela dangereux, « et je crois que la Chambre des Députés avait excellem- « ment agi en supprimant cette attribution formelle d'une « partie de la taxe à titre de secours. Et savez-vous pour- « quoi ? C'est que je n'aime pas à insérer dans une loi « d'État une disposition qui reconnaisse un droit officiel « de secours ou d'assurance pour une catégorie quel- « conque de la population.

« D'autres États, l'Autriche, notamment, ont commis « cette imprudence ; je crois qu'ils le regrettent profon- « dément, et il me semble très imprudent de déposer un « semblable principe même dans la loi militaire.

« Si nous admettons qu'une portion de la taxe doive « servir à secourir les familles nécessiteuses, les inté- « ressés considéreront que l'État a reconnu, d'une manière « générale, leur droit à l'assistance, et ils demanderont « d'en profiter dans tous les cas, même au cas d'insuffi- « sance. Des revendications pareilles se produiront avec « une égale justice de la part d'autres nécessiteux, et on « arrivera ainsi à faire consacrer le droit d'assistance « comme un devoir direct de l'État. Ce serait la source « des plus graves complications. En réalité, je ne vois « aucun intérêt au maintien de cette disposition, et j'y « vois des inconvénients. »

D'ailleurs et indépendamment de ces considérations

fortement motivées, une autre raison a contribué à faire écarter l'allocation aux communes, c'est que la part de chacune d'elles eût été bien minime, étant donnés leur nombre et le rendement prévu de la taxe.

ASSIETTE DE L'IMPOT

La taxe militaire comme tout impôt direct comprend deux séries d'opérations bien distinctes ; les unes relatives à l'assiette de la taxe, c'est-à-dire à la détermination des personnes qui la doivent et aux éléments d'après lesquels elle doit être calculée ; les autres relatives au recouvrement des sommes mises à la charge des contribuables qui en ont été constitués débiteurs. Nous étudierons d'abord l'ensemble des règles relatives à l'assiette de l'impôt, puis celles qui ont trait au recouvrement, ces dernières plus succinctement, la majorité d'entre elles étant commune à toutes les contributions directes en général.

SECTION 1

DETERMINATION DES PERSONNES IMPOSABLES

CHAPITRE PREMIER

ASSUJETTIS

Nous avons vu que les lois du 15 juillet 1889 et du 13 avril 1898, avaient envisagé d'une manière très différente le principe sur lequel devait reposer le payement d'une taxe militaire. Le législateur de 1889, considérant que cette taxe devait être dans tous les cas une compensation pécuniaire imposée à ceux qui, pour un motif quelconque, étaient dispensés en tout ou en partie des trois années de service actif légalement obligatoires, imposait en conséquence tous ceux qui n'accomplissaient pas intégralement les trois années de service actif, et notamment les exemptés pour cause d'infirmité, les insoumis, les déserteurs, les soutiens de famille, les individus réformés au corps, etc...

La nouvelle loi ne considère plus la taxe militaire comme une sorte de représentation du service personnel effectif, due par suite dans tous les cas et par tous ceux qui bénéficient pour une cause quelconque de l'exonération totale ou partielle de ce service, mais comme la simple compensation d'une faveur accordée aux jeunes gens qui, ayant les aptitudes physiques nécessaires pour le service militaire, bénéficient pour des raisons d'ordre social d'une mesure leur portant un profit personnel indiscutable.

Cette formule embrasse tous les nouveaux cas d'application de la taxe militaire, tels qu'ils sont déterminés par le législateur de 1898 qui a modifié profondément, à ce point de vue, la législature antérieure, et restreint considérablement le nombre des assujettis. Aux termes du § 1er de la loi du 13 avril 1898 « sont assujettis au payement d'une taxe militaire les jeunes gens compris dans « la liste de recrutement cantonal, qui bénéficient d'une « exonération totale ou partielle du service dans l'armée « active, par suite soit de dispense, d'ajournement non « suivi d'exemption, de classement dans les services « auxiliaires, d'envoi en disponibilité, soit d'inscription « différée sur les tableaux de recensement dans les cas « autres que celui d'omission ».

Aux termes des dispositions précédentes et dans l'ordre suivi par le paragraphe 1er de la loi nouvelle les différentes catégories d'assujettis restant soumises au payement d'une taxe militaire sont les suivantes :

1° Les dispensés par leur situation de famille (art. 21, loi du 15 juillet 1889) ;

2° Les dispensés à raison de leurs études ou de leurs fonctions (art. 23) ;

3° Les ajournés (art. 27) quand l'ajournement n'est pas suivi d'exemption complète ;

4° Les hommes classés dans les services auxiliaires;

5° Les hommes de la seconde portion du contingent envoyés en disponibilité par le Ministre de la Guerre au bout d'une année de service (art. 39) ;

6° Les hommes dispensés à raison de leur résidence à l'étranger (art. 50) ;

7° Les dispensés à raison de leur résidence dans certaines colonies ou pays de protectorat (art. 81 et 82);

8° Les individus dont l'inscription sur les tableaux de recensement a été différée, soit à raison du délai pendant lequel ils peuvent répudier la qualité de Français, soit de l'âge auquel ils acquièrent ou recouvrent cette qualité, et qui échappent de ce fait à tout ou partie du service actif (art. 11 et 12).

A. — Dispensés à raison de leur situation de famille. (Art. 21 de la loi du 15 juillet 1889).

L'article 21 est un de ceux qui ont donné lieu aux discussions les plus vives devant la Chambre et le Sénat; il a pour but d'établir des dispenses de droit à titre de soutiens légaux de famille en faveur de certaines catégories de jeunes gens.

On se trouvait en présence de deux systèmes : celui de la loi du 27 juillet 1872 (art. 72), emprunté lui-même à la loi de 1832 (art. 13), et à celle du 20 mars 1818 (art. 4), qui consiste à accorder la dispense du service militaire comme un droit aux catégories déterminées par l'article 21. Pour ces jeunes gens la dispense ne devait être soumise qu'à la vérification de leur état civil et de celui de leurs parents, sans examiner s'ils remplissaient en réalité les devoirs de soutiens de famille, cette situation résultant d'une présomption légale établie en leur faveur.

Le second système se fonde sur le démenti que les faits donnent parfois à la présomption légale, par exemple dans le cas où le fils d'une veuve non seulement se trouve dans une situation aisée, mais encore peut, par son inconduite, constituer une charge pour sa mère, et profiter ainsi d'une faveur injustifiée. — Aussi dans ce système proposait-on de vérifier la situation de chaque individu et de n'accorder de dispenses qu'à ceux qui rempliraient effectivement les devoirs de soutiens de famille.

Le législateur de 1889 s'est arrêté à un système intermédiaire qui peut se résumer de la manière suivante :

1° Présomption légale de la qualité de soutiens de famille attribuée à certaines catégories de jeunes gens limitativement énumérées;

2° Transformation en dispense limitative de l'exemption absolue accordée par la loi de 1832, et de la dispense pure et simple de la loi de 1872;

3° Retrait facultatif de la dispense par lès Conseils de revision sur la plainte des intéressés, lorsque la présomption légale se trouvera démentie par la réalité des faits.

Désormais les dispensés de l'article 21 sont incorporés en même temps que les hommes de leur classe, et ne sont renvoyés dans leurs foyers qu'au bout d'une année de service, ils ne bénéficient donc que de l'exemption des deux autres années.

« En temps de paix, après un an de présence sous les « drapeaux, sont envoyés en congé dans leurs foyers, sur « leur demande, jusqu'à la date de leur passage dans la « réserve :

1° L'aîné d'orphelins de père et de mère, ou l'aîné d'orphelins de mère dont le père est légalement déclaré absent ou interdit.

Le jeune homme qui réclame la dispense à ce titre doit donc établir que son père et sa mère sont morts, ou que sa mère seulement est morte, mais que son père est absent ou interdit. Il doit établir en outre qu'il n'existe pas d'enfant mâle plus âgé que lui et qu'il a un ou plusieurs frères ou sœurs nés après lui.

Par application de ces principes la dispense doit être accordée :

1° A celui qui n'a que des sœurs, pourvu qu'une au moins soit moins âgée que lui, même si elle est mariée.

Au contraire, la dispense a été refusée par le Conseil d'État :

A. — A un appelé qui n'avait qu'une sœur plus âgée que lui. (Conseil d'État, 9 juillet 1875. Grassis. Lebon *Chr*., p. 71.)

B. — A celui qui n'a que des sœurs plus âgées, s'il a un frère plus jeune.

C. — A celui dont les grands-parents paternels et maternels vivent encore, pourvu qu'il n'ait pas de frère aîné et qu'il ait au moins un frère ou une sœur moins âgés que lui.

Alors même que l'un ou l'autre des parents décédés aurait contracté un second mariage, et que le second conjoint serait survivant, la dispense serait accordée ; mais elle ne peut être invoquée que par l'aîné d'orphelins de père et de mère, si donc, le réclamant n'avait que des frères ou sœurs consanguins ou utérins, c'est-à-dire issus du second mariage et ayant encore, par conséquent, leur père ou leur mère, il ne pourrait obtenir la dispense.

2° Le fils unique, ou l'aîné des fils, ou à défaut de son fils, ou de gendre, le petit-fils unique, ou l'aîné des petits-fils d'une femme actuellement veuve, ou d'une femme dont le mari a été légalement déclaré absent ou interdit, ou d'un père aveugle ou entré dans sa soixante-dixième année.

Le fils unique, ou l'aîné des fils d'une femme veuve, au moment où statue le Conseil de revision, doit être dispensé, qu'il ait ou non des sœurs, que sa mère se soit ou non remariée si elle est redevenue veuve.

La dispense s'applique également dans le cas où le père veuf, avec enfants, et remarié, laisse une veuve et des enfants issus du second mariage. Le fils unique, ou l'aîné des fils issus du second mariage sera dispensé, bien qu'ayant des frères consanguins issus du premier mariage et plus âgés que lui.

Mais la dispense ne s'applique pas au fils d'une femme divorcée dont le mari vient à mourir postérieurement au divorce. Cette femme n'est pas veuve au sens légal du mot, puisque, antérieurement, le mariage avait été dissous par le divorce.

Deux amendements tendant à accorder la dispense ont été présentés, l'un en 1885, à la Chambre des députés, par M. Roque de Fillol (séance du 14 juin), l'autre, au Sénat, par M. Ganivet, en 1887 (23 juin), mais sans résultat. On craignit que les époux ne fussent enclins à demander le divorce pour faire conférer la dispense.

Cet argument a sa valeur dans l'hypothèse de divorce pur et simple, mais on aurait pu sans inconvénient, à ce point de vue, décider tout au moins que la dispense serait accordée en cas de mort du mari consécutive au divorce ; bien que dans cette hypothèse la femme ne soit pas veuve au sens légal du mot, puisqu'au moment du décès, le mariage n'existait plus.

A l'inverse, si la femme divorcée devenait veuve d'un second mari, elle confèrerait la dispense même à un fils du premier mariage, au même titre qu'une veuve remariée et devenue veuve une seconde fois.

De même que la mort, l'interdiction ou l'absence du père donnent droit à la dispense.

Mais il faut pour cela que le père ait été déclaré absent par un jugement passé en force de chose jugée, c'est-à-dire non susceptible d'appel ni de cassation; la présomption d'absence qui n'est qu'un simple état de fait ne suffirait pas.

Bien que le texte de la loi ne fasse pas de distinction en ce qui concerne l'interdiction, il résulte de son esprit et des travaux préparatoires qu'il s'agit ici seulement de l'interdiction judiciaire prononcée par le tribunal contre un majeur en état d'imbécillité, de démence ou de fureur (Code civil, art. 489 et 492), mais non pas de l'interdiction légale prononcée contre les condamnés aux travaux forcés, à la détention et à la réclusion à titre de peines accessoires (Code pénal, art. 29; loi du 31 mai 1854, art. 2).

La dispense ne saurait non plus être étendue par voie d'analogie ni au cas où le père aurait reçu un Conseil judiciaire (Code civil, art. 513), ni même à celui où, sans être interdit, il serait enfermé dans un asile d'aliénés en vertu de la loi du 30 juin 1838 (Instruction ministérielle, 28 avril 1873).

Il n'y aurait pas d'autres ressources dans ces différents cas, que la dispense prévue par l'article 22 à titre de soutien effectif de famille.

Le fils ou petit-fils d'un père aveugle n'obtient la dispense que si la cécité est complète et constatée par le Conseil de revision.

La cécité du second mari de la mère ayant un fils issu d'un précédent mariage ne conférerait pas la dispense à ce dernier.

De même, la dispense s'applique au petit-fils unique ou à l'aîné des petits-fils d'un grand-père aveugle ou septuagénaire (entré dans sa soixante-dixième année).

Le petit-fils unique ou l'aîné des petits-fils d'une femme veuve ou dont le mari a été déclaré absent ou interdit, peut également bénéficier de la dispense de l'article 21, à défaut de fils ou de gendre. C'est depuis la loi de 1832 que l'existence d'un gendre supprime la dispense. Toutefois, l'instruction ministérielle du 28 avril 1878 la maintient, quand le gendre est veuf sans enfants, elle le considère comme devenu en quelque sorte étranger à la famille. La jurisprudence des tribunaux ne paraît pas encore fixée définitivement sur ce point, et il semble qu'il y aurait là une question préjudicielle d'état à faire trancher suivant la procédure tracée par l'article 31.

3° Le fils unique ou l'aîné des fils d'une famille de sept enfants au moins.

C'est dans le même ordre d'idées, que la loi du 28 nivôse an XIII, chargeait l'État de l'éducation de l'enfant mâle désigné par le père d'une famille de sept enfants vivants ; que la loi des finances du 8 août 1885 (art. 27), accorde des bourses dans les établissements d'enseignement secondaire ou primaire supérieur, ou dans les écoles professionnelles, commerciales et agricoles de l'État, à l'enfant âgé de neuf ans révolus désigné par le père d'une famille de sept enfants vivants. Enfin, c'est encore dans le même esprit qu'aux termes de la loi de finances du 7 juillet 1889 (art. 3), « les père et mère de sept enfants « légitimes ou reconnus, ne seront pas inscrits au rôle de « la contribution personnelle-mobilière. »

Bien que pour la dispense du service militaire le texte ne spécifie pas comme condition nécessaire l'existence de sept enfants vivants, il semble qu'il faille décider, par analogie avec les décisions des lois précédemment citées, que c'est là une condition *sine qua non* de la dispense.

Toutefois, M. Rabany, dans son ouvrage *Sur la loi de recrutement*, pense qu'il est conforme à l'esprit général de la loi militaire, de compter comme vivants les enfants morts à l'armée pour le service du pays, « hi enim qui pro Republica ceciderunt in perpetuum per gloriam vivere intelliguntur ». (Just., Inst. l. I, t. XXV, *De excusat. tut. vel cur.*)

Dans tous les cas de dispenses ci-dessus, le frère puîné jouira de la dispense, si le frère aîné est aveugle ou atteint de toute autre infirmité incurable qui le rende impotent.

C'est seulement l'impotence du frère aîné qui est susceptible de faire dispenser le puîné, c'est ainsi que la dispense ne serait pas due au petit-fils d'une veuve dont le fils ou le gendre seraient impotents.

Si l'aîné d'une famille d'orphelins est impotent, la dispense est acquise au puîné, alors même qu'il n'y aurait pas d'autre frère ou sœur.

Quant à la constatation de l'état du frère aîné donnant lieu à la dispense du puîné, elle est faite par le médecin militaire devant le Conseil de revision. Si l'état du malade empêchait sa comparution devant le Conseil de revision, il serait examiné à domicile. Il faut qu'il soit dans une situation physique telle qu'il lui soit impossible de gagner sa vie ; au reste, c'est surtout là une question de fait que le Conseil de revision appréciera.

4° Le plus âgé de deux frères inscrits, la même année, sur les listes de recrutement cantonal ou faisant partie du même appel.

Il convient de remarquer que la loi de 1889, en parlant de deux frères inscrits, la même année, sur les listes de recrutement cantonal, s'est servie d'une expression beaucoup plus large que celle de la loi de 1872 qui visait les frères faisant partie du même tirage, semblant ainsi restreindre la dispense aux frères ayant tiré dans le même canton. Il faut en conclure qu'il n'est pas nécessaire que deux frères soient inscrits sur la liste de tirage d'un même canton pour bénéficier de la dispense. L'un pourrait aux termes de la loi nouvelle être inscrit en Algérie, l'autre en France (art. 13) et la dispense s'appliquer à l'un d'eux.

C'est la loi du 6 novembre 1890 qui a prévu cette situation de deux frères faisant partie du même appel sans pour cela faire partie de la même classe, elle se présente lorsque, par suite d'un ajournement du frère aîné, il se trouve appelé en même temps que son frère cadet bien que ne faisant pas partie du même tirage. En pareil cas l'aîné peut invoquer la dispense.

Le principe commun sur lequel reposent les dispenses édictées par les paragraphes 4, 5 et 6 de l'article 21 est le suivant : Lorsque deux frères sont appelés dans certaines conditions déterminées à accomplir leur service militaire, l'un d'eux seul doit être astreint à la durée normale de ce service et l'autre en est partiellement dispensé.

5° « Celui dont un frère sera présent sous les drapeaux « au moment des opérations du Conseil de revision, soit « comme officier, soit comme appelé pour deux ans au « moins, soit comme engagé volontaire pour trois ans au « moins, soit comme rengagé breveté ou commissionné, « après avoir accompli cette durée de service ; soit enfin « comme inscrit maritime levé d'office, levé sur sa de- « mande, maintenu ou réadmis au service, quelle que « soit la classe de recrutement à laquelle il appartienne.

« Ces dispositions sont applicables aux frères des offi- « ciers mariniers des équipages de la flotte appartenant à « l'inscription maritime et servant en qualité d'officiers « mariniers du cadre de la maistrance.

« Si les deux frères servent comme appelés, le dispensé « qui en fera la demande ne sera incorporé qu'après l'ex- « piration du temps obligatoire de service de l'autre « frère » (Art. 21 modifié par la loi du 6 novembre 1890).

D'après la loi de 1889, la dispense pouvait être conditionnellement prononcée par le Conseil de revision, alors même que le frère du dispensé n'était pas présent sous les drapeaux au moment de la reunion du Conseil, elle était alors subordonnée à la présence effective du frère au moment de l'appel de la classe du dispensé.

La loi du 6 novembre 1890 est revenue au système de celle de 1872 et la cause de dispense doit exister au moment même où se réunit le Conseil. Si, au contraire, la présence du frère sous les drapeaux est postérieure à la décision du Conseil, on rentre dans le cas du paragraphe premier de l'article 21, et c'est l'autorité militaire qui est appelée à constater la situation nouvelle et à ordonner l'envoi en disponibilité.

Pour que le frère sous les drapeaux puisse conférer la dispense, il faut que la durée du service à laquelle il est abstreint soit d'au moins trois années, ainsi ne sauraient conférer la dispense :

A. — Le frère dispensé lui-même au titre des articles 21, 22 ou 23, à moins qu'en exécution des articles 24 et 25, il ne soit postérieurement maintenu sous les drapeaux pour y accomplir trois ans de service actif ininterrompu, ou que, dispensé en vertu de l'article 23, il soit maintenu au corps sans interruption ou rappelé après interruption pour compléter trois ans de service actif.

B. — Les hommes de la deuxième portion du contingent (art. 39), du contingent algérien et du contingent des colonies où les hommes ne sont astreints qu'à une seule année de service (art. 81).

C. — Le militaire déclaré déserteur, non plus que celui qui aurait été réformé pour blessures reçues autrement que dans un service commandé, ou pour infirmités, contractées hors des armées de terre et de mer.

D. — Celui qui est classé dans les services auxiliaires.

E. — Celui qui est ajourné.

F. — Celui qui, ayant accompli ses trois années de service actif est classé au moment de l'appel de la classe de son frère dans la réserve de l'armée active. Quant aux militaires envoyés en congé en attendant l'époque de leur passage dans la réserve, ils doivent être considérés, malgré leur libération anticipée, comme en activité de service et doivent conférer la dispense. (Circ. guerre, 3 mars 1880).

De même les militaires et marins retenus au service postérieurement à la date légale de leur passage dans la réserve (art. 40), peuvent conférer la dispense tant qu'ils sont dans cette position.

G. — Le militaire détenu en vertu d'un jugement pendant la durée de sa détention.

H. — Les condamnés exclus de l'armée en vertu de l'article 4 ne peuvent non plus ni conférer, ni obtenir la dispense (Instruction guerre du 28 mars 1890, n° 118).

La dispense accordée par les Conseils de revision ne produit définitivement son effet que si la situation qui la motive existe encore à l'appel de la classe.

La loi de 1889 énumère de façon beaucoup plus complète et détaillée que les précédentes la nature du service accompli par le militaire présent sous les drapeaux et susceptible de conférer la dispense.

6° « Celui dont le frère sera mort en activité de service « ou aura été réformé ou admis à la retraite pour bles- « sures reçues dans un service commandé, ou bien pour « infirmités contractées dans les armées de terre et de mer.

« La dispense, accordée conformément aux para- « graphes 5 et 6 ci-dessus, ne sera appliquée qu'à un « seul frère, pour un même cas, mais elle se répétera « dans la même famille, autant de fois que les mêmes « faits s'y reproduiront. »

Cette disposition signifie qu'un frère présent sous les drapeaux ne pourra conférer la dispense qu'à un seul de ses frères, mais rien n'empêcherait, par exemple, que dans une famille composée de quatre enfants, l'aîné ayant déjà dispensé son second frère, le troisième ne conférât à son tour la dispense au quatrième.

« Les demandes, accompagnées de documents authen-
« tiques justifiant de la situation des intéressés, sont
« adressées, avant le tirage au sort, au maire de la
« commune où les jeunes gens sont domiciliés. Il en sera
« donné récépissé.

« L'appelé ou l'engagé qui, postérieurement soit à la
« décision du Conseil de revision, soit à son incorpora-
« tion, entre dans l'une des catégories prévues ci-dessus,
« est, sur sa demande, et dès qu'il compte un an de pré-
« sence au corps, envoyé en congé dans ses foyers
« jusqu'à la date de son passage dans la réserve.

« Le jeune homme omis, qui ne s'est pas présenté ou
« fait représenter par ses ayants cause, devant le Conseil
« de revision, ne peut être admis au bénéfice des dis-
« penses indiquées par le présent article, si les motifs de
« ces dispenses ne sont survenus que postérieurement à
« la décision de ce Conseil.

« Le présent article n'est applicable qu'aux enfants
« légitimes. Les enfants naturels, reconnus par le père
« ou par la mère, ne pourront jouir que de la dispense
« organisée par l'article suivant, et dans les conditions
« prévues par cet article. »

Telles sont les différentes catégories de jeunes gens susceptibles d'être dispensés au titre de l'article 21. L'ancien article 35 les imposait à la taxe militaire ; ils y restent soumis aux termes de la nouvelle loi, à moins qu'ils ne soient reconnus remplir effectivement les devoirs de soutiens indispensables de famille, auquel cas ils en sont exonérés au même titre que les dispensés de l'article 22 (alinéa 2, § 2, art. 35 modifié).

Sous bénéfice de cette restriction, l'imposition des dispensés de l'article 21 semble absolument logique ; il est incontestable qu'ils tirent un véritable profit personnel de la dispense partielle du service actif qui leur est accordée, toutes les fois que la présomption légale de soutien de famille, sur laquelle est basée cette dispense, ne correspond pas à la réalité des choses. Un fils aîné de femme veuve, par exemple, qui, loin d'être obligé de faire vivre sa mère avec les produits de son travail, reçoit d'elle des libéralités, se trouve dans une situation incontestablement privilégiée par rapport à tel ou tel autre des jeunes gens de sa classe qui, bien qu'ayant encore ses parents, peut se trouver dans une situation précaire, et cependant être incorporé pour trois ans.

Mais s'il est juste que les dispensés de cette catégorie soient passibles de la taxe, ils n'y doivent être soumis que proportionnellement à la durée de la dispense; or, il résulte des dispositions de la loi à cet égard que les dispensés de l'article 21 ne bénéficient pas tous au même titre et avec la même étendue de la faveur prévue par cet article qui comporte en principe l'exonération de deux années de service. Il peut arriver effectivement que la durée normale de la dispense se trouve restreinte, ou même que le bénéfice en soit entièrement perdu. En pareil cas, la taxe doit suivre le même sort, au lieu de deux annuités, l'assujetti peut, suivant les cas, n'en devoir qu'une seule ou même en être entièrement affranchi.

Pour déterminer sa situation à cet égard, il faut tenir compte, d'une part, des variations qui peuvent se produire dans la durée normale de la dispense; et, d'autre part, des dispositions que nous étudierons plus loin et d'après lesquelles la taxe est due pendant trois ans à partir du 1er janvier qui suit la décision par laquelle le Conseil de revision a fixé définitivement la situation de l'assujetti, à moins qu'au 1er janvier de l'une quelconque de ces trois années il ne soit présent sous les drapeaux, auquel cas il n'est pas imposable pour ladite année. (§ 4, art. 35 modifié.)

Ceci exposé, voyons quelle sera, suivant les circonstances, l'étendue de l'obligation pécuniaire d'un dispensé de l'article 21. Nous prendrons comme exemple un fils aîné de veuve.

1er *Cas.* — La dispense ayant été prononcée par le Conseil de revision, il est incorporé en même temps que sa classe à partir du 1er novembre suivant et envoyé en disponibilité après une année de service.

Aux termes du § 4 ci-dessus, présent sous les drapeaux au 1er janvier qui suit la décision du Conseil de revision, il n'est pas imposable ; absent au 1er janvier des deuxième et troisième années, il devient passible des deux annuités de la taxe correspondantes aux deux années de dispense. C'est le cas normal pour les dispensés de l'article 21.

2e *Cas.* — Mais il peut arriver que la cause de dispense reconnue par le Conseil de revision, vienne à cesser soit antérieurement soit postérieurement à l'incorporation par suite du décès de la mère de l'assujetti. En pareil cas et aux termes de l'article 25 de la loi de recrutement, le dispensé est soumis à toutes les obligations de service de la classe à laquelle il appartient, ce qui veut dire qu'il est suivant l'époque du décès de sa mère incorporé ou maintenu sous les drapeaux pour trois ans; ou réincorporé, s'il avait déjà été renvoyé dans ses foyers, jusqu'à l'époque de la libération normale de sa classe. Si par suite de l'événement postérieur à la décision du Conseil il a été incorporé ou maintenu au corps pour trois ans, la taxe disparaît entièrement avec la dispense qui la motivait. Si, au contraire, le dispensé avait été libéré par anticipation puis réincorporé, il y aurait lieu d'examiner, sans se préoccuper de la durée de ce congé provisoire, s'il était présent sous les drapeaux au 1er janvier de la deuxième ou de la troisième année de l'incorporation; il ne devrait la taxe pour l'une ou l'autre de ces années, ou pour toutes les deux que s'il était absent au 1er janvier de chacune d'elles.

Il y aurait lieu d'appliquer la même règle si la cause de dispense étant postérieure à l'incorporation, cette dispense au lieu d'être accordée par le Conseil de revision, l'était par l'autorité militaire postérieurement à l'incorporation. Suivant que cette décision aurait fait bénéficier l'assujetti d'une ou deux années de dispense, il devrait une ou deux annuités de la taxe, toujours en tenant compte de sa situation militaire à chacun des premiers janvier de la période triennale déterminée par l'article 35.

B. — Dispensés de l'article 23.

L'intérêt de certains grands services de l'État, notamment de l'instruction publique et du clergé, la nécessité de ne pas interrompre trop longtemps des études longues et difficiles, de maintenir l'habileté professionnelle de certains ouvriers d'art, d'assurer la prospérité du commerce et de l'agriculture, sans lesquelles un pays ne saurait atteindre son libre et complet développement, ont déterminé le législateur à renvoyer dans leurs foyers, au bout d'une année de service, les jeunes gens visés par l'article 23.

Déjà la loi de 1831 (art. 14), considérait comme ayant satisfait à l'appel, et déduisait des contingents à incorporer certaines catégories de jeunes gens, en raison de la nature de leurs études ou des fonctions publiques auxquelles ils se destinaient; il en était ainsi notamment pour les membres de l'enseignement et les élèves ecclésiastiques.

La loi de 1872 changea ces exemptions en dispenses conditionnelles, mais en fait elles conservèrent le caractère d'exemption et comprirent des catégories dont la loi de 1832 ne faisait pas mention.

De plus, en échange du remplacement qu'elle supprimait, elle institua l'engagement conditionnel d'un an qui dispensait de quatre années de service sur cinq. Pour contracter cet engagement, il fallait posséder certains diplômes ou brevets, ou bien avoir été admis dans certaines écoles (art. 53), ou bien encore subir un examen dont le programme avait été arrêté par le Ministre de la Guerre (art. 54). L'engagé conditionnel devait s'habiller, se monter, s'équiper, s'entretenir à ses frais (art. 55), mais en fait, l'État le dispensait de cette obligation moyennant le versement d'une somme déterminée et uniforme (1.500 francs) quelle que fût, d'ailleurs, l'arme à laquelle le volontaire était affecté.

Le volontariat d'un an a été supprimé lui-même par la loi du 15 juillet 1889 et remplacé par les dispenses conditionnelles accordées par l'article 23 à ceux dont les études importent au développement scientifique, littéraire, artistique et moral du pays, et qu'une interruption de trois années consécutives aurait eu pour conséquence inévitable de gravement compromettre.

Les dispenses conditionnelles ainsi que leur nom l'indique, ne sont pas d'ailleurs accordées à titre définitif, mais subordonnées formellement à l'accomplissement par les intéressés des conditions sous lesquelles elles sont consenties. En cas d'inexécution, la sanction prononcée par l'article 24 consiste dans la réincorporation des intéressés pour la durée normale du service.

La législation relative aux dispensés conditionnels est d'ailleurs contenue tout entière dans les articles 23 et 24 de la loi de 1889, qu'il importe de reproduire :

« En temps de paix, après un an de présence sous « les drapeaux, sont envoyés en congé dans leurs foyers,

« sur leur demande, jusqu'à la date de leur passage dans « la réserve :

« 1° Les jeunes gens qui contractent l'engagement de « servir pendant dix ans dans les fonctions de l'instruc- « tion publique, dans les institutions nationales des sourds- « muets ou des jeunes aveugles, dépendant du ministère « de l'Intérieur, et y rempliront effectivement un emploi « de professeur, de maître répétiteur ou d'instituteur.

« Les instituteurs laïques, ainsi que les novices et « membres des congrégations religieuses vouées à l'en- « seignement et reconnues d'utilité publique qui prennent « l'engagement de servir pendant dix ans dans les écoles « françaises d'Orient et d'Afrique, subventionnées par le « gouvernement français ;

« 2° Les jeunes gens qui ont obtenu ou qui poursui- « vent leurs études en vue d'obtenir :

« Soit le diplôme de licencié ès lettres, ès sciences, de « docteur en droit, de docteur en médecine, de pharma- « cien de première classe, de vétérinaire, ou le titre d'in- « terne des hôpitaux, nommé au concours dans une ville « où il existe une faculté de médecine.

« Soit le diplôme délivré par l'École des chartes et « l'École des langues orientales vivantes ;

« Soit le diplôme supérieur délivré aux élèves externes « par l'École des ponts et chaussées, l'École supérieure « des mines, l'École du génie maritime ;

« Soit le diplôme supérieur, délivré par l'Institut national « agronomique, l'École des haras du Pin aux élèves « internes, les Écoles nationales d'agriculture de Grand- « Jouan, de Grignon et de Montpellier, l'École des mines « de Saint-Étienne, les Écoles des maîtres ouvriers « mineurs d'Alais et de Douai, les Écoles nationales des « arts et métiers d'Aix, d'Angers et de Châlons, l'École

« des hautes études commerciales et les Écoles supérieures « de commerce reconnues par l'État (1).

« Soit l'un des prix de Rome, soit un prix ou médaille « d'État dans les concours annuels de l'École nationale « des beaux-arts, du Conservatoire de musique et de « l'École nationale des arts décoratifs ;

« 3° Les jeunes gens exerçant les industries d'art et « qui sont désignés par un jury d'État départemental « formé d'ouvriers et de patrons. Le nombre de ces jeunes « gens ne pourra, en aucun cas, dépasser un demi pour « cent du contingent à incorporer pour trois ans ;

« 4° Les jeunes gens admis, à titre d'élèves ecclésias- « tiques, à continuer leurs études en vue d'exercer le « ministère dans l'un des cultes reconnus par l'État.

« En cas de mobilisation, les étudiants en médecine et « en pharmacie et les élèves ecclésiastiques sont versés « dans le service de santé.

« Tous les jeunes gens énumérés ci-dessus seront rap- « pelés, pendant quatre semaines, dans le cours de l'année « qui précédera leur passage dans la réserve de l'armée « active. Ils suivront ensuite le sort de la classe à laquelle « ils appartiennent.

« Des règlements d'administration publique détermine- « ront (2) : les conditions dans lesquelles sera contracté

(1) Un décret, portant règlement d'administration publique, du 31 mai 1890, a organisé la reconnaissance par l'État des écoles supérieures de commerce.

Huit décrets portant règlement d'administration publique ont été rendus, le 22 juillet 1890 et le 12 juillet 1892, pour reconnaître l'École des hautes études commerciales, l'École supérieure de commerce de Paris, l'École supérieure de commerce de Bordeaux, l'École supérieure de commerce du Havre, l'École supérieure de commerce de Lyon, l'École supérieure de commerce de Marseille, l'Institut commercial de Paris et l'école supérieure de commerce de Lille.

(2) Décret rendu le 23 novembre 1889.

« l'engagement décennal visé au paragraphe 1er ; les jus-
« tifications à produire pour les jeunes gens visés aux
« paragraphes 2 et 4, soit au moment de leur demande,
« soit chaque année pendant la durée de leurs études, la
« nomenclature des industries d'art qui donneront lieu à
« la dispense prévue au paragraphe 3 ; le mode de répar-
« tition de ces dispenses entre les départements, le mode
« de constitution du jury d'État pour les ouvriers d'art,
« ainsi que les justifications annuelles d'aptitude, de
« travail et d'exercice régulier de leur profession, que les
« jeunes gens dispensés, sur la proposition du jury,
« devront fournir jusqu'à l'âge de vingt-six ans.

« Les mêmes règlements fixeront le nombre des di-
« plômes supérieurs à délivrer annuellement, en vue de
« la dispense du service militaire, par chacune des écoles
« énumérées au troisième alinéa du paragraphe 2, ils
« définiront ceux de ces diplômes qui ne seront pas
« définis par la loi ; ils fixeront également des prix et
« des médailles visés au quatrième alinéa du même para-
« graphe.

« Art. 24. — Les jeunes gens visés au paragraphe 1er
« de l'article précédent qui, dans l'année qui suivra leur
« année de service, n'auraient pas obtenu un emploi de
« professeur, de maître-répétiteur ou d'instituteur ou qui
« cesseraient de le remplir avant l'expiration du délai
« fixé ;

« Ceux qui n'auraient pas obtenu avant l'âge de
« vingt-six ans les diplômes ou les prix spécifiés aux
« alinéas du paragraphe 2, à l'exception toutefois des
« diplômes de docteur en droit, de docteur en médecine,
« de pharmacien de 1re classe et du titre d'interne des
« hôpitaux nommé au concours dans une ville où il existe
« une faculté de médecine, pour l'obtention desquels la

« limite d'âge, en ce qui touche le bénéfice résultant de « l'article 23, est fixé à vingt-sept ans (1);

« Les jeunes gens visés au paragraphe 3, qui ne « fourniraient pas les justifications professionnelles pres- « crites ;

« Les élèves ecclésiastiques mentionnés au para- « graphe 4, qui, à l'âge de vingt-six ans, ne seraient pas « pourvus d'un emploi de ministre de l'un des cultes re- « connus par l'État.

« Les jeunes gens visés par les articles 21, 22 et 23, « qui n'auraient pas satisfait, dans le cours de leur année « de service, aux conditions de conduite et d'instruction « militaire, déterminées par le Ministre de la Guerre.

« Ceux qui ne poursuivraient pas régulièrement les « études en vue desquelles la dispense a été accordée,

« Seront tenus d'accomplir les deux années de service « dont ils avaient été dispensés.

« Art. 25. — Quand les causes de dispenses prévues « aux articles 21, 22 et 23 viennent à cesser, les jeunes « gens qui avaient obtenu ces dispenses sont soumis à « toutes les obligations de la classe à laquelle ils appar- « tiennent. »

Telles sont les dispositions relatives aux dispensés conditionnels de l'article 23, ils bénéficient de l'exonération de deux années de service actif et à ce titre doivent payer les deux annuités de la taxe militaire correspondantes aux deux années d'exonération. Ils étaient déjà soumis à la taxe par la loi de 1889 et la loi nouvelle les y a maintenus, à juste titre semble-t-il, car ils retirent tous un profit personnel, indiscutable et effectif, de l'exonération partielle qui leur permet d'interrompre moins long-

(1) La disposition prorogeant jusqu'à 27 ans le délai d'obtention de certains diplômes a été introduite par la loi du 13 juillet 1895.

temps leurs études et d'obtenir plus rapidement les diplômes susceptibles de leur ouvrir l'entrée d'une carrière ou l'exercice d'une profession.

Mais s'il semble très juste de leur faire payer la taxe quand la dispense conditionnelle devient définitive, il en est autrement quand par suite d'événements prévus par l'article 24 ci-dessus, ils sont postérieurement réincorporés et tenus d'accomplir les deux années de service dont ils avaient été dispensés. En pareil cas, ils devraient pouvoir obtenir le remboursement de la taxe déjà payée. Nous verrons dans un chapitre spécial où nous examinerons, d'une manière générale, la situation faite aux assujettis, en cas d'incorporation postérieure au payement de la taxe, que ce remboursement serait contraire aux principes généraux applicables en matière d'impôts directs, et que les Tribunaux administratifs saisis d'une demande en décharge basée sur l'incorporation postérieure au payement ne pourraient légalement la prononcer.

C. — Ajournés dont l'ajournement n'est pas suivi d'exonération complète.

L'ajournement qui est une innovation de la loi de 1872, empruntée par elle aux lois Allemande et Autrichienne, a passé sans modification dans la loi du 15 juillet 1889 dont l'article 27 dispose que les jeunes gens qui n'ont pas la taille réglementaire d'un mètre cinquante-quatre, ou qui sont reconnus d'une complexion trop faible pour un service armé, pourront être ajournés deux années de suite à un nouvel examen du Conseil de revision (art. 27).

L'ajournement peut donc être renouvelé la seconde année, mais lors de la troisième comparution devant le Conseil de revision, il est obligatoire que l'ajourné soit incorporé ou dispensé définitivement de tout service, ou bien classé dans les services auxiliaires. Il s'en suit que les ajournés peuvent se trouver dans l'une des situations suivantes :

1° Être incorporés dans l'armée active après un ou deux ajournements successifs, pour le temps de service restant à faire à leur classe d'âge au moment de leur incorporation, c'est-à-dire pour deux années ou une année seulement, suivant qu'ils sont incorporés lors de leur deuxième ou troisième comparution devant le Conseil ;

2° Être classés dans les services auxiliaires ;

3° Être exemptés définitivement.

Dans les deux premiers cas seulement, ils seront astreints au payement de la taxe. On considère avec juste raison que le troisième équivaut à une exemption pure et simple, et l'on sait qu'aux termes de la nouvelle loi, les exemptés pour cause de faiblesse de constitution ou d'infirmités ne sont pas imposables comme n'ayant pas retiré de la dispense un profit personnel effectif (art. 35, § 1er).

Quant aux ajournés des deux premières catégories, ils devront la taxe en compensation du service actif qu'ils n'auront pas fait, c'est-à-dire l'intégralité de cette taxe lorsqu'ils auront été classés dans les services auxiliaires après deux ajournements successifs ; deux annuités lorsqu'ils auront été incorporés après deux ajournements ; une annuité seulement si l'incorporation suit le premier ajournement.

A cet effet, et comme il n'était pas possible lors du premier ajournement de prévoir les décisions subséquentes du Conseil de revision, la loi prescrit, ainsi que nous le verrons, de n'imposer les ajournés qu'à partir du 1er janvier qui suivra la décision par laquelle le Conseil de revision aura fixé leur situation définitive ; soit qu'il les ait déclarés bons pour le service, soit qu'il les ait classés dans les services auxiliaires (art. 35 modifié, § 4).

Cette disposition relative au point de départ de la période d'imposition des ajournés constitue une innovation de la loi nouvelle. D'après la législation antérieure, les ajournés comme les autres assujettis étaient imposés dès le 1er janvier qui suivait l'appel de leur classe à l'activité et d'après les éléments existant à cette date (art. 1er décret du 30 décembre 1890, remplacé par le décret du 24 février 1894), ce qui les plaçait dans une situation particulièrement défavorable par rapport aux autres assujettis.

Il suffit pour s'en rendre compte de rappeler les dispositions de l'ancienne législation relative au mode de calcul de l'impôt. La taxe était divisée en trente-six parties égales correspondant aux trente-six mois de service actif, et réduite d'un nombre de trente-sixièmes égal à celui des mois de service dont l'assujetti n'était pas dispensé. (Art. 35, § 4, loi du 15 juillet 1889 : art. 3, Décret réglementaire du 24 février 1894.)

Faisant aux ajournés l'application de ce qui précède, on les imposait dès le 1er janvier qui suivait l'appel de leur classe à l'activité, d'après les éléments existant à cette date, c'est-à-dire pour la taxe entière, soit 36/36 puisqu'ils n'avaient encore fait aucun service. Si bien qu'en cas d'incorporation postérieure au premier ajournement, pour deux ou une année de service, ils se trouvaient, au moins pour les annuités antérieurement payées, n'avoir bénéficié d'aucune réduction du chef des mois de service accomplis. D'où la situation défavorable qui leur était faite par rapport aux autres dispensés, lesquels n'étant imposés que postérieurement à leur envoi en disponibilité, bénéficiaient pour le payement de toutes les annuités exigibles, de la réduction afférente au temps de service antérieurement accompli.

Soit deux conscrits appartenant à la classe 1895, incorporée en 1896. — L'un d'eux après deux ajournements successifs était incorporé pour une année lors de sa troisième comparution devant le Conseil de revision : par conséquent à partir du 1er novembre 1898 ; l'autre, dispensé de deux années de service à raison de sa situation de famille (art. 21) était incorporé avec sa classe en novembre 1896 et renvoyé dans ses foyers en novembre 1897. — Quelle était leur situation respective au point de vue du payement de la taxe ?

Le dispensé présent sous les drapeaux au 1er janvier 1896 n'était imposé qu'après son envoi en disponibilité, c'est-à-dire à partir du 1er janvier 1897 ; mais, comme on lui tenait compte du service antérieurement accompli et venant en déduction de l'exonération totale de ce service, on ne l'imposait qu'au 24/36 de la taxe : il bénéficiait donc, pour toutes les annuités exigibles, d'une réduction égale au 12/36 de cette taxe.

Au contraire, l'ajourné non présent sous les drapeaux au 1er janvier 1896 était immédiatement imposé d'après les éléments existants à cette date. Comme il n'avait encore fait aucun service actif, il était passible de l'intégralité de la taxe, soit 36/36 correspondant aux trente-six mois de service non accomplis. Au 1er janvier 1897, sa situation n'étant pas modifiée, il était imposé de nouveau pour la taxe entière. Au 1er janvier 1898, il disparaissait du rôle comme présent sous les drapeaux pour y être rétabli à partir du 1er janvier 1899, qui suivait sa libération, déduction faite naturellement des douze trente-sixièmes correspondant aux douze mois de service qu'il venait d'accomplir.

Il résulte de cet exemple que les ajournés, au moins pour les annuités antérieures à l'incorporation, se trouvaient avoir payé davantage que les dispensés ordinaires tout en n'ayant pas bénéficié d'une exonération plus large.

Quant à obtenir après coup le remboursement des trente-sixièmes afférents aux mois de service postérieurement effectués, cela n'était pas possible. Les Tribunaux administratifs, saisis de la question, se bornaient à répondre que l'imposition étant régulière à l'origine (puisqu'au moment où elle avait été établie, l'ajourné n'avait encore fait aucun service), il n'y avait pas lieu, conformément aux dispositions de la loi et du règlement d'administration publique (art. 35, § 5 et règlement du 24 février 1894, art. 1er), de tenir compte des faits postérieurs à l'établissement de la taxe qui devaient demeurer sans influence sur le calcul des annuités antérieurement payées et dûment établies à l'origine.

D. — Jeunes gens classés dans les services auxiliaires.

Ce sont ceux que des infirmités légères ou certaines défectuosités physiques ne permettent pas d'appeler à un service armé, mais qui pourtant sont susceptibles d'être affectés avec profit à certains services déterminés, dits services auxiliaires.

La circulaire du 28 mars 1877 détermine ainsi qu'il suit les services auxiliaires de l'armée auxquels peuvent être affectés, en raison de leurs aptitudes professionnelles, les jeunes gens compris dans la 6e partie de la liste du recrutement cantonal (art. 33, loi du 15 juillet 1889) :

1° Travaux de fabrication, d'entretien et de réparation du matériel militaire de toute nature ;

2° Travaux relatifs aux fortifications et aux bâtiments militaires ;

3° Travaux concernant la construction, la réparation et l'exploitation des voies ferrées et des lignes télégraphiques;

4° Hôpitaux et ambulances ;

5° Magasins d'habillement, d'équipement, de harnachement et de campement;

6° Subsistances, manutentions, magasins;

7° Transports militaires;

8° Bureaux des états-majors du recrutement, de l'administration et des dépôts des différents corps de troupe.

Le classement dans les services auxiliaires de l'armée constitue en somme une véritable exonération du service actif en temps de paix. Les jeunes gens qui en bénéficient ne sont jamais appelés, si ce n'est en cas de mobilisation générale et ne sont astreints, en temps de paix, qu'à des revues annuelles.

Le classement dans les services auxiliaires constitue une innovation de la loi de 1872, reproduite par celle de 1889; antérieurement, il n'y avait pas de moyen terme; les jeunes gens étaient déclarés bons pour le service, ou bien réformés définitivement. Le législateur a pensé qu'il fallait assurer, en temps de guerre, le concours de toutes les forces vives de la nation, et qu'un homme de petite stature ou de complexion simplement délicate, pourrait, quand même, rendre dans certaines circonstances appropriées, des services appréciables.

Quoi qu'il en soit, les jeunes gens classés dans les services auxiliaires bénéficient d'une véritable exemption du service actif qui justifie, logiquement et équitablement, le payement de la taxe militaire à laquelle les a soumis le législateur de 1889, et dont ils continuent d'être passibles, aux termes de la législation nouvelle. Il n'y avait, effectivement, aucune raison de les exonérer de la taxe, à l'exemple de leurs camarades exemptés de tout service pour cause d'infirmités. Le caractère et la nature des défectuosités physiques qui motivent leur classement dans les services auxiliaires ne présente pas, en effet, le même caractère de gravité, et ne sauraient, en tout cas, leur empêcher de subvenir à leur existence par les produits de leur travail. Maintenant, il y a lieu de déterminer quelle sera leur situation au point de vue du payement de la taxe et de l'époque à partir de laquelle ils y seront assujettis?

Cette question est résolue par le § 4 du nouvel article 35, aux termes duquel les assujettis ne sont imposables qu'à partir du 1er janvier qui suit la décision par laquelle le Conseil de revision a fixé leur situation définitive.

En conséquence, les assujettis classés dans les services auxiliaires, lors de leur première comparution devant le Conseil, en seront immédiatement passibles ; au contraire, ceux qui, par application de l'article 27, n'auront été classés dans les services auxiliaires que postérieurement à un ou deux ajournements successifs, ne seront imposés qu'à partir du 1er janvier qui suivra leur dernière comparution devant le Conseil. D'après l'ancien article 35, au contraire, ils étaient tous imposables à partir du 1er janvier qui suivait l'appel de leur classe à l'activité.

Nous avons vu précédemment à propos des ajournés que cette nouvelle disposition de la loi s'expliquait très logiquement, car après une première comparution devant le Conseil de revision, il est impossible en cas d'ajournement, de savoir ce que sera la décision définitive, si elle classera l'ajourné dans les services auxiliaires, l'exemptera définitivement ou le déclarera bon pour le service. Toutes circonstances d'où dépendent entièrement sa situation au point de vue de la taxe militaire.

E. — Jeunes gens faisant partie de la deuxième portion du contingent.

« Chaque année, après l'achèvement des opérations du « recrutement, le Ministre de la Guerre fixe sur la liste

« de tirage au sort de chaque canton et proportionnelle-
« ment, en commençant par les numéros les plus élevés, « le nombre d'hommes qui seront envoyés dans leurs « foyers en disponibilité après leur première année de « service.

« Ces jeunes gens resteront néanmoins à la disposition « du Ministre, qui pourra les conserver sous les drapeaux « ou les rappeler si leur conduite et leur instruction « laisse à désirer, ou si l'effectif budgétaire le permet « (art. 39, loi du 15 juillet 1889).

Le premier projet de la loi relatif au service de trois ans ne comprenait pas de deuxième portion du contingent, elle ne fut prévue pour des considérations budgétaires que dans la séance de la Chambre des députés du 12 janvier 1889. On avait effectivement calculé qu'avec la nouvelle loi, et en tenant compte de toutes les réductions à prévoir pour des causes diverses dans l'effectif, on arrivait à un contingent irréductible de 460.000 hommes supérieur par suite de 60.000 à l'effectif budgétaire. On se trouvait donc en présence d'une véritable impossibilité matérielle.

La création d'une seconde portion du contingent est une sorte de soupape destinée à alléger le budget de la Guerre en limitant aux effectifs budgétaires le contingent à entretenir sous les drapeaux. Le Ministre de la guerre peut ainsi, chaque année, le restreindre dans la limite des ressources votées par le Parlement.

Les hommes de la deuxième portion du contingent ne font qu'une année, et sont dispensés des deux autres. Sous l'empire de l'ancienne législation, ils étaient déjà soumis au payement de la taxe et y demeurent assujettis d'après la loi nouvelle. Leur imposition se justifie d'ailleurs logiquement, elle est le prix du bénéfice qu'ils retirent de leur exemption ; bien que d'ailleurs, il faut le reconnaître, cette exemption ne soit pas prononcée dans leur intérêt propre mais plutôt dans celui de l'État, et pour un simple motif budgétaire. Les hommes de la seconde portion du contingent ne sont imposés à la taxe militaire qu'à partir du premier janvier qui suit leur envoi en disponibilité, et pendant les deux années correspondantes à l'exemption (§ 4, art. 35, modifiés). Ils payent donc normalement deux annuités de la taxe.

Nous verrons plus loin, qu'au contraire, les dispensés de l'article 46 ne sont pas imposables. Ce sont ceux dont le renvoi anticipé, au lieu d'être décidé par le Ministre de la guerre immédiatement après l'achèvement des opérations du recrutement, est prononcé postérieurement au cours du service en cas d'excédent du contingent incorporé.

L'article 46 n'est, en définitive, qu'une sorte de prolongement de l'article 39 permettant de prononcer supplémentairement de nouveaux envois en disponibilité ; il semble bien que la situation des dispensés soit la même dans les deux cas, et pourtant les uns sont soumis à la taxe alors que les autres en sont exemptés ; nous verrons la raison déterminante de cette différence de régime en étudiant plus loin la catégorie des dispensés en vertu de l'article 46.

F. — Dispensés de l'article 50 en raison de leur résidence à l'étranger.

« En temps de paix, les jeunes gens qui, avant l'âge de « dix-neuf ans révolus, ont établi leur résidence à l'étranger « hors d'Europe, et qui y occuperont une situation régu- « lière pourront, sur l'avis du Consul de France, être « dispensés du service militaire pendant la durée de leur « séjour à l'étranger. Ils devront justifier de leur situation « chaque année.

« S'ils rentrent en France avant l'âge de trente ans, ils « devront accomplir le service actif prescrit par la pré- « sente loi, sans pouvoir être retenus sous les drapeaux « au delà de l'âge de trente ans.

« S'ils rentrent après l'âge de trente ans, ils ne seront « soumis qu'aux obligations de leur classe.

« Pendant la durée de leur séjour à l'étranger, ils ne « peuvent séjourner accidentellement en France plus de « trois mois et sous la réserve d'aviser le Consul de leur « absence. » (Art. 50, loi du 15 juillet 1889.)

La loi accorde donc aux jeunes gens qui résident hors d'Europe, dans certaines conditions, une véritable faveur en les dispensant du service militaire pendant leur séjour à l'étranger. Il fallait bien faciliter et encourager l'émigration par laquelle on développe au loin l'influence française. Mais pour que l'émigration ne devînt pas un simple prétexte et un moyen d'échapper au service, le législateur a entouré cette faveur de certaines conditions restrictives.

Elle exige d'abord une résidence effective hors d'Europe, il faut que le dispensé soit dans une situation telle que, même avec les moyens de communication rapide dont on dispose aujourd'hui, il ne puisse se transporter facilement là où l'appellent ses intérêts et l'exploitation d'un commerce ou d'une industrie, autrement, il n'éprouverait pas sensiblement plus de gênes et de difficultés que ses camarades résidant en France et astreints au service.

La loi exige, en outre, que le dispensé ait quitté la France avant l'âge de dix-neuf ans révolus, et ne rentre pas avant celui de trente ans ; elle a voulu éviter les expatriements volontaires dans le seul but d'échapper au service, aussi le séjour à l'étranger ne suffit-il pas par lui-même, l'émigré devra s'y trouver dans une situation régulière annuellement constatée par le Consul de France.

De plus, il ne peut, pendant cette période, séjourner en France à son gré et suivant son caprice, un maximum de résidence de trois mois lui est accordé. Le service militaire est une charge trop lourde pour qu'on n'épargne pas à ceux qui le subissent le spectacle immédiat de ceux qui y ont échappé.

Les jeunes gens qui bénéficient des dispositions de l'article 50 sont donc de véritables dispensés conditionnels de même que ceux de l'article 23 ; seulement, leur dispense au lieu d'être subordonnée à l'obtention de certains diplômes ou brevets obtenus dans des conditions déterminées ; l'est à cette circonstance qu'ils ne rentreront pas en France avant l'âge de trente ans révolus. Ils tirent de cette dispense un profit personnel indiscutable, ou tout au moins sont à même d'en tirer une utilité effective, tant au point de vue de leurs intérêts pécuniaires, s'ils ont des établissements commerciaux et industriels à l'étranger ; qu'au point de vue de leur commodité personnelle ; il est juste qu'ils soient, à ce titre, soumis à la taxe militaire.

Toutefois, leur situation vis-à-vis de la taxe ne sera pas constante, elle dépendra de l'époque de leur rentrée en France. Effectivement, ils sont imposables pendant la période triennale qui suit l'appel de leur classe à l'activité ; à moins qu'ils ne soient présents sous les drapeaux au 1er janvier de l'une quelconque de ces trois années, auquel cas ils ne sont pas imposables pour ladite année (§ 4, art. 35). Si donc, un dispensé de l'article 50 rentre en France de manière à pouvoir être présent sous les drapeaux au 1er janvier de l'une quelconque ou même des trois années de la période triennale dont s'agit, il ne payera que deux ou une annuité de la taxe et pourra même ne pas la payer du tout, s'il est rentré en France postérieurement à la décision du Conseil, mais antérieurement à l'appel de sa classe et qu'il ait été effectivement incorporé avec elle. Un dispensé de l'article 50 peut donc par suite d'événements postérieurs à la dispense voir sa taxe réduite d'une ou deux annuités, ou même n'être plus du tout imposable, si son retour en France permet de l'incorporer en même temps que sa classe.

G. — Dispensés en vertu des articles 81 et 82 en raison de leur résidence dans certaines colonies ou pays de protectorat.

Ces articles visent :

1° Les Français établis en Algérie ou dans l'une des colonies, autres que la Guadeloupe, la Martinique, la Guyane ou la Réunion, qui sont soumises au régime ordinaire de la loi de recrutement (art. 81) ;

2° Les Français établis dans un pays de protectorat (art. 81) ;

3° Les jeunes gens inscrits sur les listes de recrutement de la Métropole, mais résidant dans une colonie ou un pays de protectorat ;

4° Ceux résidant dans une colonie et inscrits sur les listes de recrutement d'une autre colonie (art. 82).

Tous ces jeunes gens sont dispensés en temps de paix de tout ou partie du service actif.

Leur situation au point de vue du recrutement varie selon qu'il se trouve ou ne se trouve pas de corps de troupes stationnées dans la colonie du lieu de leur résidence ou dans un certain rayon fixé par arrêté ministériel.

Dans le premier cas, ils sont incorporés pour une année seulement et renvoyés dans leurs foyers après une année de présence effective sous les drapeaux, si, d'ailleurs, ils ont satisfait aux conditions de conduite et d'instruction militaire déterminées par le Ministre de la Guerre.

Dans le second cas, ils sont dispensés de tout service actif, à moins que cette situation ne se modifie avant qu'ils n'aient atteint l'âge de trente ans révolus, ils doivent alors accomplir une année de service dans le corps de troupe qui vient tenir garnison dans le rayon déterminé par l'arrêté ministériel prévu par la loi.

Ces jeunes gens seront soumis au payement intégral de la taxe ou au payement de deux annuités seulement, suivant qu'ils auront été dispensés de tout ou partie du service actif. De même que les dispensés de l'article 23 et les dispensés de l'article 50, les jeunes gens résidant dans une colonie ou un pays de protectorat sont donc exposés à être incorporés par suite d'événements postérieurs au payement de la taxe. Nous étudierons dans un chapitre spécial la situation légale qui leur est faite dans ce cas, de même qu'aux autres assujettis exposés au double emploi résultant de la prestation du service militaire en nature et, d'autre part, du payement de la taxe en argent.

II. — Assujettis par suite d'inscription tardive sur les tableaux de recensement.

L'article 10 de la loi du 15 juillet 1889 prescrit aux maires de dresser chaque année, pour la formation de la classe, les tableaux de recensement des jeunes gens de leurs communes ayant atteint l'âge de 20 ans révolus dans l'année précédente.

Mais il arrive que cette inscription ne peut pas toujours être effectuée à l'époque normale et se trouve retardée pour des motifs divers. Cela se présente :

1° Dans le cas d'omission prévu par l'article 15 de la loi de recrutement. Les jeunes gens omis sont inscrits sur les tableaux de recensement de la classe qui est appelée après la découverte de l'omission ;

2° Pour les Français sous condition résolutoire, qui peuvent décliner la nationalité Française dans l'année qui suit leur majorité, conformément aux articles 8, § 4,

12, § 3 et 18 du Code civil (modifiés par la loi du 26 juin 1889), qui visent :

A. — L'individu né en France d'un étranger et qui s'y trouve domicilié à l'époque de sa majorité.

B. — L'individu domicilié en France lors de sa majorité, et né en pays étranger, d'un étranger, depuis lors naturalisé Français, ou d'un Français ayant perdu cette qualité, mais qui l'a recouvrée ultérieurement, si cet individu était mineur quand ses parents ont acquis ou recouvré la qualité de Français.

Ces jeunes gens ne sont portés dans les communes où ils sont domiciliés, que sur les tableaux de recensement de la classe dont la formation suit l'époque de leur majorité telle qu'elle est fixée par la loi française.

La date à envisager pour appliquer ce principe est celle du 1er janvier de l'année qui précède le tirage au sort. C'est ainsi que ne devraient être inscrits, par exemple sur les tableaux de recensement de la classe 1898, appelée en 1899, que les jeunes gens de cette catégorie ayant atteint l'âge de 21 ans révolus au 1er janvier 1899.

Il faut à ce point de vue signaler la situation spéciale des individus qui peuvent se réclamer éventuellement de la nationalité Belge. Leur situation est réglée par l'article 2 de la convention franco-belge du 30 juillet 1891, « ne seront pas inscrits d'office avant l'âge de 22 ans « accomplis sur les listes du recrutement Français :

« Les individus nés en Belgique, d'un Français, qui « peuvent invoquer l'article 9 du Code civil Belge.

« Les individus nés d'un Français naturalisé belge pen- « dant leur minorité, lesquels peuvent acquérir la natio- « nalité Belge conformément à l'article 4, § 1, de la loi « Belge du 6 août 1881. »

De même que pour les Français sous condition résolutoire ordinaire visés par l'article 11 de la loi du 15 juillet 1889, c'est au 1er janvier de l'année qui précède le tirage au sort qu'il faut se placer pour apprécier si les jeunes gens se réclamant de la convention franco-belge doivent être inscrits sur les tableaux de recensement. C'est ainsi que ne devront être inscrits sur les tableaux de recensement de 1899 avec la classe 1898, que les jeunes gens ayant 22 ans accomplis au 1er janvier 1899.

3° Pour les individus devenus Français par voie de naturalisation, réintégration ou déclaration faite conformément aux lois (art. 8, § 5 ; art. 9 ; art. 18, Code civil ; modifiés par la loi du 26 juin 1889).

Ils ne sont portés que sur les tableaux de recensement de la première classe formée après leur changement de nationalité (art. 12, loi du 15 juillet 1889).

Tous les hommes appartenant à l'une des trois catégories précédentes : jeunes gens omis ; Français sous condition résolutoire ; étrangers naturalisés, ne sont d'ailleurs assujettis qu'aux obligations de service incombant encore à leur classe d'âge au moment où ils sont inscrits sur les tableaux de recensement ; si bien qu'ils peuvent se trouver exemptés de tout, ou partie du service actif, suivant l'époque plus ou moins tardive de leur inscription (art. 12 et 15, loi du 15 juillet 1889).

La loi ne les assujettit pas tous au payement de la taxe, elle en excepte formellement ceux dont l'inscription tardive sur les tableaux de recensement provient d'omission. C'est qu'en pareil cas, la situation de fait résultant de l'omission et ayant pour résultat de soustraire l'individu omis à tout, ou partie du service ne saurait être assimilée aux autres causes de dispenses légales qui seules peuvent justifier le payement de la taxe.

Restent donc les Français sous condition résolutoire visés par l'article 11, et les étrangers naturalisés visés par l'article 12.

En ce qui concerne les premiers, il n'est pas douteux qu'on doive les considérer comme assujettis à la taxe; le texte de la loi s'applique littéralement à leur cas, quand il parle d'inscription différée sur les tableaux de recensement. Mais pour les étrangers naturalisés, la question se pose de savoir s'ils doivent être considérés comme légalement imposables.

Nous ne le pensons pas malgré l'argument qu'on peut tirer des travaux préparatoires, et du rapport présenté au Ministre des Finances par M. de Lasteyrie, au nom de la Commission parlementaire chargée d'étudier la réforme de la taxe militaire. La Commission propose effectivement d'assujettir à la taxe « ceux qui échappent à tout ou partie « du service actif, à raison soit du délai pendant lequel « ils peuvent répudier la qualité de Français, soit de l'âge « auquel ils acquièrent ou recouvrent cette qualité » visant ainsi non seulement les Français sous condition résolutoire, mais encore les étrangers naturalisés.

Notre opinion se fonde d'abord sur un argument de texte. La loi parle d'inscription différée sur les tableaux de recensement : « sont assujettis au payement d'une taxe « militaire, les jeunes gens..... qui bénéficient de l'exoné- « ration totale ou partielle du service dans l'armée active « par suite soit de....., soit *d'inscription différée* sur les « tableaux de recensement, dans les cas autres que celui « d'omission » (art. 35, § 1er). Or, comment cette expression pourrait-elle s'appliquer aux étrangers naturalisés, dont l'inscription est tardive il est vrai, en ce sens qu'ils ne sont pas inscrits en même temps que les Français de leur âge ; mais n'est pas différée au sens grammatical et strict du mot : on ne peut différer que l'exécution d'une chose possible au moment où on la renvoie à une date ultérieure. C'est ce qui a lieu pour l'inscription des Français, sous condition résolutoire, qui ont en définitive cette qualité au moment du tirage au sort de leur classe d'âge, et qui normalement pourraient être inscrits sur les tableaux de cette classe. La situation est toute autre pour les étrangers naturalisés, au moment de l'inscription sur les tableaux de leur classe d'âge; ils sont inexistants au regard de la loi française de recrutement, et on ne saurait différer à leur égard l'exécution d'une mesure dont il ne peut être question.

Cette interprétation des termes employés par la loi qui conduit à exempter de la taxe les étrangers naturalisés pourrait paraître bien étroite, si elle n'était d'accord non seulement avec son esprit, mais encore avec le but qu'a voulu atteindre le législateur par la loi du 26 juin 1889 sur la nationalité.

En effet, la loi nouvelle ainsi que nous l'avons vu considère la taxe comme la compensation d'une utilité effective retirée de la dispense (ce qui l'a conduit à exempter notamment ceux que leur état physique empêche de servir). La taxe n'est plus comme sous la législation antérieure une compensation pécuniaire, due dans tous les cas par tous ceux qui ne font pas le service actif, mais bien la compensation de l'utilité effective retirée de cette dispense. Or, si l'on prend les étrangers naturalisés, peut-on dire que l'utilité de la dispense apparaisse vraiment pour eux dans tous les cas? Il semble bien que non, car il arrivera fréquemment qu'un étranger, imposé en France à la taxe militaire, aura satisfait dans son pays d'origine à la loi de recrutement et se trouvera ainsi payer en argent ce qu'il aura déjà payé en nature. Sa situation sera en tous cas beaucoup moins favorable que celle du Français d'origine, qui au moins ne payera que la taxe représentative d'un service non effectué. Il pourra encore arriver que l'étranger ait déjà payé la taxe dans son propre pays avant sa naturalisation.

Nous disons également que l'interprétation restrictive d'après laquelle les étrangers naturalisés échapperaient à la taxe est conforme à la loi de 1889 sur la nationalité, qui a eu pour but de favoriser la naturalisation en simplifiant les formalités qu'elle comporte et en facilitant, dans la mesure du possible, l'acquisition par les étrangers de la nationalité Française. C'est entrer singulièrement dans les vues du législateur, que de frapper certains naturalisés d'une taxe militaire qui soit comme le corollaire de leur naturalisation.

Un autre argument, qui paraît sérieux, est le suivant : La loi parle d'exonération de tout ou partie du service actif ; mais pour qu'il y ait véritablement exonération au sens étymologique du mot, il faut qu'il y ait d'abord obligation ; c'est le cas pour tous les assujettis Français qui doivent en principe le service militaire pendant trois années dès qu'ils ont l'âge requis à cet effet. La situation de l'étranger naturalisé à une époque où sa classe d'âge a accompli tout ou partie du service actif obligatoire apparaît toute différente ; il ne peut être considéré comme exonéré d'un service qu'il n'a jamais dû, puisqu'il n'a jamais été légalement astreint qu'aux obligations de service incombant à sa classe d'âge au moment de la naturalisation (art. 12, loi du 15 juillet 1889) ; comment dès lors le considérer comme débiteur d'une taxe représentative du service antérieurement fait par sa classe d'âge, et qu'il n'a jamais dû, puisqu'il n'était pas français à ce moment-là ? Quoi qu'il en soit, et malgré que les arguments en faveur de la non-imposition des étrangers naturalisés nous paraissent décisifs, la direction générale des contributions directes s'est arrêtée à une interprétation différente dans son instruction pour l'assiette de la taxe militaire en date du 27 mai 1898 (circulaire n° 927 p. 7). Elle énumère parmi les imposables les étrangers naturalisés et prévoit spécialement pour eux le point de départ et le délai de l'imposition.

Voyons donc quel sera à ce double point de vue la situation des deux catégories reconnues imposables par l'administration, c'est-à-dire des Français sous condition résolutoire et des étrangers naturalisés.

A. — *Etrangers naturalisés.* — Leur situation vis-à-vis de la taxe dépendra de l'époque de leur naturalisation. Si elle a lieu postérieurement au passage dans la réserve de leur classe d'âge, comme ils ne sont assujettis qu'aux obligations de service de cette classe, ils ne feront aucun service actif, et payeront la taxe intégralement pendant trois années.

Si, au contraire, au moment de la naturalisation, leur classe d'âge est encore sous les drapeaux ; ils seront inscrits sur les tableaux de recensement de la première classe formée après leur changement de nationalité, incorporés avec elle, et libérés avec leur classe d'âge ; suivant les cas ils n'auront été dispensés que d'une ou deux années de service, et payeront la taxe proportionnellement à la durée de la dispense.

Soit un étranger né le 1er octobre 1876 et naturalisé le 1er décembre 1897. Il sera porté sur les tableaux de recensement de la classe 1897, formée après son changement de nationalité incorporé avec elle en novembre 1898, et libéré, par anticipation, avec sa classe d'âge, c'est-à-dire avec la classe 1896 en novembre 1900, il n'aura donc été dispensé que d'une seule année de service, et ne payera qu'une seule fois la taxe, si au lieu d'avoir été naturalisé en 1897, il ne l'avait été qu'en 1898, et de manière à ne pouvoir être porté que sur les tableaux de recensement de l'année suivante, il n'aurait été incorporé qu'en 1899, bénéficiant ainsi de l'exonération de deux années de service, ce qui aurait entraîné le payement de deux annuités de la taxe. Toutefois, il convient de remarquer que tous les étrangers naturalisés Français, tardivement inscrits sur les tableaux de recensement, ne devront pas tous la taxe; ceux qui par leur âge appartiendraient à une classe antérieure à celle de 1889 ne seront pas légalement imposables puisque les Français d'origine eux-mêmes appartenant aux classes antérieures à 1889, en ont été dispensés (art. 35, § 8 de la loi du 15 juillet 1889).

De même, ne payeront pas la taxe, ceux qui ne seraient naturalisés qu'après 45 ans, c'est-à-dire après la libération définitive de leur classe d'âge, alors que cette dernière n'est plus assujettie à aucune obligation militaire.

B. — *Français sous condition résolutoire.* — Leur situation au point de vue de la taxe est constante, puisqu'ils sont toujours inscrits sur les tableaux de recensement de la classe dont la formation suit l'époque de leur majorité, c'est-à-dire une année plus tard que leur classe d'âge, et qu'ils bénéficient d'une manière constante de l'exonération d'une année de service. Ils ne payeront qu'une seule fois la taxe. Soit un assujetti né le 1er juillet 1880, il devrait être régulièrement inscrit sur les tableaux de recensement avec la classe 1900 et être incorporé en 1901; par suite de la faculté d'option qui lui est laissée, il ne sera incorporé qu'en 1902 avec la classe 1901, dont la formation suit l'époque de sa majorité, survenue le 1er juillet 1901.

Quant aux hommes visés par la convention Belge, et qui se trouvent, ainsi que nous l'avons vu, dans une situation spéciale, ils sont dispensés de deux années de service actif, par suite de la faculté qui leur est réservée de n'être inscrits sur les tableaux qu'avec la classe dont la formation suit l'époque où ils ont atteint l'âge de

22 ans accomplis. Ils devront donc être imposés pendant deux années à la taxe militaire et auront à payer deux annuités de cette taxe.

CHAPITRE II

NON ASSUJETTIS

Ne sont pas soumis à la taxe militaire tous ceux qui ont accompli régulièrement leurs trois années de service actif, cela va de soi, et ne comporte aucun développement spécial.

Y échappent également un certain nombre de jeunes gens qui, bien que non incorporés régulièrement avec le contingent annuel, sont néanmoins considérés comme présents sous les drapeaux ou comme ayant satisfait à l'appel de leur classe. Ce sont :

Les inscrits maritimes.

Les élèves de l'école polytechnique, de l'école forestière, de l'école centrale des arts et manufactures, du service de santé militaire, les élèves militaires des écoles vétérinaires.

Enfin, parmi les jeunes gens du contingent qui ont réellement échappé à tout ou partie du service actif, et qui de ce chef seraient régulièrement imposables, il en est un certain nombre qui pour des considérations diverses en ont été spécialement dispensés.

Ce sont, aux termes du § 2 de l'article 35 modifié par la loi du 13 avril 1898 :

1° Les hommes exemptés de tout service actif ou auxiliaire pour cause d'infirmités par application de l'article 20, de la loi du recrutement ;

2° Les hommes réformés après incorporation ;

3° Les hommes envoyés en congé dans leurs foyers comme soutiens indispensables de famille, par application de l'article 22.

4° Les hommes envoyés en congé dans leurs foyers pour une cause de dispense autre que celle visée au précédent alinéa, quand ils sont reconnus remplir effectivement les devoirs de soutiens indispensables de famille ;

5° Les hommes non compris dans la seconde portion du contingent, et renvoyés par anticipation dans leurs foyers par application de l'article 46 ;

6° Les individus exclus de l'armée comme indignes, les insoumis et les déserteurs ;

7° Les jeunes gens qui se trouvent eux et leurs ascendants dans un état d'indigence notoire.

Nous allons passer successivement en revue les différentes catégories de jeunes gens non assujettis à la taxe et dont l'énumération précède.

A. — Inscrits maritimes.

Le régime connu sous le nom d'inscription maritime remonte à Colbert, qui le substitua au système de la Presse, lequel consistait dans l'enrôlement forcé en cas de besoin, de tous les marins du commerce que les raccoleurs pouvaient saisir.

C'est un mode de recrutement obligeant à servir dans l'armée de mer, tous les hommes exerçant la navigation maritime à titre professionnel.

Cette institution, dont l'origine remonte à Louis XIV, est actuellement régie par la loi toute récente du 24 décembre 1896, mise en vigueur à partir du 1er juillet 1897, laquelle a codifié toutes les dispositions législatives ou réglementaires antérieures, tout en n'apportant qu'un petit nombre de modifications nouvelles à cette législation, dont les bases fondamentales étaient contenues dans la loi du 3 brumaire an IV, laquelle est demeurée en vigueur pendant plus d'un siècle.

L'inscription maritime consiste toujours comme son nom l'indique, dans l'inscription sur les registres matricules de la marine, de tout homme âgé de dix-huit à cinquante ans qui se livre à la navigation ou à la pêche; soit en mer, soit dans les fleuves et rivières, jusqu'aux limites déterminées pour chacun d'eux, par décrets rendus sur la proposition du Ministre de la Marine et insérés au *Bulletin des Lois*.

Cette inscription est subordonnée à des conditions parfaitement définies par les articles 1, 2 et 3 de la loi de 1896.

La durée de l'assujettissement militaire des inscrits maritimes est maintenue (art. 5) de dix-huit à cinquante ans et divisée en trois périodes (art. 20) :

1° La période d'inscription provisoire qui s'écoule depuis l'âge de dix-huit ans jusqu'au jour où commence la période obligatoire; l'appel de l'inscrit de cette catégorie ne peut avoir lieu qu'en temps de guerre et en vertu d'un décret;

2° La période obligatoire qui est de sept ans (art. 23) et se subdivise en une durée de service actif de cinq ans, et une durée de disponibilité de deux ans, pendant laquelle les inscrits sont soumis aux appels ordonnés par le Ministre. Dans la première de cette période obligatoire, l'inscrit peut d'ailleurs n'être pas maintenu effectivement sous les drapeaux soit par suite de sursis, de dispense ou d'envoi en congé;

3° La période de réserve qui comprend tout le temps d'assujettissement postérieur à la période obligatoire, et pendant laquelle les levées ne peuvent avoir lieu qu'en vertu d'un décret.

Quelle que soit d'ailleurs leur situation à ce point de vue, qu'ils soient ou non embarqués, appelés ou non à accomplir sur les bâtiments de l'État un service effectif, et quelle que soit la durée de ce service ; les inscrits maritimes entre autres avantages dont ils jouissent du fait de cette qualité ne doivent pas être imposés à la taxe militaire. Cela résulte implicitement de l'article 30, de la loi du 15 juillet 1889, qui les considère comme ayant satisfait à l'appel de leur classe ; et explicitement du paragraphe 5 de l'article 35, qui après avoir posé le principe que la taxe établie au 1er janvier est due pour l'année entière, décide qu'elle cesse exceptionnellement lorsque l'assujetti obtient son inscription sur les registres matricules de l'inscription maritime.

Bien entendu, si conformément aux dispositions de l'article 30 de la loi de 1889, l'inscrit maritime se faisait rayer du registre matricule, et était porté sur les tableaux de recensement de l'armée de terre, il rentrerait dans le droit commun et serait soumis, le cas échéant, au payement de la taxe au même titre que les jeunes gens de sa classe et dans les mêmes conditions.

B. — Élèves de l'école polytechnique, de l'école forestière, de l'école centrale, des arts et manufactures, du service de santé militaire, élèves militaires des écoles vétérinaires.

Leur situation au point de vue des obligations militaires est réglée par les articles 28 et 29 de la loi du 15 juillet 1889 modifiés par celles des 11 novembre et 26 décembre 1892 et dont la teneur suit :

« Les jeunes gens reçus à l'école polytechnique, à « l'école forestière ou à l'école centrale des arts et manu- « factures qui sont reconnus propres au service militaire, « n'y sont définitivement admis qu'à la condition de con- « tracter un engagement volontaire de trois ans pour les

« deux premières écoles, de quatre pour l'école cen- « trale.

« Ils sont considérés comme présents sous les drapeaux « dans l'armée active pendant tout le temps passé par « eux dans lesdites écoles.

« Ils reçoivent, dans ces écoles, l'instruction militaire « complète et sont à la disposition du Ministre de la Guerre :

« S'ils ne peuvent satisfaire aux examens de sortie, ou « s'ils sont renvoyés pour inconduite, ils sont incorporés « dans un corps de troupes pour y terminer le temps de « service qui leur reste à faire.

« Les élèves de l'école polytechnique admis dans l'un « des services civils recrutés à l'école, ou quittant l'école « après avoir satisfait aux examens de sortie, sans en- « trer dans aucun de ces services, et les élèves de l'école « forestière admis dans l'administration des forêts, sont « nommés sous-lieutenants de réserve et accomplissent « en cette qualité, dans un corps de troupes, leur troisième « année de service.

« Ceux qui viendraient à quitter le service civil, dans « lequel ils ont été admis, n'en resteront pas moins « soumis aux obligations indiquées par le paragraphe « précédent.

« Les élèves de l'école centrale des arts et manufac- « tures quittant l'école après avoir satisfait aux examens « de sortie, sont admis à subir les épreuves d'aptitude au « grade de sous-lieutenant de réserve, déterminées par le « Ministre de la Guerre.

« Ceux de ces élèves qui satisfont à ces examens sont « nommés sous-lieutenants de réserve et accomplissent, « en cette qualité, dans un corps de troupes, leur qua- « trième année de service.

« Ceux qui n'ont pas été jugés susceptibles d'être « nommés immédiatement sous-lieutenants de réserve,

« sont incorporés dans un corps de troupes comme sim-« ples soldats et accomplissent une année de service. A la « fin de cette année de service, ils peuvent être nommés « sous-lieutenants de réserve s'ils satisfont aux conditions « d'aptitude fixées par le Ministre.

« Les jeunes gens qui, en sortant de l'école poly-« technique, de l'école forestière ou de l'école centrale, « ont été nommés sous-lieutenants de réserve, et qui « donneraient leur démission avant la fin de l'année de « service qu'ils doivent accomplir dans un corps de « troupes, n'en resteront pas moins soumis à toutes les « conséquences de l'engagement volontaire de trois ou « quatre ans contracté par eux lors de leur entrée à l'école.

« Les conditions d'aptitude physique, pour l'entrée à « ces écoles, des jeunes gens qui, au moment de leur « admission, ne sont pas aptes au service militaire, sont « fixées par un règlement d'administration publique.

« Art. 29. — Les élèves du service de santé militaire « et les élèves militaires des écoles vétérinaires contrac-« tent, en entrant à l'école, l'engagement de servir dans « l'armée active pendant six ans au moins, à dater de « leur nomination au grade de médecin aide-major de « deuxième classe ou d'aide-vétérinaire.

« Ceux qui n'obtiendraient pas le grade d'aide-major ou « d'aide-vétérinaire, ou qui ne réaliseraient pas l'engage-« ment sexennal, sont incorporés dans un corps de « troupes pour trois ans, sans déduction aucune du temps « écoulé depuis leur entrée à l'école.

« Ces dispositions sont également applicables aux « élèves de l'école de médecine navale.

« Les élèves de l'école d'administration de la marine « contractent le même engagement et sont astreints aux « mêmes obligations dans le cas où ils n'obtiendraient pas

« le grade d'aide-commissaire ou ne réaliseraient pas « l'engagement sexennal. »

Les jeunes gens visés par les dispositions qui précèdent ne payent pas la taxe militaire, mais, de même, que pour les inscrits maritimes, il ne s'agit pas là d'une exemption véritable comme pour les exonérés des catégories suivantes. Ces jeunes gens remplissent, en effet, des fonctions qui sont considérées comme équivalentes aux trois années de service actif.

C. — Exemptés de tout service pour cause d'infirmités.

Sont exemptés par le Conseil de revision siégeant au chef-lieu de canton, les jeunes gens que leurs infirmités rendent impropres à tout service actif ou auxiliaire. Il leur est délivré pour justifier de leur situation un certificat qu'ils sont tenus de représenter à toute réquisition des autorités militaire, judiciaire ou civile. (Loi du 15 juillet 1889, art. 20.)

Une des principales innovations de la loi nouvelle a été, nous l'avons vu, de dispenser de la taxe militaire de façon absolue tous les individus visés par l'article 20 qui, d'après la loi de 1889, n'échappaient qu'à la taxe fixe et seulement losqu'ils étaient porteurs d'un certificat du Conseil de revision constatant qu'ils étaient incapables de tout travail. (Décret réglementaire du 24 février 1894, art. 14.)

La nouvelle loi, en prononçant l'exonération complète des exemptés de l'article 20, a fait disparaître la disposition la plus impopulaire de la loi de 1889, celle contre laquelle on s'est élevé avec le plus de force tant à la Chambre qu'au Sénat, et qui a donné lieu aux critiques les plus vives qu'on ait adressé à la taxe militaire.

Désormais, tous ceux qui, pour une cause tirée de leur inaptitude physique ou morale, auront été exemptés par le

Conseil de revision, seront affranchis d'une manière absolue du payement de la taxe. Il y a lieu de comprendre dans cette catégorie, outre les jeunes gens réformés lors de leur première comparution devant le Conseil, les jeunes gens qui, après deux ajournements successifs, ne sont pas reconnus aptes au service ni classés dans les services auxiliaires.

D. — Jeunes gens réformés après leur incorporation.

Lorsqu'un homme en activité de service est jugé hors d'état de continuer à accomplir ce service, il reçoit avant l'époque de sa libération normale un congé de réforme et on le renvoie dans ses foyers, libre pour l'avenir de toute obligation militaire. Il existe deux sortes de congés de réforme : le congé dit numéro un, accordé à l'homme dont l'incapacité de servir provient de blessures reçues dans un service commandé ou d'infirmités contractées dans les armées de terre ou de mer, ou même d'infirmités dont le germe existait avant l'incorporation, mais dont le développement ultérieur est dû aux fatigues du service. Le congé numéro 2, délivré à ceux dont la réforme provient de causes étrangères au service. (Instruction ministérielle du 14 mars 1891.)

La loi de 1889 n'exemptait de la taxe que les réformés titulaires du congé numéro 1 : les uns et les autres en sont actuellement affranchis. Dès lors que les exemptés de l'article 20 bénéficiaient de l'exonération de la taxe, il n'y avait aucune raison pour la faire payer aux jeunes gens réformés après incorporation : la réforme n'est, en somme, qu'une exemption prononcée en cours de service ; peu importe que les infirmités qui la motivent soient antérieures ou postérieures à l'incorporation.

E. — Soutiens indispensables de famille (art. 22).

Ce sont les jeunes gens qui, sans se trouver dans les conditions légales prévues par l'article 21, fils aîné de veuve, aîné d'orphelins, etc..., remplissent néanmoins effectivement les devoirs de soutiens indispensables de famille et dont la situation est réglée par l'article 22 de la loi de recrutement ainsi conçu :

« En temps de paix, après un an de présence sous les « drapeaux, peuvent être envoyés en congé dans leurs « foyers, sur leur demande, jusqu'à la date de leur « passage dans la réserve, les jeunes gens qui remplissent « effectivement les devoirs de soutiens indispensables de « famille.

« Les demandes sont adressées, avant le tirage au sort, « au maire de la commune où les jeunes gens sont domi- « ciliés. Il en sera donné récépissé. Elles doivent com- « prendre à l'appui :

« 1° Un relevé des contributions payées par la famille « et certifié par le percepteur ;

« 2° Un avis motivé de trois pères de famille résidant « dans la commune et ayant un fils sous les drapeaux, « ou, à défaut, dans la réserve de l'armée active, et jouis- « sant de leurs droits civils et politiques.

« La liste de ces jeunes gens est présentée par le maire « au Conseil de revision, avec l'avis motivé du Conseil « municipal.

« Le nombre des jeunes gens dispensés par le Conseil « départemental de revision, à titre de soutiens indispen- « sables de famille, ne peut dépasser cinq pour cent du « contingent à incorporer pour trois ans.

« Toutefois, le Ministre de la Guerre peut autoriser les « chefs de corps à délivrer, en plus du chiffre fixé ci- « dessus, des congés à titre de soutiens indispensables de

« famille aux militaires comptant un an et deux ans de « présence sous les drapeaux.

« Le nombre des congés accordés en vertu du para- « graphe précédent ne pourra pas dépasser un pour cent « après la première année et un pour cent après la seconde.

« Il sera calculé d'après l'effectif des hommes de la « classe appartenant au corps.

« Les intéressés devront produire les justifications « mentionnées ci-dessus.

« Tous les ans, le maire de chaque commune présente « au Conseil de revision, siégeant au chef-lieu de canton, « une délibération du Conseil municipal faisant connaître « la situation des jeunes gens qui ont été renvoyés dans « leurs foyers comme soutiens de famille. Il est tenu de « signaler au Conseil de revision les plaintes des per- « sonnes dans l'intérêt desquelles l'envoi en congé a eu « lieu en vertu du présent article et de l'article précédent.

« Le Conseil départemental de revision décide s'il y a « lieu ou non de maintenir ces dispenses. Les jeunes « gens dont le maintien en congé n'est pas admis sont « soumis à toutes les obligations de la classe à laquelle « ils appartiennent. »

Cet article établit deux catégories de soutiens de famille : 1° ceux qui sont reconnus comme tels par le Conseil de revision antérieurement à leur incorporation ; 2° ceux qui sont envoyés en congé par les chefs de corps en cours de service.

La loi de 1889 les soumettait indistinctement au payement d'une taxe militaire proportionnelle au temps de service actif dont ils étaient dispensés. Cette mesure a paru d'une fiscalité excessive, il a semblé illogique de frapper d'une taxe même minime des gens dont l'indigence était presque officiellement reconnue.

« Il est illogique et injuste de faire payer à ces hommes

« la dispense qui leur est accordée précisément à cause « de la situation précaire de leur famille. Tous les soutiens « de famille ne sont pas des indigents reconnus comme « tels, mais tous appartiennent aux classes les moins « aisées de la population, et il est contraire à l'équité de « leur faire acheter par une taxe que ne supporte pas l'en- « semble des contribuables, un avantage que légitime « leur pauvreté même. (Rapport présenté par M. de Lay- « teyrie au Ministre des Finances au nom de la commission « extra-parlementaire.)

C'est en s'inspirant de ces considérations que la nouvelle loi a formellement affranchi de la taxe les soutiens de famille. (Alinéa 1., § 2, art. 35, modifié.)

F. — Jeunes gens envoyés en congé dans leurs foyers pour une cause de dispense autre que celle prévue par l'article 22, mais remplissant effectivement les devoirs de soutiens indispensables de famille.

La Commission extra-parlementaire, chargée d'étudier la réforme de la taxe militaire, avait bien proposé l'exonération des soutiens indispensables de famille reconnus comme tels en dehors de ceux visés par l'article 22, mais elle limitait l'exonération de ce chef aux dispensés de l'article 21.

La loi nouvelle (alinéa 2, § 2, art. 35 modifié) est allée plus loin, elle étend l'exonération à tous les hommes classés dans les services auxiliaires ou envoyés en congé dans leurs foyers, en vertu des articles 21, 23, 39 de la loi de recrutement, et qui, postérieurement à leur envoi en congé, seront reconnus remplir effectivement les devoirs de soutiens indispensables de famille. Cette catégorie d'exonérés ne se confond pas avec ceux de l'article 22, bien qu'en fait la cause effective de l'exonération, c'est-à-dire la qualité de soutien indispensable de famille soit identique. Cette qualité reconnue confère donc la dispense dans tous les cas ; qu'elle ait été constatée avant ou après l'envoi en disponibilité, qu'elle soit ou non la cause de cet envoi en disponibilité, et de la dispense partielle du service actif qui en est la conséquence.

La loi a prévu comment aurait lieu pour les dispensés de cette catégorie, la reconnaissance de la situation qui leur confère l'exonération de la taxe. Cette reconnaissance est demandée par les intéressés et acordée, maintenue ou retirée par le Conseil départemental de revision dans les formes déterminées par les articles 22 et 34. Les hommes reconnus comme soutiens de famille par application des dispositions qui précèdent ne doivent pas être comptés pour la fixation du nombre de ceux qui peuvent être envoyés dans leurs foyers par application de l'article 22. (alinéa 2, art. 35 modifié.)

Cette disposition doit s'entendre en ce sens que la détermination des sentiens de famille, dans le cas qui nous occupe, étant faite uniquement en vue de l'exonération de la taxe militaire et portant sur des jeunes gens déjà envoyés en congé pour des causes étrangères à leur qualité de soutiens de famille, doit demeurer sans influence sur la fixation du nombre annuel de ceux auxquels il y a lieu de reconnaître cette qualité pour les faire bénéficier de l'envoi en congé prévu par l'article 22.

G. — Jeunes gens renvoyés par anticipation (art. 46).

Ce sont les jeunes gens qui bénéficient des dispositions de l'article 46 de la loi de recrutement ainsi conçu : « Le « nombre d'hommes entretenus sous les drapeaux est en « cas d'excédent ramené à l'effectif déterminé par les lois, « au moyen du renvoi dans leurs foyers, après une année

« de service des hommes dont les numéros du tirage « précèdent immédiatement ceux qui ont été désignés « pour la disponibilité aux termes de l'art. 39. »

Le renvoi dans leurs foyers après une année de service des hommes de cette catégorie, a pour but de ramener à l'effectif budgétaire le nombre d'hommes entretenus annuellement sous les drapeaux.

Leur situation, au point de vue de la taxe militaire, semble bien, au premier abord, la même que celle des hommes classés dans la deuxième portion du contingent et envoyés en disponibilité en vertu de l'article 39; le législateur de 1898 n'a pourtant pas cru devoir assimiler leurs situations respectives, puisqu'il a exonéré de la taxe les hommes renvoyés par anticipation en vertu de l'article 46.

Le rapport présenté par M. de Lasteyrie au nom de la Commission extra-parlementaire nous en fournit sans doute les raisons. Le législateur a pensé qu'il était injuste de soumettre ces jeunes gens à une taxe, parce que la mesure dont ils bénéficiaient n'était pas prise dans leur intérêt, et que d'ailleurs, dans la plupart des cas, renvoyés à l'improviste alors qu'ils croyaient faire trois années de service, ils se trouvaient pris au dépourvu et exposés à rester quelque temps sans emploi et à la charge de leur famille.

Il ne semble pas que ces arguments soient bien convaincants. Étant donné le principe de la taxe militaire; il ne s'agit pas de savoir si la mesure qui a profité aux dispensés a été ou non prise dans leur intérêt, mais bien si elle leur a été d'un véritable profit personnel; peu importe la cause, il faut envisager le résultat. Or, en l'espèce, on peut affirmer que, dans la majorité des cas, le renvoi anticipé des hommes qui bénéficient de l'article 46, présente ce caractère d'utilité effective.

Cette nouvelle exemption prononcée par la nouvelle loi se justifie en tous cas beaucoup moins facilement que celle relative aux dispensés pour infirmités physiques, et aux soutiens indispensables de famille, qui ont déjà diminué si notablement le rendement de la taxe telle qu'elle fonctionnait d'après la loi du 15 juillet 1889.

H. — Jeunes gens exclus de l'armée comme indignes, insoumis et déserteurs.

Indignes. — Ce sont les individus visés par l'article 4 de la loi du 15 juillet 1889.

Le service militaire qui constitue une charge, par certains côtés, peut être considéré en même temps comme un honneur ; à ce titre, on ne pouvait admettre comme faisant partie intégrante de l'armée, des hommes flétris par certaines condamnations. D'autre part, il importait de ne pas les mettre en contact avec des jeunes gens pour lesquels leur fréquentation ne pouvait avoir que des conséquences fâcheuses.

Pour prévenir cet état de choses, l'article 4 de la loi du 15 juillet 1889 décide que : « sont exclus de l'armée, mais « mis soit pour leur temps de service actif, soit en cas de « mobilisation à la disposition du Ministre de la Marine « et des Colonies qui détermine par arrêtés les services « auxquels ils peuvent être affectés :

1° Les individus qui ont été condamnés à une peine « afflictive et infamante ou à une peine infamante seu- « lement, dans le cas prévu par l'article 177 du Code « pénal (cet article prévoit la peine de la dégradation « civique en cas de corruption de fonctionnaire) ;

« 2° Ceux qui ayant été condamnés à une peine cor- « rectionnelle de deux ans d'emprisonnement et au dessus « ont été en outre, par application de l'article 42 du Code

« pénal, frappés de l'interdiction de tout ou partie de « l'exercice des droits civiques, civils et de famille.

« 3e Les relégués collectifs. »

La loi ne mentionne plus parmi les causes d'exclusion la surveillance de la haute police qui était prévue par l'article 144 du Code pénal et s'appliquait subsidiairement à certaines condamnations principales. Cette peine a été effectivement supprimée par la loi du 27 mai 1885. article 19 qui a établi la relégation.

La relégation consiste dans l'internement perpétuel sur le territoire des colonies ou possessions françaises, des récidivistes qui, dans l'espace de dix ans, ont encouru plusieurs condamnations dont le nombre déterminé par l'article 4 varie suivant la gravité des peines.

Le rgèlement d'administration publique du 25 novembre 1885 distingue les relégués en deux catégories.

Les relégués individuels résidant en liberté dans la colonie, soumis au droit commun et aux juridictions ordinaires (art. 2).

Les relégués collectifs internés en commun sur un territoire déterminé, où l'administration pourvoit à leur subsistance et où ils sont astreints au travail. Ils sont justiciables d'une juridiction spéciale (art. 3).

Les uns et les autres, bien que soumis à un régime différent, sont considérés comme indignes et exclus de l'armée, mais tandis que les premiers sont entièrement assimilés aux autres condamnés visés par l'article 4, il est fait aux relégués individuels une situation plus favorable.

Les relégués individuels sont effectivement incorporés dans les corps de disciplinaires coloniaux. Le Ministre de la Marine désigne le corps auquel chacun est affecté en cas de mobilisation.

Bien que les hommes, dont la désignation précède, soient considérés comme exclus de l'armée, et n'accomplissent pas leurs trois années de service actif dans les conditions normales, ils ne sont pas imposables; car ils n'en sont pas moins soumis à des obligations plus dures encore par certains côtés que le service actif ordinaire. D'ailleurs, la situation dans laquelle ils se trouvent ne saurait être considérée comme une exonération et une dispense dont ils retirent un véritable bénéfice.

A plus forte raison ne saurait-il être question de soumettre à la taxe les jeunes gens visés par l'article 5 de la loi de recrutement ainsi conçu ;

« Les individus reconnus coupables de crimes et con-« damnés seulement à l'emprisonnement par application « de l'article 463 du Code pénal :

« Ceux qui ont été condamnés correctionnellement à trois « mois de prison au moins pour outrage public à la pudeur, « pour délit de vol, escroquerie, abus de confiance ou atten-« tat aux mœurs prévu par l'article 334 du Code pénal ;

« Ceux qui ont été l'objet de deux condamnations au « moins, quelle qu'en soit la durée, pour l'un des délits « spécifiés dans le paragraphe précédent ;

« Sont incorporés dans les bataillons d'infanterie légère « d'Afrique :

« Ceux qui, au moment de l'appel de leur classe, se « trouveraient retenus, pour ces mêmes faits, dans un « établissement pénitentiaire, seront incorporés dans les-« dits bataillons à l'expiration de leur peine, pour y « accomplir le temps de service prescrit par la présente loi.

« Après un séjour d'une année dans ces bataillons, les « hommes désignés au présent article, qui seraient l'objet « de rapports favorables de leurs chefs, pourront être « envoyés dans d'autres corps par le Ministre de la Guerre. »

Ces hommes ne sont pas exclus de l'armée, ils en font partie intégrante et accomplissent simplement leur service actif dans des corps spéciaux et déterminés.

I. — Insoumis et déserteurs.

« Tout jeune soldat appelé, au domicile duquel un ordre « de route a été régulièrement notifié, et qui n'est pas « arrivé à sa destination au jour fixé par cet ordre, est, « après un délai d'un mois en temps de paix, et de deux « jours en temps de guerre, et hors le cas de force ma- « jeure, puni, comme insoumis, d'un emprisonnement « d'un mois à un an en temps de paix, et de deux à cinq « ans en temps de guerre. Dans ce dernier cas, à l'expi- « ration de sa peine, il est envoyé dans une compagnie « de discipline.

« En temps de guerre, les noms des insoumis sont affi- « chés dans toutes les communes du canton de leur domi- « cile ; ils restent affichés pendant toute la durée de la « guerre. Le condamné pour insoumission ou désertion « en temps de guerre sera, en outre, privé de ses droits « électoraux.

« Ces dispositions sont applicables à tout engagé volon- « taire qui, sans motifs légitimes, n'est pas arrivé à sa « destination dans le délai fixé par sa feuille de route.

« En cas d'absence du domicile, l'ordre de route est « notifié au maire de la commune dans laquelle l'appelé a « été porté sur la liste de recensement.

« A l'égard des appelés, le délai d'un mois sera porté :

« 1° A deux mois, s'ils demeurent en Algérie, en Tunisie « ou en Europe ;

« 2° A six mois, s'ils demeurent dans tout autre pays.

« En temps de guerre ou en cas de mobilisation, par « voie d'affiches et de publications sur la voie publique, les « délais ci-dessus seront diminués de moitié.

« L'insoumis est jugé par le Conseil de guerre de la ré- « gion de corps d'armée dans laquelle il est arrêté.

« Le temps pendant lequel l'engagé volontaire ou le « jeune soldat appelé aura été insoumis ne compte pas « dans les années de service exigées. La prescription « contre l'action publique résultant de l'insoumission ne « commence à courir que du jour où l'insoumis a atteint « l'âge de 50 ans. »

Cet article établit suffisamment la condition de l'insoumis, pour qu'il soit utile d'y insister davantage au point de vue de la taxe militaire.

Avec l'insoumis il ne faut pas confondre le déserteur : la désertion s'applique à l'homme déjà incorporé qui s'absente de son corps sans autorisation pendant un délai préfixé, ou qui ne rejoint pas à l'expiration des congés ou permissions qui lui ont été accordés.

Au point de vue de la taxe militaire la situation de l'insoumis ou du déserteur est d'ailleurs identique ; l'un et l'autre échappent en fait à tout ou partie du service actif.

Sous l'empire de l'ancienne législation, et par suite de l'interprétation donnée à l'ancien article 35 de la loi du 15 juillet 1889, les insoumis et les déserteurs étaient imposés à la taxe militaire.

Aux termes du paragraphe premier de cet article « étaient assujettis au payement de la taxe tous ceux qui, « par suite d'exemption..... ou pour tout autre motif, « bénéficiaient de l'exonération du service actif. »

Le décret portant règlement d'administration publique sur la taxe militaire du 30 décembre 1890 remplacé par celui du 24 février 1894 (art. 29) avait considéré que les insoumis et les déserteurs se trouvaient visés par la disposition générale de l'article 35 *in fine*, assimilant ainsi à une exonération l'état de fait résultant pour les insoumis et les déserteurs de leur non-présence sous les drapeaux. Conformément aux dispositions du décret, la Direction générale des Contributions directes, dans son instruction pour l'assiette de la taxe, les avait compris dans l'énumération des individus imposables. (Circulaire nº 852 du 3 mars 1894.)

Quant aux tribunaux administratifs, ils avaient résolu diversement la question.

Les Conseils de préfecture donnaient en général à l'article 35 une interprétation contraire à celle adoptée par l'administration, et refusaient d'assimiler à l'exonération prévue par cet article la situation de fait résultant pour les insoumis et les déserteurs, de leur non-présence sous les drapeaux. Ils considéraient qu'il n'y avait aucune analogie entre cette situation de fait, et l'exonération proprement dite qui devait résulter d'un texte et d'une disposition légale prise en faveur de ceux qui devaient en bénéficier. Il y avait si peu exonération que les insoumis et les déserteurs étaient immédiatement incorporés du jour où ils tombaient entre les mains de l'autorité militaire. (Conseil de préfecture de la Seine. Affaire Liégaux. Arrêté du 12 décembre 1894.)

Le Conseil d'État au contraire assimilant l'insoumission et la désertion à une exonération, considérait les insoumis et les déserteurs comme légalement imposables. (Affaire Crétin, arrêt du 3 juillet 1896. Leb., *Chr.*, p. 545.)

Quoi qu'il en soit de cette jurisprudence relative à la situation des insoumis et des déserteurs, il faut décider qu'actuellement ils ne doivent plus être considérés comme légalement imposables.

Le nouvel article 35 paragraphe 1er procède en effet par voie d'énumération limitative des individus imposables, et ne mentionne pas parmi eux les insoumis et les déserteurs.

Cette solution est justifiée, dans les termes suivants, par M. de Lasteyrie, dans le rapport présenté au nom de la Commission extra-parlementaire chargée d'étudier la réforme de la taxe : « La Commission n'a pas cru devoir « comprendre parmi les assujettis à la taxe, une autre « catégorie d'hommes que la législation actuelle y soumet, « ce sont les insoumis et les déserteurs : Il ne s'agit point « en effet, dans ce cas, d'hommes bénéficiant d'une « dispense reconnue par la loi, mais bien de coupables « qu'il ne convient pas de frapper d'un impôt, mais de « punir d'une peine personnelle. L'impôt, quelque système « que l'on adopte, restera toujours en fait à la charge des « ascendants et il est aussi cruel qu'injuste de soumettre « à une taxe spéciale, un père qui a le malheur d'avoir « pour fils un misérable en révolte avec les lois de son « pays. »

J. — Dispensés pour cause d'indigence notoire.

Sont dispensés de la taxe les contribuables en état d'indigence notoire. (Alinéa 4, § 2, art. 35, modifié par la loi du 13 avril 1898.)

On s'est préoccupé, lors de la discussion au Sénat de la loi de 1889, des moyens de déterminer l'indigence notoire : quelques-uns voulaient que cette question fût réglée dans la loi elle-même dont elle faisait partie intégrante et dont elle constituait plus qu'une simple mesure d'application qui pût être renvoyée à un règlement d'administration publique. Le rapporteur, au Sénat, combattit cette théorie en faisant observer que c'était là un point de détail qui n'était pas forcément du domaine du législateur, que la détermination de l'indigence notoire n'était qu'une mesure d'exécution de la loi. Cette opinion prévalut, et la loi resta muette sur la question qui fut d'abord résolue par le décret réglementaire du 30 décembre 1890, aujourd'hui remplacé par celui du 24 mai 1898 (art. 3), d'après lequel « ne sont pas compris à l'état matrice et au rôle les im-

« posables qui sont en état d'indigence notoire. Pour « l'application de la disposition qui précède, l'état d'in- « digence notoire résulte : 1° des décisions prises par les « Conseils municipaux pour l'assiette de la contribution « personnelle-mobilière en exécution de l'article 18 de la « loi du 21 avril 1832 ; 2° de décisions spéciales que « prennent ces Conseils lorsque l'intéressé ne figure pas « au rôle de la contribution personnelle-mobilière, non « pour cause d'indigence, mais comme ne jouissant pas « de ces droits ».

Pour envisager nettement les dispositions de cet article, il est nécessaire de rappeler succinctement quelques règles relatives à l'établissement de la contribution personnelle-mobilière :

« Elle est due par chaque habitant français et étranger, « de tout sexe et de tout âge, jouissant de ses droits et « non réputé indigent.

« Sont considérés comme jouissant de leurs droits, les « veuves et femmes séparées de leur mari, les garçons et « filles majeurs ou mineurs, ayant des moyens suffisants « d'existence, soit par leur fortune personnelle, soit par « la profession qu'ils exercent, lors même qu'ils habitent « avec leur père, mère, tuteur ou curateur. » (Loi du 21 avril 1832, art. 12.) Ainsi donc, pour être imposable à la taxe personnelle-mobilière il faut :

1° *Jouir de ses droits*. — Il ne s'agit pas ici de la jouissance des droits politiques, ni même de la jouissance des droits civils au sens juridique du mot ; un contribuable doit être considéré comme jouissant de ses droits au sens fiscal, quand il a des moyens personnels d'existence qui lui viennent de sa fortune propre ou de l'exercice d'une profession ;

2° N'avoir pas été exempté comme indigent par le Conseil municipal (art. 18 de la loi du 21 avril 1832).

Il faut bien remarquer d'ailleurs que ces deux causes de dispenses de la taxe personnelle-mobilière : l'indigence d'une part, le fait de ne pas jouir de ses droits dans le sens de la loi de 1832, d'autre part, ne se confondent pas. On peut ne pas jouir de ses droits, c'est-à-dire n'avoir pas de ressources personnelles et vivre des libéralités d'autrui et cependant n'être pas indigent, c'est le cas de beaucoup de fils de famille qui, loin d'être indigents et de se trouver dans une situation telle qu'ils n'aient que le strict nécessaire pour subvenir à leurs besoins matériels, jouissent au contraire souvent du superflu. Ce ne sont pas des indigents, et pourtant comme ils ne jouissent pas de leurs droits, ils ne sont pas imposables.

Ceci exposé, revenons aux dispositions du règlemeut d'administration publique pour la détermination de l'indigence en ce qui concerne les assujettis et leurs ascendants. Pour résoudre les différents cas qui peuvent se présenter, il faut envisager quelle est leur situation au point de vue de la taxe personnelle-mobilière.

A... — Si l'assujetti et son ascendant figurent tous deux à la taxe personnelle-mobilière ou à la taxe personnelle seulement, ils ne sauraient être exemptés comme indigents de la taxe militaire, alors même que le Conseil municipal croirait devoir prendre une décision spéciale à leur égard, postérieurement à la publication du rôle personnel-mobilier sur lequel ils auraient été portés. D'une façon générale d'ailleurs, le Conseil municipal ne peut valablement rendre à leur égard deux décisions contradictoires relativement à la personnelle mobilière et à la taxe militaire. Il ne saurait exempter de la taxe militaire des contribuables figurant au rôle personnel-mobilier, de même qu'il ne pourrait faire imposer à la taxe un contribuable qu'il aurait exempté de l'impôt personnel à titre d'indigent.

B... — Ni l'assujetti, ni son ascendant ne figurent au

rôle personnel-mobilier. Il faut alors faire les distinctions suivantes (Instruction du 27 mai 1898) :

1° Pour les assujettis *lorsqu'ils jouiront de leurs droits* et pour les ascendants imposables, l'indigence notoire résultera de l'exemption de la contribution personnelle-mobilière, prononcée en leur faveur en exécution de la loi du 21 avril 1832 (art. 18.)

2° Pour les assujettis *lorsqu'ils ne jouiront pas de leurs droits*, l'indigence ne pourra résulter que de décisions spéciales prises à cet effet par les Conseils municipaux.

Cette solution s'explique facilement, elle est toute naturelle : lorsque les assujettis ne figurent pas au rôle personnel comme ne jouissant pas de leurs droits, il n'en résulte aucune présomption d'indigence analogue à celle qui s'attache au cas précédent; il fallait donc que leur situation à ce point de vue fût constatée par une décision spéciale rendue par le Conseil municipal.

Ces décisions spéciales (Instruction précitée du 27 mai 1898) devront être provoquées par le contrôleur. Il rédigera à l'aide, soit des renseignements recueillis dans la commune où sont domiciliés les redevables, soit des indications obtenues au moyen de bulletins venant des autres contrôles, la liste des jeunes gens susceptibles d'être exemptés de la taxe pour cause d'indigence. Il remettra cette liste au maire avec l'état matrice et l'invitera à la soumettre au Conseil municipal et à l'adresser ensuite au directeur. Ce chef de service sera avisé par le contrôleur du dépôt de la liste en question par une annotation consignée sur la première page de l'état matrice, et il priera au besoin le préfet de prendre les mesures nécessaires pour que la décision du Conseil municipal intervienne dans un bref délai.

En résumé qu'il s'agisse des ascendants, ou des assujettis jouissant ou non de leurs droits, le bénéfice résultant de l'état d'indigence ne pourra leur être acquis que par la constatation qu'en aura faite directement ou indirectement le Conseil municipal.

Mais quelle est la nature et l'étendue des pouvoirs de cette assemblée, soit qu'elle statue directement par une décision spéciale à la taxe militaire sur la situation de certains assujettis, soit qu'elle ait déjà statué à propos de la taxe personnelle-mobilière?

La loi de 1889 et le règlement d'administration publique étant muets à cet égard, il convient de se reporter aux dispositions de la loi de 1832, relatifs aux pouvoirs du Conseil pour la détermination de l'indigence en matière d'impôt personnel-mobilier. L'article 18 dispose que « lors « de la formation de la matrice le travail des répartiteurs « sera soumis au Conseil municipal qui désignera les habi- « tants qu'il croira devoir exempter de toute cotisation, et « ceux qu'il jugera convenable de n'assujettir qu'à la taxe « personnelle ».

Un pouvoir délégué en ces termes participe, semble-t-il, de la nature du pouvoir législatif, car le Conseil municipal prononce au profit des indigents une véritable exemption et augmente d'autant le contingent à répartir entre les autres habitants de la commune. Il faut dès lors considérer sa désignation comme souveraine et refuser le droit de réclamer à tout individu qu'il n'a pas cru devoir exempter. Son indigence fût-elle notoire et absolue, ce dernier n'aurait d'autres ressources que de s'adresser au préfet, non pour solliciter une exemption que ce fonctionnaire n'aurait pas qualité pour lui accorder, mais pour demander une remise et faire porter sa cotisation au rang des cotes irrécouvrables (1).

Aucun texte spécial à la taxe militaire n'étant venu res-

(1) Dufour, *Droit administratif*, t. IV, p. 185.

treindre l'étendue des pouvoirs du Conseil municipal, il y a lieu d'appliquer les mêmes principes et de décider qu'aucun recours contentieux n'est ouvert contre leurs décisions relatives à l'état d'indigence des assujettis, qui n'auraient par conséquent d'autres ressources que d'adresser au préfet d'abord, puis au Ministre une demande en remise gracieuse.

Telle est la théorie confirmée d'ailleurs par la jurisprudence du Conseil d'État. Toutes les fois qu'il est saisi d'une demande en décharge, fondée sur l'indigence, ou la modicité des ressources du contribuable, il se borne après avoir recherché si le réclamant jouit de ses droits, à répondre que le contribuable n'a pas été désigné par le Conseil municipal comme devant être exempté de la contribution personnelle-mobilière. Très nombreuses sont les décisions rendues sur ce point : parmi les plus récentes on peut citer : 6 juillet 1888, Grimm, (Lebon *Chr.*, p. 616), 7 mars 1891, Nellès, (Leb. *Chr.*, p. 200), 6 juin 1891, Dodré, (Leb. *Chr.*, p. 423), 19 février 1892, Desprès, (Leb. *Chr.*, p. 168), 19 novembre 1892, Le Flem, (Leb. *Chr.*, p. 79).

Réciproquement d'ailleurs, et en cas de dispense prononcée par le Conseil municipal pour cause d'indigence ; l'administration ne pourrait contester le bien-fondé d'une pareille décision et n'aurait aucun moyen légal de rétablir au rôle les contribuables qu'elle jugerait avoir été exemptés mal à propos.

En conséquence, toutes les fois qu'un Conseil municipal, en vertu de l'article 18 de la loi de 1832, et dans les limites et les termes de cet article, aura prononcé sur l'état d'indigence des contribuables par voie de désignation spéciale et individuelle, sa décision sera souveraine et non susceptible d'un recours contentieux.

Mais, en dehors de ce pouvoir qui lui est délégué par l'article 18 de la loi de 1832, le Conseil municipal jouit encore, aux termes des articles 20 de la même loi et 5 de celle du 3 juillet 1846, d'une autre prérogative :

Dans les villes ayant un octroi, le contingent personnel-mobilier peut être payé en totalité ou en partie par le produit des caisses municipales sur la demande qui en sera faite au Préfet par les Conseils municipaux. Ces Conseils déterminent la portion du contingent à prélever sur les produits de l'octroi. La portion à percevoir au moyen d'un rôle est répartie au centime le franc des loyers d'habitation, après déduction des faibles loyers que les Conseils municipaux croiront devoir exempter de la cotisation. Les délibérations de l'espèce ne sont exécutoires qu'après avoir été approuvées par décret.

Lorsqu'un Conseil municipal, usant du droit qui lui est conféré par les articles ci-dessus, a exempté par mesure collective toute une catégorie d'habitants considérés comme indigents en raison du chiffre de leurs loyers, cette délibération doit-elle être considérée comme souveraine au même titre que les décisions spéciales et individuelles prises en vertu de l'article 18 de la loi de 1832? Le Conseil d'État ne l'a pas pensé, et tout en reconnaissant qu'une présomption d'indigence peut résulter en faveur des contribuables d'une délibération collective prise dans ces termes par le Conseil municipal, il admet que cette décision est susceptible d'un recours contentieux et qu'il appartient aux tribunaux administratifs d'apprécier si le Conseil municipal n'a pas usé de son droit d'exonération dans un autre but que celui en vertu duquel il lui a été donné. (Conseil d'État : Petitjean, 9 juin 1869; Lebon, *Chr.*, p. 588; Lamy, 11 juin 1880; Lebon, *Chr.*, p. 539.)

Dans cette dernière affaire, il s'agit d'un arrêt rendu sur un pourvoi contre une décision du Conseil de préfecture de la Seine qui semblait ne pas admettre le droit de discuter au contentieux la présomption collective d'indigence que le Conseil municipal de Paris avait appliquée à tous les habitants payant un loyer matriciel inférieur à 400 francs.

Voici quelques-uns des considérants de cet arrêt :

« Considérant qu'aux termes des articles 12 et 18 de « la loi de 1832, il appartient au Conseil municipal de « désigner les habitants réputés indigents qui doivent « être à ce titre exemptés de toute cotisation.

« Considérant que c'est par application de ces disposi- « tions que le Conseil municipal de Paris a, par sa délibé- « ration du 11 décembre 1876, désigné comme devant être « exemptés de toute cotisation les habitants portés aux « états dressés par les commissaires répartiteurs comme « payant un loyer inférieur à 400 francs, en exceptant « toutefois les propriétaires logés dans leur propre « maison, les personnes ayant à Paris un simple pied à « terre, les patentables dont le loyer d'habitation réuni au « loyer industriel atteint 400 francs, les propriétaires qui « alors même qu'ils n'habitent pas leur propriété, payent « à Paris une contribution foncière s'élevant à 300 francs.

« Considérant qu'aucune disposition de la loi n'a spé- « cifié les circonstances et conditions auxquelles devait « s'attacher la présomption d'indigence, que d'ailleurs le « Conseil municipal en prenant pour base de son appré- « ciation le payement d'un loyer inférieur à 400 francs a « stipulé certaines exceptions tirées de la situation indivi- « duelle des contribuables, qu'ainsi il n'a pas fait du « chiffre dudit loyer la base unique et exclusive de la « présomption d'indigence et qu'il a agi dans l'exercice « du pouvoir qu'il tient de la loi.

« Mais considérant que les habitants payant un loyer « inférieur à 400 francs qui sont imposés à une contribu- « tion foncière pouvant s'élever jusqu'à 300 francs ne

« sauraient manifestement être tous réputés indigents; « que, dès lors, le Conseil municipal, en désignant l'en- « semble de cette catégorie d'habitants comme devant être « exemptés en qualité d'indigents, a usé du droit que lui « confèrent les dispositions précitées de la loi de 1832, « dans un autre but que celui en vue duquel il lui a été « donné et par suite a excédé ses pouvoirs.

« Considérant, etc... »

On le voit, cet arrêt limite formellement les pouvoirs du Conseil municipal quant à la détermination de l'indigence lorsqu'il s'agit d'une mesure prise par voie de délibération collective. Le Conseil n'est souverain que s'il reste dans les termes de l'article 18 de la loi de 1832, et statue par des décisions spéciales et individuelles.

Même dans cette limite, il est permis de regretter l'étendue du pouvoir donné aux Conseils municipaux, surtout quand il s'agit d'un impôt de quotité comme la taxe militaire. Les Conseils municipaux peuvent effectivement, en accordant avec trop de facilité le bénéfice de la présomption d'indigence, faire ainsi disparaître des éléments d'imposition et compromettre dans une certaine mesure le rendement de la taxe. Cet inconvénient serait moins à redouter s'il s'agissait d'un impôt de répartition, car en pareil cas les Conseils municipaux sont généralement retenus dans la voie des libéralités par la perspective d'augmenter la part d'impôt des autres contribuables.

SECTION II

COMPOSITION ET CALCUL DES ÉLÉMENTS DE LA TAXE

La loi du 13 avril 1898 a grandement modifié sur ce point la législation antérieure.

Aux termes du paragraphe 3 de l'article 35 modifié :

« La taxe militaire se compose de : 1° une taxe fixe « de six francs ; 2° une taxe proportionnelle égale à « trois fois le montant en principal de la cote personnelle « et mobilière de l'assujetti...

« Si l'assujetti a encore ses ascendants du premier « degré ou l'un d'eux, la taxe proportionnelle est augmentée « du quotient obtenu en divisant le triple de la cote per- « sonnelle et mobilière en principal de celui des ascen- « dants du premier degré qui est le plus imposé à cette « contribution également en principal, par le nombre des « enfants vivants et des enfants représentés dudit ascendant.

« Pour l'application des dispositions du présent article « dans le cas de décès du père de l'assujetti, si la mère « veuve ou divorcée s'est remariée, son mari est considéré « comme un ascendant du premier degré de l'assujetti.

« Les cotisations imposables sont la cote personnelle « imposée au rôle du domicile, et la plus élevée en prin- « cipal des cotes mobilières auxquelles les contribuables « sont assujettis soit dans le même rôle, soit dans les « rôles d'autres communes. Elles sont déterminées sans « égard aux prélèvements qui peuvent servir à les « acquitter sur les produits de l'octroi. »

Il résulte de ce texte, que la taxe militaire se divise en deux parties bien distinctes :

1° L'une fixe ;

2° L'autre proportionnelle.

Cette dernière, comprenant elle-même deux éléments basés :

L'un sur trois fois le montant en principal de la cote personnelle-mobilière de l'assujetti ;

L'autre, sur trois fois le montant, également en principal, de la cote personnelle-mobilière de l'ascendant du premier degré, le plus imposé à cette contribution.

Cette conception de deux éléments : l'un fixe, l'autre proportionnel a pour but de donner satisfaction, d'une part, au principe de la proportionnalité de l'impôt, et d'autre part de rendre la taxe plus productive pour le Trésor.

L'exemption du service militaire accordée par la loi est une faveur qu'il est équitable de faire payer par les bénéficiaires dans la mesure de leurs facultés, l'armée défendant la personne et les biens, il était rationnel de concevoir deux éléments de la taxe : l'un fixe, correspondant à la protection de l'individu et constituant une sorte de capitation ; l'autre proportionnel, correspondant à l'intérêt que la défense présente par rapport au patrimoine, et variable comme la valeur du patrimoine lui-même.

Mais si l'on avait calculé l'élément proportionnel sur les seuls biens de l'assujetti, il est certain que dans la plupart des cas, l'impôt aurait manqué de base à raison de l'âge et de la situation sociale des débiteurs, qui la plupart du temps n'ont pas de biens personnels. — D'où la nécessité pour le législateur de chercher une assiette plus large de l'impôt et d'y comprendre non seulement la fortune propre de l'assujetti mais encore celle de sa famille.

CHAPITRE PREMIER

TAXE FIXE

Cet élément de la taxe est un véritable impôt de capitation dont le taux est uniformément fixé, à six francs pour tous les assujettis. Lors des discussions préparatoires de la loi de 1889, la commission du Sénat avait proposé de la fixer à douze francs, mais on fit observer que ce serait une charge parfois très lourde pour l'ascendant nécessiteux chargé d'une nombreuse famille. et obligé de faire l'avance de toutes les taxes fixes de ses enfants. Cette considération avait sa valeur, alors surtout que la période d'imposition était beaucoup plus longue qu'elle ne l'est actuellement.

La loi de 1898 a limité sur ce point la responsabilité de l'ascendant par une disposition ainsi conçue :

« Lorsqu'en conformité du paragraphe 6 du présent « article, un ascendant est imposé à la taxe militaire pour « plusieurs fils dans le rôle d'une même année, il ne paye « néanmoins qu'une seule taxe fixe de 6 francs. Cette « taxe est répartie par portions égales entre les cotisa- « tions des assujettis qu'elle concerne.

L'ascendant n'est donc plus désormais responsable que du payement d'une seule taxe fixe, alors même que du chef de plusieurs enfants, il figure au rôle pour plusieurs taxes. En pareil cas, le Trésor conserve bien entendu le droit d'en poursuivre le recouvrement contre chaque assujetti directement, mais il ne peut poursuivre l'ascendant qu'à concurrence du montant de l'une des taxes fixes pour lesquelles il figure au rôle dans une même année.

Soit un père de famille dont les deux fils sont en même temps passibles de la taxe, et qui figure à ce titre sous deux articles différents dans le rôle d'une même année. D'après l'ancienne législation il aurait dû faire l'avance de la somme de douze francs, montant des deux taxes fixes; désormais, il ne pourra plus être poursuivi que pour la moitié de cette somme. Bien entendu le Trésor conserve son action contre chaque assujetti personnellement pour le payement du reliquat de sa taxe fixe, c'est-à-dire du montant de cette taxe, défalcation faite de ce qui aura été payé en son acquit par l'ascendant. Le payement fait par l'ascendant devra être réparti, aux termes de la loi, par égales portions entre les cotes des assujettis dont la dette se trouve éteinte à due concurrence. Dans notre espèce, la taxe fixe de chacun des enfants se trouve soldée pour moitié par le payement effectué par l'ascendant, et le Trésor conserve son action contre chaque assujetti à concurrence du payement de l'autre moitié; mais il ne pourrait sous prétexte d'insolvabilité de l'un des assujettis imputer entièrement sur sa taxe le payement effectué par l'ascendant, et poursuivre l'autre assujetti pour le payement intégral de la sienne.

Ce procédé serait contraire aux dispositions de la loi, et aurait pour résultat d'aggraver la situation de l'ascendant, qui, par suite de l'imputation faite en totalité sur la taxe de son fils insolvable, n'aurait plus qu'un recours illusoire contre lui pour obtenir le remboursement de la somme déboursée.

Tel est en ce qui concerne l'élément fixe de la taxe la seule innovation de la nouvelle loi; c'est-à-dire la restriction de la responsabilité personnelle de l'ascendant. On n'a pas cru devoir malgré cela modifier le taux de la taxe, il semble pourtant qu'on aurait pu le faire sans encourir le reproche d'une fiscalité excessive.

Une grande partie des motifs invoqués par les partisans d'une capitation très modique lors de l'établissement de la taxe en 1889, disparaissent en effet par suite des innovations de la loi nouvelle qui limite la responsabilité de l'ascendant à une seule taxe fixe, fait disparaître des rôles toute une catégorie de contribuables nécessiteux ou infirmes pour lesquels le payement d'une taxe de capitation même modique aurait pu paraître très lourd ; qui enfin, ainsi que nous le verrons plus loin, restreint à une période de trois années le payement de la taxe primitivement exigible pendant dix-neuf ans.

Ces innovations et les conditions nouvelles dans lesquelles se présente l'assiette et le recouvrement de l'impôt, justifiaient, pensons-nous, une capitation plus élevée, qu'on aurait pu fixer à la somme de douze francs, par exemple, ainsi que le proposait le rapporteur de la loi de 1889 au Sénat. Si l'on considère que tous les nouveaux assujettis doivent retirer un profit véritable de la faveur qui leur est faite, serait-il donc véritablement excessif de leur demander, même quand ils n'ont pour vivre que leur salaire; d'économiser sur ce salaire, moins de quatre centimes par jour, comme compensation d'une mesure légale dont ils retirent en somme un profit personnel indiscutable.

Outre ces considérations d'équité et de justice sociale, il ne faut pas non plus perdre de vue qu'une bonne loi doit tendre en définitive à la productivité et au rendement de l'impôt qu'elle établit. Une augmentation de la taxe fixe eût pallié, dans une certaine mesure les effets, désastreux à ce point de vue, des autres réformes accomplies par le législateur de 1898.

CHAPITRE II

TAXE PROPORTIONNELLE

§ 1er. — Bases de la taxe proportionnelle.

La taxe de capitation que nous venons d'étudier frappe également tous les assujettis, sans tenir compte de leur situation de fortune ; pour donner satisfaction au principe de la proportionnalité de l'impôt et de son équitable répartition d'après les facultés présumées des contribuables, on a voulu créer à côté de la taxe fixe une taxe proportionnelle.

Mais, il fallait trouver un signe indicatif de la fortune des assujettis pouvant servir de base équitable à l'assiette de l'impôt.

On avait d'abord proposé de prendre pour base les quatre contributions directes, mais la difficulté d'application de ce système le fit abandonner. Il eût été presque impossible en effet de déterminer l'ensemble des contributions payées par chaque individu passible de la taxe militaire ou par ses ascendants ; l'administration des contributions directes n'ayant pas de répertoire général où soient relevés, sous le nom d'un même individu, l'ensemble des cotisations qu'il peut avoir à payer dans les différents départements.

D'ailleurs, si l'on avait voulu prendre comme base l'ensemble des contributions directes, n'aurait-il pas fallu pour être logique, y joindre également les dix-huit cent millions de contributions indirectes, qui elles aussi sont la représentation, au moins partielle, des revenus mobiliers; or, à cet égard, il est encore plus difficile pour ne pas dire impossible de savoir quel est le montant des contributions indirectes payées par chaque individu.

Abandonnant donc cette base générale des contributions directes, on en a cherché une autre dans la contribution personnelle-mobilière.

Cet impôt a été établi par la loi du 13 janvier 1791, en vue d'atteindre les revenus mobiliers : suivant le chiffre du loyer on déterminait le revenu d'après une échelle progressive, et sur le revenu ainsi déterminé on prenait une quote-part, ordinairement le vingtième qui constituait la taxe.

L'Assemblée Constituante légitimait dans les termes suivants le choix qu'elle faisait du loyer, comme moyen d'appréciation des facultés mobilières des contribuables :

« Les profits des capitaux mobiliers ne sont pas faciles « à connaître dans un pays comme le nôtre où la cons- « titution, les principes, les lois et les mœurs proscrivent « toute espèce d'inquisition. Cependant, il est une indica- « tion sinon parfaitement exacte, au moins assez approxi- « mative. Cette indication est le logement destiné à « l'habitation personnelle. Il est si naturel à l'homme de « chercher à embellir le séjour où il passe la plus grande « partie de sa vie, que presque personne n'est arrêté dans « ce penchant, que par l'impuissance de le satisfaire, et « que, à très peu d'exceptions près, le prix des logements « d'habitation indique la gradation des richesses. »

C'est uniquement le revenu des capitaux mobiliers que l'Assemblée Constituante prétendit atteindre par la cote personnelle-mobilière, elle voulut que cette cote ne portât précisément que sur cette espèce de revenu, comme les contributions foncières ne portent que sur les revenus territoriaux. Dans ce but, on autorisait les propriétaires fonciers, dont les facultés mobilières avaient été présumées par le prix de leur logement, à prouver par la quittance de leurs contributions foncières que ces facultés leur venaient en tout ou en partie de leurs biens fonds, et à obtenir en conséquence une déduction proportionnelle à la valeur justifiée de leurs revenus fonciers. Il en résultait que les facultés mobilières provenant de capitaux fonciers n'étaient assujetties qu'à la contribution foncière ; tandis que celles qui ne pouvaient prouver leur origine foncière restaient seules soumises à la cote de contribution pour facultés mobilières.

Plus tard, ce droit pour les contribuables de déduire du quantum de revenu déterminé par le chiffre du loyer, la part afférente aux revenus fonciers vint à disparaître ; et à partir de ce moment, l'impôt perdit son caractère exclusivement mobilier et fut désormais assis sur toutes les facultés mobilières ou foncières du contribuable, car le chiffre du loyer qui continuait à lui servir de base, se paye tout aussi bien avec les ressources provenant des revenus fonciers qu'avec celles provenant des revenus mobiliers.

Naturellement donc, et si l'on admet, comme cela a lieu dans la grande majorité des cas, que le chiffre du loyer soit une indication sérieuse de la fortune des contribuables ; la cote mobilière basée sur le loyer et proportionnelle en principe au montant de ce loyer, est également proportionnelle à l'ensemble des facultés contributives.

Il faut reconnaître d'ailleurs que cette proportionnalité est loin d'être rigoureuse, et cela pour des raisons multiples qu'il est facile d'indiquer brièvement.

L'impôt personnel-mobilier se compose, comme on sait, de deux éléments distincts :

1° Une taxe personnelle ou de capitation établie sur la personne sans considération des biens, et égale à la valeur de trois journées de travail ;

2° Une taxe mobilière proportionnelle à la valeur locative du loyer d'habitation.

Il est hors de doute que le premier élément de l'impôt n'est pas proportionnel aux facultés des contribuables, puisqu'il est également payé par tous ceux d'un même département. Il est vrai qu'il peut varier d'un département à l'autre, puisque dans chaque département le Conseil général est investi du pouvoir de fixer la valeur de la journée de travail entre un minimum de cinquante centimes et un maximum de un franc cinquante. Mais ces variations d'un département à l'autre n'ont rien à faire avec la proportionnalité, elles peuvent même aboutir à un résultat tout à fait inverse; puisque les contribuables très riches d'un département où le Conseil général aura fixé un minimum à la valeur de la journée de travail, payent moins que les contribuables très peu fortunés du département voisin, où le Conseil général aura fixé le maximum de cette même valeur. En un mot, dans tel département, les riches peuvent n'avoir à payer que le minimum, c'est-à-dire un franc cinquante de cote personnelle, alors que dans le département voisin les pauvres payeront le maximum, c'est-à-dire quatre francs cinquante.

Voilà pour la taxe personnelle; quant à la taxe mobilière, elle constitue bien, en principe, un impôt proportionnel aux facultés présumées des contribuables, mais cette proportionnalité n'est pas non plus rigoureuse. Cela tient à des causes multiples.

La répartition faite à l'origine, entre les départements, par l'Assemblée Constituante a été fort inégale; on peut dire qu'elle manquait de toutes les données sur l'importance des revenus mobiliers. Elle fixa, d'abord, un peu au hasard, le contingent mobilier à 60 millions; puis, elle répartit ce contingent entre les départements, au prorata de ce que chacun d'eux payait d'impôts sous l'ancienne monarchie. Or, les provinces étant plus ou moins imposées, selon qu'elles étaient pays d'état ou pays d'élection, il y avait là une première source d'inégalité dont les conséquences se font sentir encore aujourd'hui, malgré les améliorations introduites par les lois qui se sont successivement préoccupées de la péréquation de l'impôt mobilier, et notamment par la loi du 4 août 1844, d'après laquelle, à partir du 1er janvier 1846, le contingent des communes a dû être diminué des cotes afférentes aux maisons détruites, et augmenté proportionnellement à la valeur locative des maisons nouvellement construites. Grâce au mécanisme de cette loi, et au fur et à mesure que les anciennes constructions disparaissent, on s'achemine progressivement vers la péréquation des contingents.

Mais cette manière de procéder n'a résolu la question de péréquation qu'au point de vue de la taxe mobilière, et nullement en ce qui concerne la taxe personnelle pour laquelle il aurait fallu tenir compte des déplacements de population qui se sont produits de différents côtés, les départements industriels notamment s'étant développés aux dépens des départements agricoles.

Tout compte fait, l'impôt personnel-mobilier tel qu'il est organisé actuellement, ne constitue qu'une indication assez imparfaite de la fortune des contribuables, à cause des inégalités de la répartition auxquelles on n'a remédié qu'en partie et qui font varier le taux de l'impôt entre 6,83 0/0 et 3,03 0/0 des valeurs locatives.

C'est pourtant cet impôt, si imparfait qu'il puisse être au point de vue de la proportionnalité, qu'on a dû prendre comme base de l'élément proportionnel de la taxe militaire, faute de pouvoir saisir d'une manière plus parfaite l'ensemble des facultés contributives des assujettis.

Après avoir posé la règle que la cote personnelle-mobilière servirait de base à l'élément proportionnel de la taxe militaire, le législateur a déterminé d'après quelles lois et suivant quels principes.

La taxe proportionnelle est calculée :

1° Sur la contribution personnelle-mobilière de l'assujetti ;

2° Sur celle de l'un des ascendants.

§ 2. — Règles communes au calcul des bases de la taxe.

Le législateur a édicté quelques règles communes à la détermination de ces bases, qu'il s'agisse de la contribution de l'assujetti ou de celle de l'ascendant :

1° C'est d'abord qu'on ne doit tenir compte que du principal de la taxe et non pas des centimes additionnels généraux départementaux ou communaux. Pour ces deux dernières catégories, cela se conçoit très facilement. Le nombre des centimes varie chaque année dans un même département ou dans une même commune, suivant les besoins locaux ; il eût été injuste et contraire au principe de la proportionnalité de faire payer aux assujettis une taxe militaire plus ou moins lourde par suite d'une circonstance complètement étrangère à l'étendue de leurs facultés contributives : le simple fait d'être imposé à la mobilière dans tel département ou dans telle commune chargée de centimes plutôt que dans telle autre moins obérée.

En ce qui concerne les centimes généraux perçus au profit de l'État, et dont le nombre est uniforme, on aurait pu sans rencontrer la même objection en tenir compte pour l'établissement de la taxe proportionnelle ; *cela se fait d'ailleurs en Autriche*. Mais on a sans doute pensé que le principal de l'impôt, surtout pour les taxes mobilières

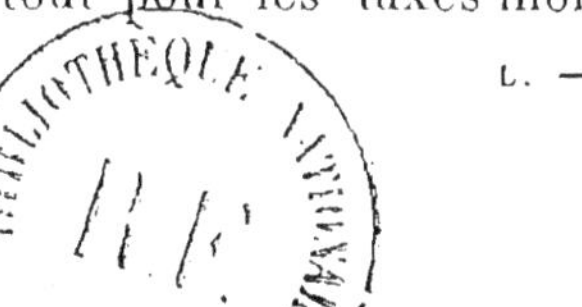

d'un taux élevé, constituerait déjà une charge assez lourde, sans y ajouter encore les centimes additionnels généraux.

2° Les cotisations imposables sont la cote personnelle imposée au rôle du domicile ; et la plus élevée en principal des cotes mobilières auxquelles les contribuables sont assujettis, soit dans le même rôle, soit dans les rôles d'autres communes. (Alinéa 5, § 3, art. 35 modifié.)

C'est là une innovation de la loi de 1898 ; antérieurement, d'après la loi de 1889, les cotisations imposables étaient toujours celles qui étaient portées aux rôles de la commune du domicile des contribuables.

On ne doit payer légalement qu'une seule cote personnelle, c'est un impôt de capitation qui est imposé dans la commune du domicile ; si un contribuable figurait sur le rôle d'une autre commune ce serait par suite d'un double emploi et il aurait le droit d'en obtenir décharge. — Mais à l'inverse, tout contribuable doit autant de cotes mobilières qu'il a d'habitations meublées à sa disposition, alors même qu'en fait il ne les habiterait pas. — Les décisions du Conseil d'État sur ce point sont innombrables. — Il peut donc arriver qu'un assujetti à la taxe militaire, ou son ascendant figurent sur le rôle mobilier dans différentes communes. D'après l'ancienne loi on ne devait se préoccuper que de la taxe figurant au rôle mobilier de la commune du domicile, quelle que fût son importance par rapport aux autres. Désormais, il n'y a plus à tenir compte du lieu de payement, mais bien du quantum de l'impôt, le plus élevé en principal devra être pris pour base de la taxe proportionnelle.

Soit un assujetti imposé à deux taxes mobilières : l'une dans la commune de son domicile dont le total, centimes additionnels compris, s'élève à 100 francs ; l'autre dans une commune voisine à 95 francs. Par hypothèse, le principal de cette dernière ressort à 60 francs, tandis qu'il n'est pour la commune du domicile que de 50 francs. Ce sera la cote dont le principal est le plus élevé qui devra servir de base au calcul de la taxe proportionnelle à l'exclusion de celle du domicile.

En théorie, cette innovation du législateur paraît très logique et d'un excellent effet au point de vue du rendement de la taxe, car il peut fort bien arriver que la contribution mobilière du domicile soit inférieure à celle qu'un assujetti ou son ascendant ont à payer ailleurs; pratiquement, il est permis de se demander par quel moyen le service des contributions du domicile pourra se procurer les renseignements nécessaires à son application. Il semble difficile que le contrôleur de la résidence puisse savoir si l'assujetti paye dans une autre commune, souvent fort éloignée, une contribution mobilière et prendre l'initiative de se renseigner sur le taux en principal de cette contribution. L'initiative viendra encore bien moins du contrôleur de l'autre commune dans laquelle l'assujetti est par hypothèse beaucoup moins connu, puisqu'il n'y est pas domicilié et où rien n'indiquera au service sa situation au point de vue militaire. Il y a là semble-t-il une innovation qui dans bien des cas demeurera inapplicable et rendra plus difficile encore le service de l'assiette déjà si compliqué.

3° Les cotisations imposables sont celles qui sont portées au rôle, la loi le dit formellement. Il n'y a donc pas lieu de se préoccuper de savoir si ces cotisations sont bien ou mal imposées; elles figurent au rôle et doivent être prises telles quelles pour base de la taxe proportionnelle. La jurisprudence administrative, saisie d'une réclamation relative à la taxe militaire, ne pourrait prononcer une réduction par le motif que la contribution mobilière portée au rôle et entrant comme élément dans le calcul de la taxe est exagérée.

C'est ce qu'a décidé un arrêt du Conseil d'État rendu sur le recours du Ministre des Finances contre un arrêté du Conseil de préfecture de la Seine, voici le considérant de l'arrêt :

« Considérant qu'aux termes de l'article 35, § 3, de la « loi du 15 juillet 1889, les cotisations qui doivent entrer « comme élément dans le calcul de la taxe militaire sont « celles qui sont portées au rôle de la commune du domi- « cile des contribuables ;

« Considérant qu'il résulte de l'instruction que la dame « veuve Portal, mère et ascendante du sieur Portal, a été « imposée pour 1891 à la contribution mobilière sur le « rôle de la ville de Paris d'après une valeur locative de « 1.320 francs et qu'elle n'a pas réclamé contre cette « imposition ; que dès lors c'était avec raison que l'admi- « nistration avait pris cette valeur locative de 1,320 francs « comme élément de calcul du droit proportionnel de la « taxe militaire du sieur Portal correspondant à la cote « mobilière de sa mère, et qu'il y a lieu de faire droit au « recours du Ministre des Finances tendant à rétablir « ledit sieur Portal au rôle qui lui a été primitivement « attribué... » (Arrêté annulé : sieur Portal rétabli au rôle primitif au droit qui lui avait été primitivement attribué.)

La jurisprudence du Conseil d'État refuse donc aux assujettis le droit de réclamer directement contre la taxe proportionnelle toutes les fois que leur réclamation est fondée sur un grief dirigé contre la taxe mobilière qui lui a servi de base. S'ils prétendent que leur taxe mobilière est exagérée, ils devront d'abord en obtenir directement la réduction par voie de demande principale, et c'est seulement quand ils auront fait prononcer à cet égard qu'ils pourront introduire par voie incidente une demande en réduction de leur taxe militaire.

Cette jurisprudence en refusant aux assujettis le droit de réclamer directement contre la taxe proportionnelle, quand la solution à intervenir dépend de la question préjudicielle de savoir si la taxe mobilière a été elle-même bien établie, ne nous paraît pas à l'abri de toute critique. Il semble qu'elle se fonde sur une interprétation trop étroite du paragraphe 3, alinéa 5, de l'article 35 qui, en décidant que « les cotisations imposables sont la cote « personnelle imposée au rôle du domicile et la plus « élevée en principal des cotes mobilières auxquelles les « contribuables sont assujettis, soit dans le même rôle, « soit dans le rôle d'autres communes », se réfère simplement à une hypothèse spéciale, celle où l'assujetti payant plusieurs cotes personnelles-mobilières, il y a lieu de déterminer laquelle de ces cotes devra être prise pour base de calcul, mais n'a eu nullement en vue la solution du cas qui nous occupe.

Cette jurisprudence, d'autre part, paraît contraire à l'esprit de la loi qui a entendu créer un impôt nouveau et indépendant, ayant des bases qui lui sont propres.

On peut même dire que rigoureusement elle est contraire au texte de la loi dont le paragraphe 5 *in fine* décide que la taxe est recouvrée et que les réclamations sont instruites et jugées comme en matière de contributions directes. Une des conséquences immédiates de cette règle est qu'un délai de trois mois après la publication du rôle, doit être accordé dans tous les cas aux assujettis, pour présenter leurs réclamations contentieuses. Or, si l'on admet l'interprétation du Conseil d'État, on est conduit à dénier ce droit aux assujettis, dans l'hypothèse pratiquement très fréquente, où les rôles de la taxe militaire paraîtront plus de trois mois après ceux de la mobilière.

Quelle est effectivement la situation qui leur est faite en pareil cas, d'après la théorie du Conseil d'État? C'est qu'ils ne peuvent plus valablement réclamer, puisque d'une part, ils ne sauraient saisir directement la jurisprudence administrative d'une demande directe en réduction de leur taxe proportionnelle, et que, d'autre part, ils seraient en déchéance, relativement à la taxe mobilière. Un tel résultat semble manifestement contraire aux principes de la matière et au texte formel qui reconnaît aux assujettis le droit de présenter valablement pendant un délai de trois mois à dater de la publication des rôles une réclamation contentieuse de quelque nature qu'elle soit, fût-elle basée sur l'irrégularité d'une autre contribution servant de base à celle qui fait en définitive l'objet de la réclamation.

Notre conclusion, contraire à l'interprétation du Conseil d'État, est qu'en définitive on doit reconnaître aux assujettis le droit de saisir directement la juridiction administrative de toutes les demandes contentieuses relatives à la taxe militaire, sans qu'il soit nécessaire d'introduire une demande spéciale relative à la mobilière, que le tribunal n'a pas à examiner en tant qu'impôt distinct, mais comme tout autre élément de calcul servant de base à la taxe militaire.

4° Enfin une dernière règle commune à la détermination de la taxe mobilière prise comme base de la taxe proportionnelle, c'est qu'on ne doit pas tenir compte des prélèvements sur les produits de l'octroi qui, dans certaines communes, servent à acquitter une partie de la taxe mobilière. Nous étudierons plus loin dans un paragraphe spécial les conséquences pratiques de cette disposition.

§ 3. — Taxe personnelle-mobilière de l'assujetti.

La taxe personnelle-mobilière de l'assujetti constitue la première base de l'élément proportionnel de la taxe militaire, celle à laquelle on devait songer tout d'abord. D'après la loi de 1889, la taxe proportionnelle était égale au montant en principal de la cote personnelle-mobilière de l'assujetti. La loi de 1898 modifiant la loi de 1889 en a fixé le taux à trois fois le montant en principal de la cote personnelle-mobilière.

C'est là une conséquence directe et logique de cette autre innovation qui a consisté comme nous le verrons, à réduire à trois années la durée du payement de la taxe fixée par l'ancienne loi, à dix-neuf années. On ne pouvait guère, en présence d'une pareille mesure, maintenir l'ancien taux sans en compromettre tout à fait le rendement. On a pensé d'autre part que les assujettis ne sauraient équitablement se plaindre d'une réforme qui leur imposait, il est vrai, un sacrifice annuel trois fois plus considérable, mais pendant six fois moins de temps, réduisant ainsi de moitié la charge définitive de l'impôt.

§ 4. — Taxe personnelle-mobilière de l'ascendant.

Il est bien certain que si l'on avait pris comme base de la taxe proportionnelle la seule contribution personnelle-mobilière de l'assujetti, on aurait eu, dans la grande majorité des cas, un rendement négatif : les assujettis en raison de leur âge n'ayant pas le plus souvent de ressources personnelles, vivant avec leurs parents et ne payant pas par suite de cotes mobilières. D'où la néces sité d'élargir l'assiette de la taxe proportionnelle pour lui faire produire davantage, et l'idée d'ajouter, dans certains cas, à la cote de l'assujetti la cote personnelle-mobilière de ses ascendants. Les promoteurs de cette idée qui, dans le fond, constituait surtout un expédient fiscal, ont d'ailleurs prétendu la justifier par cette considération que l'assujetti avait un droit éventuel sur la fortune de ses parents, que l'armée défendait cette fortune et qu'il était par suite logique et juste que la taxe militaire affectée à l'entretien de l'armée fût proportionnée à l'importance des biens qu'elle avait à défendre.

Si donc, l'assujetti a encore ses ascendants du premier degré ou l'un d'eux, la taxe proportionnelle devra être augmentée du quotient obtenu en divisant le triple de la cote personnelle et mobilière en principal de celui qui est le plus imposé à cette contribution également en principal, par le nombre des enfants vivants et des enfants représentés dudit ascendant. (Alinéa 3, § 3, art. 35, modifié.)

La loi du 15 juillet 1889, prévoyant le cas de non-imposition des ascendants du premier degré, décidait que l'on devait procéder de la même manière sur la cote des ascendants du deuxième degré en tenant compte des enfants de l'ascendant de chaque degré.

La loi du 26 juillet 1893 a supprimé cette disposition dont les difficultés d'application étaient presque inextricables à cause des recherches trop compliquées et le plus souvent incertaines ou infructueuses auxquelles devait se livrer le service des contributions directes pour déterminer, dans chaque cas particulier, la quotité de la taxe proportionnelle.

La loi du 13 avril 1898 a confirmé les dispositions de celle du 26 juillet 1893 relativement à l'exclusion de la taxe mobilière des ascendants du second degré comme base de calcul de la taxe proportionnelle. Seules, les cotes personnelles-mobilières du père ou de la mère peuvent entrer en ligne de compte. Pour déterminer clairement dans quelles conditions, il y a lieu d'envisager successivement les différentes hypothèses qui peuvent se présenter dans la pratique.

Prenons d'abord le cas le plus simple :

1° Un seul des descendants de l'assujetti est imposé.

La taxe proportionnelle sera juste égale au triple de la taxe de cet ascendant en principal ; si le principal est de cinquante francs, la taxe proportionnelle sera de cent cinquante.

La loi ne distinguant pas, la solution doit être la même qu'il s'agisse d'un fils légitime, adoptif ou naturel ; pourvu dans ce dernier cas que ce soit un enfant naturel reconnu. L'enfant naturel non reconnu n'ayant aucun lien légal de parenté avec ses auteurs et aucune vocation à leur succession. (Code civil, art. 756.)

2° Les deux ascendants de l'assujetti sont imposés.

Ce cas sera beaucoup plus rare que le précédent, le mari seul présentant en général les conditions requises pour être imposé à la taxe personnelle-mobilière, aux termes de la loi du 21 avril 1832, article 12. C'est ainsi que l'administration ne considère pas comme imposable la femme même séparée de biens lorsqu'elle habite avec son mari, lequel reste quand même à ses yeux le chef de l'association conjugale. Cependant, il peut arriver que le mari et la femme soient concurremment imposés ; par exemple en cas de divorce ou de séparation de corps quand les deux époux auront un domicile distinct (Décret du 21 mai 1848). Alors se pose la question de savoir laquelle des deux taxes doit être prise pour base de calcul ? La loi répond que c'est la mobilière dont le principal sera le plus élevé, qu'elle soit imposée au nom du père ou de la mère, et alors même que l'assujetti habiterait en fait avec l'ascendant dont la cote est la moins élevée.

En prenant pour base de calcul la taxe mobilière dont le principal est le plus élevé, le législateur s'est évidemment proposé d'augmenter le rendement de la taxe et de la porter à son maximum. On peut se demander s'il a atteint complètement son but et s'il n'aurait pas mieux fait de décider purement et simplement qu'au cas d'imposition simultanée des deux ascendants, celle-là serait prise pour base de calcul qui assurerait le rendement le plus fort. Il convient effectivement de remarquer que la taxe mobilière la plus élevée en principal ne donnera pas toujours la taxe proportionnelle la plus productive, si l'ascendant qui la paye a des enfants d'un précédent mariage. Soit deux époux et un fils, issu de leur mariage, assujetti à la taxe militaire. Le mari qui a un autre fils né d'un précédent mariage paye 100 francs de taxe personnelle-mobilière ; sa femme séparée de corps est imposée à cette même taxe pour la somme de 80 francs. C'est légalement la taxe du père la plus élevée en principal qui va servir de base au calcul de la taxe proportionnelle qui s'établira comme suit : Trois fois le principal divisé par le nombre des enfants soit $100 \times 3 = 300 : 2 = 150$. Or, si l'on avait pris la taxe de la mère on aurait obtenu le résultat suivant : $80 \times 3 = 240$; c'est-à-dire une taxe proportionnelle beaucoup plus productive. C'est une conséquence à laquelle n'a sans doute pas songé le législateur qui semble avoir pensé que, dans tous les cas, à un principal mobilier plus élevé devait correspondre une taxe proportionnelle plus productive. Nous venons de montrer que cette manière de voir ne correspond pas toujours à la réalité des choses, et qu'il eût été préférable de décider que, dans tous les cas, devrait être prise pour base de calcul la taxe personnelle-mobilière qui donnerait le meilleur rendement. Il existe encore une autre hypothèse dans laquelle il y aurait lieu de faire un choix entre les cotes personnelles-mobilières des ascendants ; c'est en dehors du cas où le père et la mère légitimes sont concurremment imposés, celui où l'assujetti ayant été adopté, ses deux ascendants adoptifs et légitimes sont imposés à la cote personnelle-mobilière.

On sait que, dans ce cas, le fils adoptif tout en conservant tous ses droits dans sa famille naturelle (art. 348, Code civil) prend dans sa famille adoptive la place d'un enfant légitime, dès lors, il est logique de prendre pour base de calcul de la taxe militaire, soit la cote mobilière de l'ascendant légitime, soit celle de l'ascendant adoptif et il n'y aura d'autre raison de préférence que la quotité respective de ces cotes ; la plus élevée en principal devrait être légalement choisie.

3° L'assujetti a des frères et sœurs vivants ou représentés.

Nous avons supposé jusqu'à présent que l'assujetti était fils unique, voyons maintenant comment doit être calculée la taxe, s'il y a des frères et sœurs.

Dans ce cas, il y a lieu de diviser le triple de la cote personnelle-mobilière en principal de l'ascendant, par le nombre des enfants vivants ou représentés de cet ascendant.

Soit un ascendant imposé à une taxe mobilière en principal de 400 francs : il a quatre enfants (fils ou filles) dont un fils passible de l'impôt. Le produit de la taxe proportionnelle sera le triple de ce principal divisé par le nombre des enfants soit $(400 \times 3) : 4 = 300$ francs. S'il y avait cinq enfants, on diviserait par cinq, le dividende restant toujours le même et le diviseur variant seul avec le nombre des enfants.

Cette manière de procéder se justifie d'elle-même, elle

est la conséquence logique du principe sur lequel est basée la taxe proportionnelle qui frappe l'assujetti suivant l'importance des biens qu'il doit recueillir un jour dans la succession de ses ascendants. Or, sa part héréditaire étant directement proportionnelle au nombre de ses frères et sœurs, il était naturel d'établir une relation de même ordre entre la quotité de la taxe proportionnelle et le nombre des frères et sœurs de l'assujetti.

Par application de ce même principe en cas de prédécès des frères ou sœurs de l'assujetti, leurs propres enfants venant par représentation à la succession de leur aïeul, concurremment avec l'assujetti, ne doivent être comptés pour le calcul de la taxe qu'aux lieu et place de leur frère ou sœur puisque, quel que soit leur nombre, ils ne diminuent la part de l'assujetti dans la succession de l'ascendant commun que de la part qu'aurait prise leur auteur, frère ou sœur de l'assujetti. (Code civil, art. 739.)

Soit un ascendant qui a eu trois enfants, deux fils, dont l'assujetti et une fille prédécédée, laissant elle-même deux enfants qui la représentent. Il y a lieu de diviser la cote mobilière de l'ascendant, non pas par le nombre des descendants vivants, enfants et petits-enfants, c'est-à-dire par quatre, mais bien par le nombre des enfants vivants ou représentés, c'est-à-dire par trois, la succession de l'ascendant ne devant en définitive être dévolue que par tiers, dont un tiers pour l'assujetti, un tiers pour son frère et un tiers pour les deux enfants de la sœur prédécédée.

La loi ne semble prévoir que le cas où tous les frères de l'assujetti sont des frères germains. Que faut-il décider s'il y a des frères consanguins, c'est-à-dire issus du même père et pas de la même mère, ou utérins, c'est-à-dire réciproquement issus de la même mère et pas du même père? La solution se dégage des termes mêmes de la loi qui prescrit de diviser la cote mobilière de l'ascendant prise pour base de calcul par le nombre des enfants de cet ascendant. Si donc c'est la cote mobilière du père qui a été prise pour base de calcul, il n'y aura pas lieu de tenir compte d'un frère utérin de l'assujetti issu d'un précédent mariage de la mère; réciproquement, si c'était la taxe de la mère, on ne devrait pas pour le même motif faire état d'un frère consanguin de l'assujetti. Car dans le premier cas, le frère utérin, dans le deuxième le frère consanguin, n'ont aucun lien de parenté avec l'ascendant dont la taxe mobilière a été prise pour base de calcul de la taxe proportionnelle. En résumé pour l'établissement de la taxe proportionnelle la cote mobilière de l'ascendant responsable doit être calculée, abstraction faite des enfants issus d'un précédent mariage de l'autre époux. (Conseil de préfecture de la Seine; arrêté du 12 mars 1896; affaire Roubeaud.)

4° L'assujetti a des frères et sœurs naturels ou adoptifs.

La loi n'a point fait de distinction pour le cas spécial où l'assujetti aurait des frères ou sœurs naturels ou adoptifs.

A. — S'il a des frères ou sœurs naturels reconnus, qu'il soit lui-même naturel ou légitime, il y aura lieu, en l'absence de disposition légale, de décider que le calcul de la taxe proportionnelle doit avoir lieu d'après les mêmes règles que précédemment, c'est-à-dire de diviser la cote mobilière de l'ascendant par le nombre de ses enfants, tant naturels que légitimes vivants ou représentés. Pour être rigoureusement logique avec le principe de la proportionnalité, on aurait compris que le législateur adoptât pour ce cas spécial une solution différente et fît payer à l'enfant légitime une taxe plus forte qu'à l'enfant naturel, puisqu'en définitive il est appelé à recueillir une part plus forte que ce dernier dans la succession de leurs auteurs communs. On sait, en effet, que les enfants légitimes venant à la succession de l'auteur commun avec les enfants naturels ont droit à une part trois fois plus considérable que ces derniers. Mais il y aurait eu là une série de recherches et une complication de calculs que par leur nature même il était impossible d'imposer au service de l'assiette de l'impôt. Le mode de calcul de la taxe proportionnelle ne varie donc pas, quelle que soit la qualité légitime ou naturelle des frères ou sœurs de l'assujetti, et que ce dernier soit lui-même légitime ou naturel. Mais à l'inverse, la question de filiation légitime ou naturelle influe gravement sur le calcul de la taxe en cas de prédécès des frères ou sœurs de l'assujetti. Ceux-ci ne devront entrer en ligne de compte que s'ils sont représentés par leurs descendants à la succession de l'auteur commun, père de l'assujetti. Cette disposition paraît d'ailleurs très logique, qui proportionne la taxe de l'assujetti à l'importance des biens qu'il est appelé à recueillir éventuellement dans la succession de son ascendant ; dès lors que les frères et sœurs de l'assujetti ne laissent aucune descendance susceptible de recueillir partie de ces biens, il n'y avait aucune raison de les faire entrer en ligne de compte pour diminuer à due concurrence le montant de la taxe.

Or, les frères et sœurs de l'assujetti sont représentés par leurs descendants légitimes à la succession de l'aïeul, commun père de l'assujetti (art. 740, Code civil), ils ne le sont pas au contraire par leurs enfants naturels, qui n'ayant aucune vocation propre à cette succession (art. 756, Code civil) ne peuvent, par voie de conséquence, y venir par représentation, car celui-là seul peut succéder par représentation qui serait apte à succéder de son chef, s'il se trouvait être l'héritier le plus proche en degré.

Ceci exposé : soit un assujetti et ses deux frères prédécé

dés *B* et *C*: *B* a laissé un fils légitime, et *C* un fils naturel. La taxe mobilière en principal de l'ascendant commun père de l'assujetti, est par hypothèse de 100 francs. Le triple en principal de cette taxe sera divisé non par le nombre des enfants de l'ascendant, c'est-à-dire par trois, mais seulement par deux, le frère prédécédé *C* n'étant pas légalement représenté par son fils naturel, n'entre pas en ligne de compte pour le calcul de la taxe dont le montant ressortira comme suit : $100 \times 3 = 300 : 2 = 150$ au lieu de $100 \times 3 = 300 : 3 = 100$; résultat qu'on aurait obtenu si les deux frères prédécédés avaient tous deux laissés des enfants légitimes.

3° L'assujetti a des frères et sœurs adoptifs.

De même que pour la filiation naturelle, la filiation adoptive des frères et sœurs de l'assujetti, lorsque ceux-ci sont vivants, n'influe pas sur le calcul de la taxe; tous, enfants légitimes ou adoptifs, ont les mêmes droits dans la succession de leur ascendant, tous doivent entrer au même titre en ligne de compte pour l'établissement de la taxe militaire : soit un assujetti enfant adoptif, et un fils légitime du père adoptif, la cote mobilière de ce dernier devra être divisée par deux. Si à l'inverse c'était le fils légitime qui serait imposé à la taxe militaire, il y aurait également lieu de diviser par deux la taxe de l'ascendant en tenant compte du fils adoptif. Ce dernier, d'ailleurs, conserverait sa place et ses droits dans sa famille légitime, et devrait être également pris en considération pour l'établissement de la taxe militaire due par un de ses frères légitimes.

Mais au cas de prédécès des frères ou sœurs de l'assujetti, et lorsque se pose la question de représentation, il importe de tenir compte de la filiation adoptive, susceptible d'influer sur le calcul de la taxe. C'est ce qui arrivera dans les deux hypothèses suivantes :

A. — L'assujetti a ses père et mère légitimes, et des frères et sœurs légitimes dont un frère prédécédé laissant lui-même des enfants adoptifs. Ce frère prédécédé qui ne saurait être représenté par ses enfants adoptifs, l'adopté n'acquérant aucun droit de successibilité sur les biens des parents de l'adoptant (Code civil, art. 350), ne doit pas compter pour l'établissement de la taxe militaire; il en serait autrement s'il avait laissé une postérité légitime.

B. — L'assujetti a ses père et mère légitimes et un frère adoptif prédécédé qui a laissé des enfants légitimes. Le frère prédécédé doit-il entrer en ligne de compte pour l'établissement de la taxe? Oui, s'il est représenté par ses enfants, non, dans le cas contraire. Or, les descendants légitimes d'un fils adoptif ne peuvent le représenter à la succession de l'adoptant que s'ils ont une vocation propre à cette succession, et cette question est elle-même diversement résolue par la doctrine et la jurisprudence.

La plupart des auteurs (1) soutiennent que les enfants de l'adopté n'ont aucune vocation à la succession de l'adoptant et justifient leur opinion en s'appuyant sur l'article 350 du Code civil qui ne donne de droits qu'à l'adopté sur la succession de l'adoptant. Ils font remarquer que s'il en était autrement en Droit romain, c'est que l'adoption constituait alors un lien complet de filiation; or, en Droit français, elle n'a pas conservé ce caractère et produit en général des effets moins étendus. Quant aux autres textes du Code civil qu'on a invoqué en sens contraire, ils seraient étrangers à la question. L'article 348, qui prohibe le mariage entre l'adoptant et les descendants de l'adopté, est fondé sur des raisons de

(1) Demolombe, VI, p. 139; Aubry et Rau, VI, p. 134, § 560, note 6 et p. 312, § 598, note 1; Laurent, IV, n° 250.

convenance, comme toutes les prohibitions du même genre, mais non sur le lien artificiel de la parenté adoptive; la meilleure preuve est que cet article contient d'autres prohibitions entre personnes qui n'ont entre elles aucun droit respectif de succession. L'article 351, d'après lequel les enfants de l'adopté forment comme l'adopté obstacle à l'exercice du retour légal de la part de l'adoptant dans la succession de l'adopté, n'est relatif qu'à la succession de l'adopté et se base sur la volonté présumée de ce dernier; on ne saurait donc tabler là-dessus pour régler la dévolution de la succession de l'adoptant. Il est aussi facile d'écarter l'argument qu'on a voulu tirer de la loi du 1er mars 1808 (art. 35), relatif aux majorats, car il ne constitue qu'une législation exceptionnelle.

B. — Une opinion intermédiaire soutient qu'il faut reconnaître la vocation héréditaire aux descendants de l'adopté; mais seulement à ceux qui sont nés postérieurement à l'adoption. L'argument qu'on tire en ce sens de ce que ces enfants prennent le nom de l'adoptant consiste dans une confusion entre deux textes étrangers l'un à l'autre, si ces enfants prennent le nom de l'adoptant, c'est qu'il est depuis l'adoption celui de leur père; ce simple fait ne saurait prouver la parenté avec l'adoptant (1).

C. — La jurisprudence (2) admet au contraire, sans restriction, la vocation héréditaire des descendants de l'adopté qu'ils soient ou non nés antérieurement à l'adoption.

Par conséquent, il y aura lieu dans la pratique, pour le calcul de la taxe militaire, dans l'hypothèse qui nous

(1) Merlin. Quest., vo adopt, § 7; Demante, II, no 8 et 85 *bis*.

(2) Nancy, 30 mai 1868, S. 68. 2. 61. Cassation, 10 novembre 1869. S. 70. 1. 18. Cassation Belge, 11 novembre 1875. Agen, 1er juin 1885. S. 86. 2. 63.

occupe, de tenir compte du frère adoptif de l'assujetti prédécédé qui devra être considéré comme représenté par ses descendants. En l'espèce il y aurait lieu de diviser la taxe mobilière de l'ascendant par deux, au lieu de la prendre intégralement pour base de la taxe, comme cela aurait lieu si l'on adoptait le système de la doctrine d'après lequel le frère adoptif n'étant pas représenté ne devrait pas entrer en ligne de compte.

6° Cas de prédécés du père de l'assujetti quand la mère s'est remariée.

La loi du 13 avril 1898 (alinéa 3, § 3, art. 35 modifié) a posé pour cette hypothèse spéciale la règle suivante : Dans le cas de décès du père de l'assujetti, si la mère veuve ou divorcée s'est remariée, son mari est considéré comme un ascendant du premier degré de l'assujetti.

Le législateur de 1889 ne s'était pas préoccupé de cette hypothèse spéciale ; et en cas de remariage de la mère, la taxe mobilière étant presque toujours inscrite au nom de son mari d'après les règles applicables à cette contribution, il arrivait que la taxe proportionnelle de l'assujetti manquait de base.

C'est pour remédier à cette situation fâcheuse, au point de vue du rendement de la taxe, que la loi de 1898 a édicté la règle ci-dessus, laquelle dispose que si le père de l'assujetti est décédé et que sa mère se soit remariée, le second mari doit être considéré comme un ascendant du premier degré de l'assujetti au point de vue de l'établissement de la taxe, c'est-à-dire que sa cote personnelle-mobilière est prise pour base de l'élément proportionnel ; d'après les mêmes principes que si ledit ascendant était réellement le père de l'assujetti. Les enfants du second mari même issus d'un précédent mariage, et n'ayant par suite aucun lien de parenté avec l'assujetti devraient entrer en ligne de compte pour le calcul de la taxe.

La règle est applicable aux termes de la loi par cela seul que les deux conditions suivantes se trouvent réunies :

1° Que le père de l'assujetti soit décédé ;

2° Que la mère veuve ou divorcée se soit remariée, pourvu que dans ce dernier cas le premier mari soit mort au moment où il s'agira de réunir les éléments de calcul de la taxe.

L'hypothèse du remariage de la mère en cas de divorce, et du vivant du premier mari ne rentrerait donc pas dans le champ d'application de la règle, cela serait contraire non seulement au texte mais à l'esprit de la loi, puisqu'en pareil cas, le premier mari devra normalement être imposé à la taxe personnelle-mobilière et qu'elle n'avait pas à se préoccuper de chercher ailleurs une base de la taxe proportionnelle.

Cette disposition, d'après laquelle le second mari est rendu légalement responsable du payement de la taxe d'un assujetti avec lequel il n'a en définitive aucun lien de parenté, semble empreinte d'une fiscalité excessive et il eût mieux valu, semble-t-il, ne pas l'insérer dans la loi. Le fait d'imposer l'ascendant naturel de l'assujetti est déjà contraire au principe civil de la personnalité des dettes, mais la violation de ce principe paraît bien plus grave, quand elle atteint non plus un ascendant naturel, mais en somme un étranger qui n'a aucun lien de parenté naturelle ou civile avec l'assujetti. A l'égard de l'assujetti lui-même, une pareille mesure violera dans bien des cas le principe de la proportionnalité de l'impôt, dont le recouvrement n'est opéré sur l'ascendant que sauf son recours contre l'assujetti qui doit en assumer la charge définitive (§ 6, art. 35 modifié). Que l'on suppose après cela la mère sans fortune personnelle, remariée très richement : la taxe mobilière payée par le second mari sera uniquement la représentation de la fortune de ce dernier. Or, l'assujetti n'a aucune vocation personnelle à cette fortune ; s'il la recueillait un jour ce ne pourrait être que dans la propre succession de sa mère et en admettant que celle-ci ait pu la recueillir elle-même de son mari, ce qui suppose : 1° Le prédécès de celui-ci ; 2° l'absence d'enfants issus de leur mariage. Car autrement la mère n'hériterait que d'une partie de l'usufruit qu'elle ne saurait par suite transmettre à son fils du premier mariage. (Code civil, art. 767 modifié par la loi du 9 mars 1891.) Il arrivera donc en pratique dans la majorité des cas que le fils issu du premier mariage n'aura jamais rien à prétendre, ni directement, ni indirectement sur la fortune du second mari de sa mère. La taxe n'en sera pas moins directement proportionnelle à l'importance de cette fortune et nullement aux ressources présentes ou à venir de l'assujetti. Il est permis de conclure de ce qui précède qu'au double point de vue de la personnalité de l'impôt en ce qui concerne le mari, et de sa proportionnalité en ce qui concerne l'assujetti qui doit en supporter la charge définitive, il eût mieux valu ne pas insérer dans la loi une pareille disposition.

§ 5. — Cas où tout ou partie du contingent personnel-mobilier de la commune est prélevé sur le produit de l'octroi.

Les cotisations personnelles-mobilières qui servent de bases à la taxe proportionnelle, sont déterminées sans égard aux prélèvements qui peuvent servir à les acquitter sur les produits de l'octroi. (Loi du 15 juillet 1889, art. 35, § 3.)

Cette disposition se justifie facilement au double point de

vue de l'égalité proportionnelle de l'impôt et de l'intérêt de l'État. Si elle n'existait pas, les contribuables des communes où existe le prélèvement seraient favorisés sans motifs par rapport à ceux des communes où le contingent personnel-mobilier est intégralement réparti au moyen des rôles. En second lieu, le rendement de la taxe militaire se trouverait diminué sans compensation, puisque l'État n'aurait aucun moyen, contrairement à ce qui existe pour la personnelle-mobilière, de percevoir sous une autre forme ce qui viendrait en déduction du montant des rôles.

Pour bien établir la situation faite aux contribuables passibles de la taxe militaire dans les communes où existe le prélèvement sur les produits de l'octroi, il est utile d'examiner d'une manière succincte et précise, le fonctionnement de ce système.

Aux termes de l'article 20 de la loi du 21 avril 1832 : « Dans les villes ayant un octroi, le contingent personnel-« mobilier pourra être payé en totalité ou en partie par « les caisses municipales sur la demande qui en sera faite « au préfet par les Conseils municipaux. Ces Conseils dé-« termineront la partie du contingent qui devra être pré-« levée sur les revenus de l'octroi. La portion à répartir « au moyen d'un rôle sera répartie en cotes mobilières « seulement, au centime le franc des loyers d'habitation, « après déduction des faibles loyers que les Conseils muni-« cipaux croiront devoir exempter de la cotisation. Les « délibérations prises par les Conseils municipaux ne « recevront leur exécution qu'après avoir été approuvées « par décret. »

La conversion du contingent mobilier en taxe d'octroi fut autorisée pour la première fois par la loi du 26 germinal an XI, dans le but de donner satisfaction aux nombreuses réclamations qui s'étaient produites dans les grandes villes contre la perception de l'impôt mobilier et somptuaire. Paris, puis successivement les villes de Marseille et de Lyon furent autorisées à remplacer ces taxes par un impôt sur les consommations. La loi du 24 avril 1806 généralisa ce mode de perception, mais une loi spéciale était nécessaire pour autoriser les villes à faire la conversion. La loi du 25 mars 1817 (art. 28) décida qu'une simple ordonnance suffirait. Lors de la discussion de la loi de finances du 26 mars 1831, de vives critiques furent formulées contre ce mode de perception qui avait pour effet, disait-on, de reporter le poids de l'impôt sur les classes laborieuses, les droits d'octroi pesant en effet plus lourdement, toutes proportions gardées, sur les classes pauvres que sur les classes riches.

Malgré ces critiques, la loi de 1832 vint consacrer dans les termes que nous avons rapportés ci-dessus, un système dont une expérience de plusieurs années, avait démontré les avantages. Les taxes d'octroi servent effectivement à atteindre la population flottante qui autrement échapperait entièrement à l'impôt mobilier dont elle est bien obligée de prendre sa part dans une certaine mesure par l'effet du prélèvement dont il s'agit. Ce prélèvement a encore l'avantage de supprimer la taxe personnelle qui a le défaut de n'être pas proportionnelle aux revenus des contribuables, puisqu'elle constitue non seulement une taxe de capitation, mais qu'elle varie même dans chaque département sans aucune considération tirée de la fortune des contribuables. Il sert enfin à venir en aide à ceux d'entre eux qui payent un faible loyer, ce qui est la présomption d'une situation précaire.

L'article 5, de la loi du 3 juillet 1846, étendit encore la faculté attribuée aux Conseils municipaux par la loi de 1832 : « Dans les villes où en vertu de cette loi, les Con-« seils municipaux demanderont qu'une partie du contin-« gent personnel-mobilier soit prélevée sur les Caisses

« municipales, la portion du contingent restant à perce-
« voir au moyen d'un rôle pourra, déduction faite des
« faibles loyers qui seront jugés devoir être exemptés de
« toute cotisation, être répartie en vertu des délibéra-
« tions desdits Conseils; soit au centime le franc des
« loyers d'habitation, soit d'après un tarif gradué en
« raison de la progression ascendante de ces loyers. Les
« délibérations prises par les Conseils municipaux ne re-
« cevront leur exécution qu'après avoir été approuvées
« par ordonnance royale. »

D'après l'Instruction ministérielle du 5 septembre 1860, interprétative de cette loi, les dégrèvements accordés doivent être prélevés en totalité sur les produits de la caisse municipale, et non pas reportés sur les autres contribuables de la commune, qui ne doivent en aucun cas avoir à supporter une quote-part plus forte que celle qui leur aurait été attribuée si le contingent personnel-mobilier avait été intégralement réparti entre tous les loyers.

La loi n'aurait donc eu pour objet que de permettre aux Conseils municipaux, au moyen de la répartition progressive qu'elle prévoit, de graduer les dégrèvements à accorder aux contribuables, en raison inverse de l'importance de leurs loyers. La faculté de répartir le contingent mobilier suivant un tarif gradué serait donc subordonnée à la condition qu'aucune catégorie de loyers ne soit imposée à un taux supérieur à celui que l'on obtiendrait si le contingent mobilier était réparti proportionnellement entre tous les contribuables; de telle sorte que cette mesure ne saurait avoir pour conséquence qu'un dégrèvement total ou partiel, et jamais une aggravation de taxe.

Quelques Conseils municipaux, après 1870, voulurent contrairement à cette interprétation reporter le montant des dégrèvements accordés aux faibles loyers sur les gros loyers ne bénéficiant pas de l'exemption. Un décret du

7 février 1872, ayant approuvé un tarif gradué arrêté par le Conseil municipal pour la ville de Paris, et conçu dans cet esprit, un contribuable contesta la légalité de ce tarif et demanda la réduction de sa contribution. Le Conseil d'État fit droit à sa requête, en décidant que la faculté accordée aux Conseils municipaux d'exonérer certains loyers en tout ou en partie, est subordonnée à la condition que le montant de ces exonérations totales ou partielles ne dépasserait pas le prélèvement opéré sur les produits de l'octroi; de telle sorte qu'aucune catégorie de loyers ne soit imposée à une contribution supérieure à celle qui lui aurait été attribuée, si le contingent mobilier, restant à répartir après déduction des cotes purement personnelles, avait été réparti proportionnellement aux valeurs locatives d'habitations entre tous les contribuables, y compris ceux auxquels le Conseil municipal a entendu accorder une exonération complète et ceux qui n'ont profité que d'une atténuation de taxe (1).

Pour échapper aux conséquences de cette jurisprudence et arriver pratiquement à reporter quand même en partie sur les gros loyers le montant d'exemptions accordées aux petits loyers, le Conseil municipal de Paris a adopté un système mixte consistant à combiner les dispositions des articles 12 et 18 de la loi du 21 avril 1832 que nous avons eu l'occasion d'étudier à propos de l'exemption des indigents, avec l'article 20 de la même loi et l'article 5 de la loi du 3 juillet 1846 qui visent l'exemption des faibles loyers. Par ce moyen, le Conseil municipal au lieu de prononcer simplement l'exemption des faibles loyers par application des textes y relatifs, ce qui le conduisait en vertu de la jurisprudence précitée à l'imputation obligatoire de ces exemptions sur les produits de l'octroi,

(1) Conseil d'État, 21 juillet 1876. Bayard. S. 76. 2. 337.

considère comme indigents tous ceux dont le loyer est inférieur à un certain chiffre, ce qui lui permet de reporter le montant de leurs cotes sur l'ensemble des autres loyers. Ce procédé fausse le système de la loi relatif à l'exemption des indigents, puisqu'il substitue l'exemption par catégories à l'exemption individuelle ; il fausse également le système relatif à l'exemption des faibles loyers en cas de prélèvement sur les produits de l'octroi, puisque les cotes des personnes exemptées pour cause d'indigence ne sont pas reportées sur l'octroi, mais qu'elles viennent accroître la part d'impôt des contribuables non exemptés.

Le Conseil d'État n'en a pas moins reconnu la légalité de cette manière de procéder, en décidant que les Conseils municipaux peuvent attacher la présomption d'indigence à la faiblesse du loyer et substituer l'exemption par catégories à l'exemption individuelle. (Conseil d'État, 11 juin 1880; Lamy, S. 81-3-100.)

Depuis cette époque, le Conseil municipal de Paris s'est constamment conformé à cette jurisprudence et a organisé comme suit la répartition de la contribution personnelle-mobilière :

Il exempte de la contribution toute une catégorie de contribuables en attachant une présomption d'indigence légale au chiffre de leur loyer. Ces contribuables n'entrent pas en ligne de compte pour la répartition de l'impôt. Il est fait deux parts du contingent total attribué à la ville dans la contribution personnelle-mobilière.

D'abord la taxe personnelle obtenue en multipliant la valeur de cette taxe, soit 2,25, au taux fixé par le Conseil général par le nombre des imposables : ne sont imposables, que les personnes figurant au rôle mobilier d'après les règles que nous verrons plus loin. La valeur de la taxe personnelle ainsi obtenue est entièrement imputée sur les produits de l'octroi.

Le surplus du contingent, déduction faite du montant de la taxe personnelle, calculée comme il vient d'être dit, est réparti entre les valeurs locatives d'après les principes ci-après :

On détermine la proportion de ce contingent avec l'ensemble des valeurs locatives et on obtient ainsi le centime le franc normal, c'est-à-dire le nombre de centimes que devrait payer 1 franc de valeur locative. Ce centime n'est appliqué qu'aux loyers dépassant un certain chiffre ; les autres bénéficient d'une atténuation du centime normal d'après une progression dégressive, les plus faibles loyers étant imposés d'après le centime le franc le plus faible. Le montant des dégrèvements résultant de ces atténuations du centime normal est prélevé sur les produits de l'octroi, de même que toutes les taxes personnelles.

Pour préciser ces données générales, nous croyons utile d'analyser à cet égard la délibération du Conseil municipal de Paris du 30 décembre 1897, approuvée par le décret du 12 janvier 1898 et relative à la répartition de la contribution personnelle-mobilière pour ladite année 1898.

Les locaux d'une valeur matricielle imposable ne dépassant pas 599 francs seront imposés au taux de 6,50 0/0.

Id.	699	Id.	7,50 0/0
Id.	799	Id.	8,50 0/0
Id.	899	Id.	9,50 0/0
Id.	999	Id.	10,50 0/0
Id.	1.099	Id.	11,50 0/0
Id.	1.000 et au dessus	Id.	12,78 0/0

Ce dernier taux représente le centime le franc normal obtenu en divisant le contingent mobilier par l'ensemble des valeurs locatives imposables.

Les individus habitant des locaux d'une valeur matricielle inférieure à 400 francs seront réputés non imposables par application des articles 12 et 18 de la loi du 21 avril 1832 combinés avec l'article 20 de la même loi et l'article 5 de la loi du 3 juillet 1846.

Cette exemption ne sera pas applicable : 1° aux personnes ayant un simple pied à terre à Paris ; 2° aux propriétaires logés ou non dans leurs maisons, imposés au rôle foncier de Paris et non régulièrement reconnus en état d'indigence ; 3° aux patentés dont le loyer d'habitation réuni au loyer industriel atteint 400 francs de valeur matricielle, ou 500 francs de valeur réelle.

La somme nécessaire pour parfaire avec le produit du rôle le montant du contingent personnel-mobilier de la ville de Paris sera prélevée sur le produit de l'octroi. Tel est le système de répartition adopté dans les villes ayant un octroi et spécialement à Paris.

Nous allons examiner maintenant quelles sont les conséquences qui peuvent en résulter pour les assujettis au point de vue de la taxe militaire, et comment cette taxe doit être calculée dans les différentes hypothèses qui peuvent se présenter.

1° Individus exempts de la cote mobilière en raison du chiffre matriciel de leur loyer inférieur à quatre cents francs.

La présomption d'indigence légale, dont ils bénéficient de ce chef par suite de la décision collective prise à leur égard par le Conseil municipal, les dispense *ipso facto* du payement de la Taxe militaire ; aussi bien de l'élément fixe que de l'élément proportionnel (alinéa 4, § 2 de l'article 35, loi du 15 juillet 1889) ;

2° Individus exempts de la cote mobilière pour une cause étrangère au chiffre de leur loyer.

Ce seront par exemple ceux qui logent en garni ou occupent un appartement en commun avec d'autres personnes imposées pour la valeur locative totale, en un mot tous ceux qui ne figureront pas au rôle pour un autre motif que celui tiré de la valeur de leur loyer matriciel. Ces personnes ne bénéficiant plus de la présomption d'indigence légale résultant du chiffre du loyer, doivent en principe être soumises à la taxe militaire. Mais, d'après quelles règles? D'abord, il n'est pas douteux qu'elles doivent la taxe fixe; quant à la taxe proportionnelle il semble bien au premier abord qu'elle doive manquer de base, puisque par hypothèse les assujettis ne figurent au rôle ni pour la mobilière, ni pour la taxe personnelle imputée pour eux comme pour tous les autres contribuables sur les produits de l'octroi. Mais ce serait un point de vue inexact, en présence du texte de la loi d'après lequel on ne doit pas tenir compte du prélèvement sur les produits de l'octroi pour l'établissement de l'élément proportionnel de la taxe militaire. En l'espèce, cet élément de la taxe sera calculé sur la cote personnelle que l'assujetti aurait à payer si le prélèvement n'avait pas lieu. En un mot, les assujettis dont nous voulons déterminer la situation légale vis-à-vis de l'impôt, ne payent, il est vrai, ni taxe mobilière, ni taxe personnelle; mais comme ils n'échappent à la taxe personnelle que grâce au prélèvement effectué sur l'octroi, cette cote n'en devra pas moins entrer en ligne de compte pour l'établissement de l'élément proportionnel de la taxe militaire.

Un arrêt du Conseil d'État, en date du 28 février 1896, a fait l'application de cette théorie dans une affaire Abbadie qui se présentait dans les circonstances suivantes :

Le sieur Abbadie occupait à Paris un appartement conjointement avec ses deux frères; un de ces derniers, au nom duquel le bail avait été passé, figurait seul au rôle de la contribution mobilière, d'après la valeur locative de l'ensemble de l'habitation; l'administration des contributions directes avait néanmoins imposé l'assujetti au droit proportionnel de la taxe militaire, d'une part à raison de la cote personnelle dont il était passible n'étant pas indigent, d'autre part à raison d'une cote mobilière évaluée d'après le tiers de la valeur locative de l'habitation qu'il occupait en commun avec ses deux frères.

Le sieur Abbadie avait alors demandé la décharge de cette imposition au Conseil de préfecture qui avait rejeté sa demande. C'est sur le pourvoi dirigé contre l'arrêté du Conseil de préfecture que le Conseil d'État a statué dans les termes suivants :

« ..... En ce qui concerne la taxe proportionnelle :
« Considérant qu'en vertu de l'article 35, paragraphe 3 de la « loi du 15 juillet 1889, la taxe proportionnelle est égale au « montant en principal de la cote personnelle-mobilière « de l'assujetti ; qu'aux termes du même article les coti« sations imposables sont celles qui sont portées au rôle « de la commune des contribuables, mais qu'elles sont « déterminées sans avoir égard aux prélèvements qui « peuvent servir à les acquitter sur les produits de l'oc« troi ; que cette dernière disposition doit être entendue « dans ce sens que l'assujetti non porté au rôle de la « contribution personnelle-mobilière, sera néanmoins « imposable à la taxe militaire correspondante à cette « contribution, lorsque son défaut d'inscription au rôle « sera uniquement motivé par le fait que la cote person« nelle et la mobilière se trouveraient acquittées en totalité « sur les produits de l'octroi ;

« Considérant que le requérant qui jouit de ses droits « et n'est pas indigent était imposable à la contribution « personnelle, que s'il n'a pas été imposé à cette contri« bution, c'est uniquement parce que dans la ville de « Paris les cotes personnelles sont acquittées en totalité « sur les produits de l'octroi ; que dès lors c'est avec

« raison que, par application de la disposition précitée, il « a été imposé et maintenu à la taxe correspondante à la « contribution personnelle ;

« Considérant, au contraire, que la contribution mobi- « lière afférente à l'habitation occupée en partie par le « sieur Abbadie (Auguste) a été, pour l'année 1892, inscrite « en totalité au nom du sieur Abbadie (André), qu'ainsi « le défaut d'inscription du requérant au rôle de cette « contribution n'est pas dû aux prélèvements sur l'octroi ; « qu'il suit de là qu'il n'y avait pas lieu de l'imposer pour « 1892 à l'élément de la taxe militaire correspondant à la « contribution mobilière..... »

Décharge des droits correspondants à la contribution mobilière, réforme l'arrêté en ce qu'il a de contraire et rejette le surplus des conclusions.

De cet arrêt, se dégagent nettement les conséquences ci-après :

Pour qu'un assujetti puisse être passible de la taxe proportionnelle, il faut qu'il figure personnellement au rôle de la contribution personnelle-mobilière, sauf le cas où sa non-imposition aurait pour seule cause le prélèvement total ou partiel du contingent de la commune de son domicile sur les produits de l'octroi. Si l'administration estime que l'assujetti a été indûment omis, elle n'a qu'un seul droit : celui de provoquer pour l'avenir son inscription au rôle de la contribution personnelle-mobilière et d'y demander son maintien en cas de contestation ; mais elle ne peut suppléer au défaut d'une cote personnelle-mobilière dont l'existence est indispensable pour que le montant de cette imposition puisse entrer en compte dans la détermination de la taxe proportionnelle.

3° Contribuables figurant au rôle de la contribution mobilière quel que soit le chiffre de leur loyer.

Ce sont tous ceux qui payent plus de quatre cents francs de loyer matriciel et ceux qui, payant un chiffre inférieur, se trouvent dans l'un des cas prévus par la délibération annuelle prise par le Conseil municipal dont nous avons parlé plus haut ; c'est-à-dire les personnes ayant un simple pied à terre à Paris, les propriétaires logés ou non dans leurs maisons et figurant au rôle foncier..... etc..,

Ces contribuables seront imposés à la taxe fixe et à une taxe proportionnelle basée non seulement sur la taxe personnelle qu'ils payeraient comme les contribuables de la catégorie précédente, si elle n'était pas imputée sur les produits de l'octroi, mais encore sur leur taxe mobilière, non pas telle qu'elle figure au rôle ; mais abstraction faite des centimes additionnels d'une part, et d'autre part des prélèvements sur l'octroi. Pour établir le véritable chiffre devant servir de base à la taxe proportionnelle, il faut diviser le principal du contingent mobilier assigné à la ville de Paris pour l'année, par l'ensemble des valeurs locatives afférentes à ladite année, on obtient ainsi le principal le franc, c'est-à-dire le chiffre d'impôt mobilier en principal afférent à un franc de valeur locative matricielle, ce principal le franc multiplié par la valeur locative matricielle de chaque intéressé donnera le contingent mobilier en principal sur lequel doit être calculée la taxe proportionnelle.

Ce calcul sera pratiquement établi avec chiffres à l'appui dans le chapitre suivant alors qu'on aura passé en revue tous les éléments qui concourent à la formation de la taxe.

CHAPITRE III

CENTIMES ADDITIONNELS. — CALCUL PRATIQUE D'UNE TAXE MILITAIRE AVEC SES DIVERS ÉLÉMENTS

Au montant des taxes fixes et proportionnelles établies d'après les principes précédents, il y a lieu d'ajouter : (§ 7, art. 35 modifié).

1° Cinq centimes par franc pour le fonds de non-valeur destiné à couvrir les décharges et remises ;

2° Trois centimes par franc pour frais de perception, lesquels se calculent sur le total précédent y compris les cinq centimes pour fonds de non-valeur (1).

Les cinq centimes prévus pour les décharges et remises servent à alimenter le fonds de non-valeur. Ce fonds constitue pour les contributions directes de quotité une taxe accessoire à côté de la taxe principale, destinée à faire face aux demandes en décharge et en remise qui autrement seraient tombées sans compensation à la charge de l'État, diminuant ainsi dans une notable proportion le rendement de l'impôt.

Cet inconvénient, au moins en ce qui concerne les sommes allouées en décharge, n'existe pas pour les impôts de répartition. En effet, le contingent assigné à la commune constitue une dette indivise dont chaque habitant doit payer une part proportionnelle. Si par suite des décharges accordées à certains contribuables, ce contingent n'est pas

(1) Instruction de la Direction générale des contributions directes du 27 mai 1898. Circulaire n° 927, p. 10.

atteint, c'est que la répartition a été mal faite, et le montant des dégrèvements doit être réimposé dans le contingent de l'année suivante. Chaque année, le directeur des contributions directes rédige à cet effet, par commune, un état de réimpositions à comprendre dans les rôles de l'année suivante. Aussi, en ce qui concerne les impôts de répartition, le fonds de non-valeur est-il uniquement destiné à faire face aux remises gracieuses accordées aux contribuables nécessiteux, et dont on ne saurait faire retomber le poids sur les autres contribuables au moyen de réimpositions postérieures.

La taxe militaire étant un impôt de quotité, constitue une dette rigoureusement personnelle à chaque assujetti ; si l'un d'eux ne la paye pas pour une cause quelconque, qu'il s'agisse d'un dégrèvement ou d'une remise gracieuse, il ne saurait être question de la reporter sur les autres assujettis ; elle ne peut qu'être imputée sur le fonds de non-valeurs. C'est pourquoi la loi en autorisant la perception de cinq centimes additionnels, à cet effet, en a formellement prévu l'affectation collective aux décharges aussi bien qu'aux remises.

Après avoir passé en revue les divers éléments dont se compose la taxe militaire, il n'est pas sans intérêt pratique d'établir avec chiffres à l'appui, chiffres d'ailleurs rigoureusement exacts, comment une taxe militaire doit être calculée dans une ville comme Paris où la taxe personnelle-mobilière est en partie prélevée sur les produits de l'octroi. A cet effet, prenons un assujetti et supposons qu'il ait deux frères et un ascendant dont le loyer matriciel, obtenu comme on sait en prenant les 4/5 du loyer réel, s'élève à 2.880 francs (3.600 de loyer réel). L'assujetti ayant lui-même, par hypothèse, un loyer matriciel de 1.120 francs (1.400 de loyer réel).

La taxe militaire devra être établie de la manière suivante pour l'année 1898 :

A. — Taxe fixe égale à 6 francs............ 6 f. »

B. — Taxe proportionnelle basée sur :

1° Le triple de sa taxe personnelle soit (à raison de la valeur de cette taxe fixée annuellement par le Conseil général) 2,25 × 3 = 6,75........... 6 75

(Il n'y a pas lieu de tenir compte effectivement de ce que la taxe personnelle est redimée par un prélèvement sur les produits de l'octroi.)

2° Le triple de sa taxe mobilière, non pas telle qu'elle figure au rôle mobilier, c'est-à-dire en l'espèce pour la somme de 143 fr. 13, calculée, en appliquant au loyer le taux de 12 fr. 78 0/0 fixé par la délibération du Conseil municipal du 30 décembre 1897 pour l'année 1898, mais la taxe obtenue en faisant abstraction des centimes additionnels généraux départementaux et communaux. A cet effet, on divise le principal du contingent annuel fixé par le Conseil général, déduction faite du produit de la taxe personnelle, par le total des valeurs locatives, soit 13.671.867f. (contingent total) moins 514.548 francs produit de la taxe personnelle = 13.157.319 francs (contingent mobilier) : 248.727.150 francs (valeur locative) = 0 fr. 05289. Le résultat de l'opération donne le principal le franc, c'est-à-dire le chiffre d'impôt mobilier en principal afférent à 1 franc de valeur locative matricielle. Il suffit de le multiplier par le loyer de l'assujetti pour avoir le contingent mobilier en principal afférent à ce loyer, soit :

$$1.120 \times 0,05289 = 59,24.$$

A reporter..... 12 75

Report......... 12 f. 75

Ce chiffre multiplié par trois nous donne la base cherchée : 59,24 × 3 = 177 fr. 72.............. 177 f. 72

3° Le triple de la taxe personnelle de l'ascendant 2,25 × 3 =.............. 6 f. 75

4° Le triple de la taxe mobilière en principal dudit descendant qu'on obtient, d'après les principes exposés ci-dessus, en multipliant d'abord la valeur du loyer par le principal le franc, puis en multipliant à son tour ce produit par trois, soit :

2880×0,05289 = 152 f. 32×3 = 456 f. 96 456 96

Total........... 463 71

Total qu'il y a lieu de diviser par le nombre d'enfants (alinéa 3, § 3, art. 35) pour obtenir la base cherchée, soit :

463,71 : 3 = 154 fr. 57 ci.................. 154 57

Total........... 345 04

C. — Centimes additionnels pour fonds de non-valeur.

A ce total, il convient d'ajouter 5 centimes par franc, pour le fonds de non-valeur, soit :

345,04 × 0.05 = 17.25 ci................. 17 25

Total............... 362 29

D. — Centimes pour frais de perception.

Ils se calculent sur le principal augmenté des centimes pour fonds de non-valeur à raison de 3 centimes par franc du total ainsi obtenu, ce qui donne :

362,29 × 0,03 = 10.86 ci................. 10 86

Total général........ 373 15

L'assujetti aura donc à payer une somme totale de 373 fr. 15 centimes additionnels compris. A cette somme il y aura lieu d'ajouter, comme pour les autres impôts directs, cinq centimes pour frais de remise de l'avertissement au contribuable. Le coût de l'avertissement est d'ailleurs constant, quel que soit le montant de la taxe exigible.

SECTION III

POINT DE DÉPART ET DURÉE DU PAYEMENT DE LA TAXE : CIRCONSTANCES QUI LA MODIFIENT

Aux termes de l'ancien article 35 et des règlements d'administration publique du 30 décembre 1890 et 24 février 1894, la taxe était due dans tous les cas à partir du 1er janvier qui suivait l'appel à l'activité de la classe de l'assujetti, jusqu'au passage de cette classe dans l'armée territoriale, soit pendant dix-neuf années. Si, au 1er janvier de l'une quelconque d'entre elles, l'assujetti était présent sous les drapeaux au titre de l'armée active, il ne payait pas la taxe afférente à ladite année, et de plus, tout mois de service accompli entraînait une réduction proportionnelle dans la quotité des annuités payables les années suivantes. La taxe, considérée comme l'équivalent de la dispense des trente-six mois (3 ans) de service actif, était réduite d'un trente-sixième pour chaque mois de service dont l'assujetti n'était pas dispensé. C'est ainsi qu'un individu classé dans les services auxiliaires (art. 33, loi du 15 juillet 1889) et dispensé à ce titre de tout service actif, était imposé aux 36/36e de la taxe, un dispensé conditionnel de l'article 23 ne l'était qu'aux 24/36e afférents aux 24 mois de dispense dont il bénéficiait ; un individu réformé avec congé n° 2, au bout de deux années de service, ne devait que les 12/36e correspondants aux douze mois de l'exonération : de telle sorte que la quotité des années exigibles était directement proportionnelle à la durée de la dispense.

Le législateur de 1898 a profondément modifié la législation antérieure sur ces divers points.

Il a pensé que la durée du payement de la taxe était exagérée par rapport à celle de la dispense ; de plus, cette durée de la perception donnait lieu à toutes sortes de difficultés pratiques et de mécomptes en raison de l'instabilité de la matière imposable, c'est pourquoi il a réduit à trois années la durée d'exigibilité de la taxe.

En second lieu le nombre des mois de service effectués n'a plus d'influence sur la quotité des annuités exigibles. La réduction de ce chef, qui s'expliquait avec une imposition perçue pendant dix-neuf ans, n'a plus de raison d'être avec le système actuel qui fait concorder la période d'imposition avec la période d'exonération du service actif.

Enfin, le point de départ de la période d'imposition est lui-même modifié, il se place au 1er janvier qui suit la décision par laquelle le Conseil de revision a fixé définitivement la situation de l'assujetti, et non plus à partir du 1er janvier qui suit l'appel à l'activité de sa classe comme cela avait lieu dans tous les cas sous l'empire de l'ancienne législation.

« La taxe militaire est due pendant trois ans, à partir
« du 1er janvier qui suit la décision par laquelle le Conseil
« de revision a fixé définitivement la situation de l'assu-
« jetti. » (Alinéa 1, § 4, art. 35 modifié.)

Les termes employés par la loi ne sont pas à l'abri de toute critique ; pris à la lettre ils sembleraient indiquer que l'imposition doit commencer seulement quand le Conseil a fixé définitivement la situation des assujettis au point de vue de la dispense. Or, le Conseil ne fixe pas définitivement la situation des assujettis, qui est susceptible de se modifier par suite d'événements postérieurs au prononcé de la dispense. Si nous prenons, par exemple, un dispensé conditionnel de l'article 23, bien qu'il ait été dispensé en principe par le Conseil de revision de deux années de service, il pourra perdre le bénéfice de cette dispense s'il n'obtient pas dans les délais fixés les diplômes en vue desquels il avait été dispensé, ou s'il ne continue pas de remplir certaines fonctions déterminées ; de même pour un exonéré en vertu de l'article 50 par suite de résidence à l'étranger ; s'il rentre en France avant d'avoir atteint l'âge de trente ans, il pourra être incorporé pour la durée normale du service. On peut dire que d'une manière générale la décision prise par le Conseil de revision au point de vue de la dispense, ne fixe pas définitivement la situation des assujettis.

En réalité, la disposition qui précède ne vise qu'une catégorie d'assujettis, les jeunes gens qui en vertu de l'article 27 sont par suite d'ajournements successifs appelés à comparaître plusieurs fois devant le Conseil de revision. Autrefois, ils étaient imposés comme tous les autres assujettis à partir du 1er janvier qui suivait l'appel à l'activité de leur classe. Désormais ils ne seront plus imposables qu'après la dernière décision prise à leur égard par le Conseil. Cette solution est une conséquence logique de la disposition nouvelle du paragraphe 1er de l'article 35, aux termes duquel les ajournés ne sont passibles de la taxe que s'ils ne sont pas définitivement exemptés après deux ajournements successifs. Comme il est impossible de prévoir après un premier ou second ajournement s'il sera ou non suivi d'exemption, il fallait bien attendre la dernière comparution de l'intéressé devant le Conseil, pour savoir s'il y avait ou non lieu de l'imposer.

En définitive, c'est donc pour les ajournés seulement que le point de départ de la taxe se trouve modifié, pour les autres assujettis, il reste en fait fixé, comme auparavant, au 1er janvier qui suit l'appel de leur classe à l'activité, puisque pour eux cette date est également celle qui suit leur unique et définitive comparution devant le Conseil.

En somme, le point de départ de la taxe fixé par la nouvelle loi se confond avec l'ancien pour tous les assujettis sauf pour les ajournés, et le législateur aurait formulé la nouvelle règle d'une manière beaucoup plus claire, en disant que la taxe serait due pendant trois ans à partir du 1er janvier qui suivrait la comparution définitive de l'assujetti devant le Conseil de revision.

La période d'imposition qui, en principe, a son point de départ au 1er janvier de l'année qui suit la comparution définitive de l'assujetti devant le Conseil de revision est susceptible d'être modifiée par suite d'une circonstance prévue à l'alinéa 2 du paragraphe 4, celle où l'assujetti subit à la date ci-dessus mentionnée la peine de l'emprisonnement, en vertu d'un jugement. La période d'imposition commence alors seulement à l'expiration de la peine. Cette disposition de la loi d'après laquelle on ne doit pas faire coïncider la période de l'imposition avec celle de l'emprisonnement se justifie par une double considération tirée de l'insolvabilité résultant le plus souvent de l'incarcération de l'assujetti, et de la rigueur qu'il y aurait à rendre l'ascendant responsable d'une taxe dont il n'aurait pu en fait obtenir le remboursement.

Soit un appelé de la classe 1898, classé dans les services auxiliaires et assujetti à ce titre au payement de la taxe. Normalement elle serait exigible à partir du 1er janvier 1899 et pendant les années 1899, 1900 et 1901. Par suite d'une condamnation à quatre ans de prison, il est incarcéré à partir du 1er décembre 1899 ; aux termes de la loi, la période d'imposition au lieu de commencer normalement au 1er janvier 1899 ne commencera qu'au 1er janvier 1904 qui suivra l'expiration de la peine. Il faut remarquer que la loi ne prévoit que l'emprisonnement résultant d'un jugement; par suite, il n'y aurait pas lieu de surseoir à l'imposition si au 1er janvier qui suit la décision du Conseil de revision, l'assujetti se trouvait simplement en prison préventive, mais n'avait pas encore été condamné. La loi ne prévoit pas le cas où la condamnation intervenant au cours de la période d'imposition, l'assujetti se trouverait incarcéré, non pas au 1er janvier de la première année, mais au 1er janvier de la deuxième ou troisième année de l'imposition. En pareil cas, et l'assujetti ayant été normalement imposé la première année, il y aurait lieu de surseoir au recouvrement et de ne pas le porter au rôle de la deuxième ou troisième année. Il semble qu'on doive, par voie d'analogie, adopter cette solution, il y a les mêmes raisons de décider que dans l'hypothèse spécialement prévue par la loi, celle où la condamnation et l'emprisonnement sont antérieurs à toute imposition : dans les deux cas, la créance du Trésor devient d'un recouvrement difficile par suite de l'insolvabilité du débiteur, ou ne peut être recouvrée que sur les ascendants sans que pratiquement ceux-ci puissent en obtenir le remboursement.

Par suite, l'incarcération de l'assujetti au 1er janvier de l'une quelconque des années normales d'imposition, aura pour effet de suspendre le recouvrement de la taxe qui sera reporté au 1er janvier qui suivra l'expiration de la peine.

La durée normale de l'imposition est en principe de trois années, mais elle est susceptible de varier par suite de certains événements expressément prévus par la loi (alinéas 3 et 4, § 4, art. 35). Les circonstances de nature à influer sur la durée de l'imposition et à la restreindre sont les suivantes :

1° La présence de l'assujetti sous les drapeaux comme incorporé dans l'armée active au 1er janvier de l'une quelconque des trois années de l'imposition. Dans ce cas, l'assujetti n'est pas imposable à la taxe militaire pour ladite année.

Nous avons vu que le fait d'être présent sous les drapeaux au 1er janvier de l'une quelconque des années de l'imposition avait un double effet sous l'empire de l'ancienne législation. Non seulement la taxe n'était pas due pour l'année au 1er janvier de laquelle l'assujetti était présent sous les drapeaux, mais de plus on tenait compte des mois de service actif accomplis pour le calcul des annuités postérieures de la taxe. Dans le système de la loi nouvelle, la présence de l'assujetti au 1er janvier de l'une quelconque des trois années est sans influence sur les deux autres annuités de la taxe, payables intégralement.

2° Le décès de l'assujetti.

Il est évident, en vertu du principe de l'annualité de l'impôt, qu'en cas de décès de l'assujetti au cours de l'une des années d'imposition, la taxe ne saurait être due pour l'année suivante, elle manquerait de base ; la loi aurait pu se dispenser de prévoir formellement cette hypothèse.

3° La réforme de l'assujetti.

La mise en réforme de l'assujetti n'étant qu'une exemption pour cause d'infirmités prononcée au cours du service devait avoir naturellement pour effet de dispenser de la taxe l'individu réformé au même titre que s'il avait été exempté avant toute incorporation par le Conseil de revision lui-même. Les exemptés pour cause d'infirmités ne figurent pas en effet parmi les individus passibles de la taxe dont le nouvel article 35, paragraphe 1er, donne une énumération limitative. Il n'y avait aucune raison de soumettre à un régime différent les individus exemptés pour infirmités par le Conseil de revision préalablement à tout service, et ceux qui par suite d'infirmités postérieures à leur incorporation étaient réformés au corps et renvoyés dans leurs foyers. Leur situation était également intéressante, on peut même dire que la dispense se comprend encore mieux quand il s'agit d'individus réformés par suite de blessures ou d'infirmités contractées au service. Il serait véritablement exorbitant que l'État se fît payer une taxe à raison d'infirmités contractées à son service. C'est pourquoi la loi de 1889 en dispensait déjà les hommes réformés ou admis à la retraite pour blessures reçues dans un service commandé, alors qu'elle y soumettait les hommes exemptés pour cause d'infirmités par les Conseils de revision.

Enfin, la loi se préoccupant d'une situation spéciale a décidé que « le service effectué en vertu d'un engage-« ment antérieur à l'inscription de l'assujetti sur la liste « de recrutement cantonal, sera considéré comme fait à « partir du 1er novembre de l'année de l'appel de la classe « à laquelle l'assujetti appartient par son âge. » (Alinéa 3°, § 4, art. 35.)

L'utilité pratique de cette disposition apparaît notamment dans l'hypothèse suivante : celle où l'engagé volontaire au moment de son engagement a demandé à bénéficier des dispositions de l'article 23 (dispense conditionnelle) et a été renvoyé dans ses foyers après un an de présence sous les drapeaux (art. 59 *in fine* de la loi du 15 juillet 1889 modifié par la loi du 11 juillet 1892), soit un conscrit de la classe 1898, engagé volontaire à partir du 1er janvier 1897 et renvoyé dans ses foyers conformément à sa demande après un an de présence sous les drapeaux le 1er janvier 1898. Si la disposition spéciale qui nous occupe n'existait pas, sa situation au point de vue de la taxe militaire serait réglée de la manière suivante : il devrait être imposé à la taxe comme dispensé de l'article 23, à partir du 1er janvier qui suivrait sa comparution devant le Conseil de revision, c'est-à-dire en l'espèce à partir du 1er janvier 1900 et ce pendant une période de trois années, puisqu'à aucun moment de ladite période il ne serait présent au corps comme incorporé dans l'armée active. L'année de service accomplie antérieurement à l'appel de sa classe ne lui serait donc d'aucune utilité au point de vue de la dispense partielle de la taxe. Pour obvier à cet inconvénient, la loi décide que cette année de service devra être considérée comme faite à partir du 1er janvier qui suit l'appel de sa classe d'âge, c'est-à-dire de la classe 1898. Au 1er janvier 1900, il devra être considéré comme présent sous les drapeaux et ne sera par suite imposable qu'en 1901 et 1902, c'est-à-dire qu'il sera traité exactement comme les autres dispensés de l'article 23 qui, n'ayant pas devancé l'appel, sont incorporés avec leur classe, présents sous les drapeaux au 1er janvier 1900 et absents à pareille époque des années 1901 et 1902.

SECTION IV

RECHERCHE DE LA MATIÈRE IMPOSABLE ÉTABLISSEMENT ET CONFECTION DES ROLES

C'est au service des contributions directes chargé de l'assiette de l'impôt qu'incombe le soin de réunir les renseignements préparatoires nécessaires à l'établissement et à la confection des rôles, c'est-à-dire du titre exécutoire, en vertu duquel les contribuables pourront être contraints d'acquitter les sommes mises à leur charge.

Les règles que nous avons à étudier sont principalement contenues dans le règlement d'administration publique en date du 11 avril 1898, rendu en exécution du nouvel article 35 et aussi dans le règlement du 24 février 1894, dont toutes les dispositions n'ont pas été abrogées par le règlement nouveau. Ce sont ces deux règlements et les dispositions législatives dont elles règlent l'application qui vont faire l'objet de notre étude.

§ 1er. — Recherche des Éléments imposables.

La recherche des éléments imposables préalable à la confection du rôle comporte deux natures de renseignements bien distincts : les uns relatifs aux individus susceptibles d'être imposés ; les autres aux éléments d'imposition propres à chaque assujetti. Il faut donc déterminer d'abord quels sont les assujettis, et spécialement pour chacun d'eux les bases de l'imposition.

Le service des contributions directes est assisté dans ce travail par les différentes autorités civiles et militaires dont le concours a été prévu et déterminé par la loi.

Chaque année, le Directeur des contributions directes dans son département charge un ou plusieurs contrôleurs d'effectuer à la Préfecture le relevé des hommes passibles de la taxe ou susceptibles d'en être passibles à un moment donné, à l'aide des listes du recrutement cantonal et des procès-verbaux des opérations des Conseils de revision, notamment en ce qui concerne :

1° Les hommes dispensés par les Conseils de revision en vertu des articles 21 (modifié par la loi du 6 novembre 1890), 23, 50, 81 et 82 de la loi du 15 juillet 1889;

2° Les hommes ajournés à un nouvel examen (même loi, art. 27);

3° Les hommes classés dans les services auxiliaires de l'armée.

Les préfets communiquent sans déplacement au service des contributions directes les divers documents dont s'agit. Ils lui communiquent également sans déplacement les déclarations prévues à l'article 30 de la loi sur le recrutement, en ce qui concerne les renonciations à la qualité d'inscrits maritimes; lorsque les inscrits ont moins de trois ans de service dans l'armée active.

Les agents des contributions directes portent au bas de la feuille de tête des documents précités, une mention indiquant qu'ils les ont compulsés, ainsi que la date à laquelle ils ont effectué ce travail. (Instruction de la Direction générale des contributions directes du 27 mai 1898, circ. n° 927.)

Ces opérations doivent être entreprises aussitôt que celles des Conseils de revision sont définitivement arrêtées, de matière à être achevées avant le 15 octobre de l'année pendant laquelle a lieu l'appel de la classe.

Outre ces indications prises sur place dans les bureaux de la Préfecture, l'administration préfectorale, les autorités militaires et maritimes doivent prendre l'initiative de certaines communications relatives aux assujettis, et que le service de l'assiette ne serait pas à même de se procurer dans les bureaux de la Préfecture.

C'est ainsi qu'aux termes de l'article 18 du décret du 24 mai 1898, les Conseils d'administration des corps de troupe et des dépôts des équipages de la flotte communiquent au service des contributions directes, tous les renseignements relatifs aux circonstances comportant une abréviation ou un accroissement dans la durée du service militaire telle qu'elle résultait des décisions du Conseil de revision ou des actes d'engagements volontaires. Ces communications ont lieu par l'intermédiaire du Préfet du département où l'intéressé a satisfait à la loi du recrutement et au moyen de bulletins individuels établis au moment même où se produisent les faits :

Elles comprennent notamment :

En ce qui concerne les abréviations dans la durée du service.

1° Les dispenses accordées par l'autorité militaire ou maritime, en vertu des articles 1er, paragraphe 3 et 35 du règlement d'administration publique du 23 novembre 1889.

2° Le passage dans la disponibilité, en vertu de l'article 39 de la loi du 15 juillet 1889,

3° Le décès des hommes ayant moins de trois ans de service.

En ce qui concerne les circonstances comportant un accroissement dans la durée du service.

Les rappels ou maintiens sous les drapeaux prévus aux articles 50, 21, 24, 25, 47, 81 et 82 de la loi du 15 juillet 1889.

Toute circonstance comportant une abréviation de la

durée du service militaire telle qu'elle résultait des faits notifiés en vertu des articles précédents, donnerait lieu à de nouvelles communications qui s'effectueraient de la même manière (art. 20, Décret du 24 février 1894).

C'est toujours par l'intermédiaire de l'autorité préfectorale que les différentes autorités militaires ou maritimes, doivent communiquer avec le service de l'assiette.

Lorsqu'un homme ayant moins de trois ans de service militaire dans l'armée active vient à être inscrit sur les contrôles de l'inscription maritime, le commissaire de l'inscription maritime en donnera avis au préfet du département où cet homme a son domicile. Cette notification a lieu dans les quinze jours de l'immatriculation (même Décret, art. 11).

La gendarmerie de chaque localité transmet immédiatement au préfet du département au moyen de bulletins individuels tous les renseignements qui lui sont fournis en vertu de l'article 55 de la loi sur le recrutement, relativement au changement de domicile ou de résidence des hommes ayant moins de trois ans de service dans l'armée active. Ces renseignements sont communiqués par le préfet au service des contributions directes (même Décret, art. 12).

Les commandants de recrutement sont tenus de répondre par des extraits individuels du registre matricule prévu à l'article 36 de la loi sur le recrutement, aux demandes de renseignements qui leur sont adressées par le préfet pour servir à l'assiette ou au recouvrement de la taxe militaire.

Ils communiquent les ajournements d'incorporation résultant des demandes qui seraient formées par les dispensés dans le cas prévu au dernier alinéa du paragraphe 5 de l'article 21 de la loi sur le recrutement, modifié par la loi du 6 novembre 1890. Cette disposition est relative au cas où deux frères se suivant à moins de trois années d'intervalle, le dispensé use de la faculté qui lui est accordée de demander à n'être incorporé qu'à l'expiration du temps de service obligatoire de son frère.

Le préfet ne se borne pas à servir d'intermédiaire entre les autorités militaires et maritimes et le service des contributions directes, il doit, comme nous l'avons vu, se tenir à la disposition de ce service, et lui communiquer sans déplacement les listes du recrutement cantonal et les procès-verbaux des séances du Conseil de revision relatives aux opérations concernant les hommes de la classe appelée à l'activité.

Enfin, dans un cas spécial, il doit prendre l'initiative du renseignement à fournir et informer le service de l'assiette des engagements volontaires contractés en vertu de l'article 62 de la loi sur le recrutement. Ce renseignement n'aura pas à être fourni dans tous les cas, mais seulement quand l'engagement volontaire devra avoir pour effet de modifier la situation de l'engagé au point de vue de la taxe militaire. Pour cela, il faut supposer qu'au moment de l'engagement, l'engagé est passible de la taxe, par exemple en vertu de l'article 30 et à raison de sa résidence à l'étranger ; le fait de son engagement suspend l'exigibilité de la taxe, et il y a intérêt pour le service des contributions directes à en être informé. Si, au contraire, l'engagé n'était pas déjà passible de la taxe, l'engagement volontaire ne changerait rien à sa situation et le renseignement n'aurait aucune utilité au point de vue de l'assiette de l'impôt.

Lorsque la situation d'un individu est douteuse au point de vue de la taxe, et ne résultera pas clairement des renseignements déjà fournis par les autorités civiles ou militaires, le directeur devra demander selon les cas, aux commandants des bureaux de recrutement ou aux commissaires de l'inscription maritime, par l'intermédiaire du préfet, les renseignements voulus pour établir clairement la situation de cet individu. (Décret du 24 mai 1898, art. 13.)

A l'aide des divers renseignements qu'ils recueillent eux-mêmes, ou qu'ils reçoivent des différentes autorités chargées de leur en fournir ; les contrôleurs des contributions directes rédigent un bulletin individuel :

1° Pour chaque homme passible de la taxe militaire ;

2° Pour tout homme qui, redevable de cette taxe par son âge et sa situation au point de vue du service dans l'armée active, en serait affranchi pour un motif légal.

Ils remplissent sur la première page le cadre relatif aux renseignements concernant l'assujeti (noms, prénoms, numéro du tirage, domicile au point de vue militaire, etc...), et suivant les cas ils mentionnent les motifs de l'exonération du service actif ou les renseignements fournis par les autorités militaires et maritimes.

Les bulletins de l'espèce forment deux séries par commune : la première série comprendra les bulletins devant servir de minute pour la formation de l'état matrice, et se rapportant par conséquent aux redevables à inscrire dans les rôles de l'année ; dans la seconde série on classera les bulletins relatifs aux contribuables exemptés de la taxe, ou susceptibles d'être imposés ultérieurement. Ces bulletins seront les uns et les autres annotés de toutes les indications utiles jusqu'à ce que la classe à laquelle appartient le titulaire du bulletin soit passée dans la réserve de l'armée active ; la taxe cessant en principe d'être due à partir de cette époque. En cas de décès du titulaire, le fait sera consigné sur le bulletin qui sera classé dans les archives du contrôleur.

Chaque année au 15 octobre, les bulletins rédigés comme il vient d'être dit, seront adressés au directeur du département avec un bordereau qui en énoncera le nombre.

A l'aide des indications consignées sur ces bulletins, relativement au domicile des ascendants ou aux conditions particulières dans lesquelles se trouveraient les assujettis, et permettant d'imposer la taxe à leur nom, le directeur fait, avant le 1er novembre, la répartition de ces divers documents entre les contrôleurs du département, ou entre ses collègues des autres départements, selon la situation du domicile des redevables.

Toutefois, il y a lieu de remarquer que les renseignements dont peut disposer le directeur au moment de cette répartition des bulletins individuels entre les contrôleurs, renseignements qui lui ont été fournis par l'autorité militaire ou maritime, ou qu'il a fait relever dans les bureaux de la préfecture, se réfèrent seulement au domicile de l'assujetti ou de ses ascendants au moment du tirage au sort. Comme ils ont pu en changer depuis cette époque, il était indispensable de recueillir, préalablement au travail de la confection de l'état matrice du rôle dans la commune, des renseignements complémentaires et précis touchant le domicile au 1er janvier de l'année de l'imposition des assujettis et de leurs ascendants.

A cet effet, dans les communes où il est procédé à un recensement annuel pour l'assiette des contributions personnelle-mobilière et des patentes, les contrôleurs ne doivent pas négliger de recueillir lors de ce recensement tous les renseignements en l'espèce dont ils peuvent avoir besoin.

Dans les communes où n'existe pas de recensement annuel, on procède de la manière suivante :

Le contrôleur dresse une liste présentant, pour tous les redevables imposables ou désignés comme susceptibles d'être imposés à la taxe militaire dans la commune, les noms, prénoms, profession et domicile : 1° des ascendants ; 2° des assujettis. Cette liste qui sera permanente, devra, chaque année, être annotée des indications relatives aux nouveaux contribuables signalés par les derniers bulletins reçus au contrôle (jeunes gens de la dernière classe ; nouveaux domiciliés, etc.....) comme imposables dans la commune.

Cette liste est communiquée aux maires par les contrôleurs dix jours au moins avant l'époque fixée pour le travail annuel dans la commune.

Les maires procèdent à la revision détaillée de cette liste dès qu'ils la reçoivent et font recueillir, au besoin, auprès des ascendants, des renseignements sur le domicile actuel des assujettis, notamment de ceux qui habitent les villes importantes et dont il importe d'avoir les adresses exactes : soit qu'ils doivent être nominalement imposés, soit que leur propre cote personnelle-mobilière doive entrer en ligne de compte pour l'imposition de la taxe militaire au nom de l'ascendant.

Cette liste est remise aux contrôleurs lors de leur passage dans la commune pour la rédaction de l'état matrice du rôle. (Instruction du 27 mai 1898.)

§ 2. — Confection de l'état matrice du rôle.

L'état matrice de la taxe militaire est le document dans lequel doivent être réunis pour chaque commune tous les renseignements dont l'administration a besoin pour dresser les rôles et assigner à chaque contribuable la part qui lui revient dans le payement de l'impôt.

Il est rédigé dans chaque commune par le contrôleur assisté du maire, pendant la tournée spéciale affectée à l'assiette des taxes assimilées ; mais, il ne doit être définitivement arrêté qu'après la réception des renseignements qui feraient défaut pour déterminer le montant de la taxe; ce qui arrive particulièrement lorsque les assujettis et leurs ascendants imposables ne sont pas domiciliés dans une même commune.

Les agents de l'assiette doivent, d'ailleurs, contrôler et compléter les renseignements portés sur chacun des bulletins individuels en leur possession par les examens des listes électorales, des tableaux du dénombrement de la population, et se livrer, en un mot, à toutes les investigations nécessaires pour découvrir tous les hommes passibles de l'impôt y compris ceux pour lesquels n'existeraient pas de bulletins individuels.

Les bulletins individuels se rapportant aux redevables (assujettis ou ascendants) domiciliés dans la commune au 1er janvier, sont classés dans l'ordre alphabétique des noms patronymiques de ces redevables, et dûment complétés et mis au courant, servent de minute pour la formation de l'état matrice, distraction faite de ceux qui concernent des contribuables légalement exemptés de la taxe militaire. Quant aux bulletins individuels qui, d'après les changements constatés, concernent des contribuables imposables dans d'autres communes, ils sont transmis par l'intermédiaire du directeur, au contrôleur à qui il appartient d'assurer l'imposition. Chaque bulletin doit être accompagné des pièces qui s'y rapportent concernant la situation de l'assujetti. Au moyen des bulletins de la première catégorie le contrôleur dresse l'état matrice qui doit mentionner : les noms, prénoms, profession et résidence des personnes déclarées imposables par la loi nouvelle (loi du 13 avril 1898), dont nous étudierons bientôt les dispositions, c'est-à-dire selon les cas, de l'assujetti lui-même ou de l'un de ses ascendants du premier degré. Lorsque l'article est ouvert au nom de l'ascendant, le contrôleur y inscrit en outre les noms, profession et résidence de l'assujetti.

Lorsqu'un ascendant est cumulativement imposé à plusieurs taxes militaires du chef de plusieurs enfants, il y a lieu d'ouvrir au rôle, au nom de cet ascendant, autant d'articles qu'il aura d'enfants passibles de l'impôt. De cette manière l'ascendant imposé connaîtra exactement l'étendue du recours éventuel qui lui est réservé par la loi contre chacun des assujettis pour obtenir le remboursement de ce qu'il aura avancé (§ 6, art. 35 modifié). Au contraire, en l'absence de cette ventilation, il lui eût été difficile de déterminer lui-même, dans la somme globale de l'imposition, la part de chacun des assujettis, et par suite l'étendue de son action contre chacun d'eux.

Il y a lieu pour le contrôleur de vérifier avec soin la situation de l'assujetti ou de son ascendant imposable au point de vue de la contribution personnelle-mobilière.

Lorsque les ascendants et les assujettis ne sont pas domiciliés dans la même commune, et qu'il est impossible d'effectuer sur place, d'une manière complète, les recherches relatives à leur situation contributive, le contrôleur du lieu de l'imposition y suppléera par des indications supplémentaires recueillies annuellement auprès des contrôleurs des autres communes au moyen de bulletins de renseignements permanents.

Le contribuable, au nom duquel la taxe est inscrite, c'est-à-dire suivant les cas, l'ascendant ou l'assujetti est imposable dans la commune où il a son domicile réel au 1er janvier, sauf l'exception ci-après relative aux assujettis en résidence à l'étranger (art. 50, loi du 15 juillet 1889).

Lorsque la taxe due par un assujetti, en résidence à l'étranger, ne peut être imposée au nom de ses ascendants, il est personnellement imposable dans la commune où il a son domicile au point de vue militaire (art. 13, loi du 15 juillet 1889 et décret du 24 février 1894, art. 7).

Lorsque la cotisation est ouverte au nom d'un des ascendants de l'assujetti, elle devra comprendre, indépendamment de la fraction imposable de la contribution personnelle-mobilière de cet ascendant, les éléments d'impositions particuliers à l'assujetti (taxe fixe et contribution personnelle-mobilière en principal). Le tout ne doit former qu'un seul article par assujetti.

S'il arrivait que, par suite de changement de résidence entre le travail des mutations et le 1er janvier, l'ascendant ou l'assujetti ne soit imposé à la contribution personnelle-mobilière que dans son ancienne résidence, c'est la fraction imposable de cette contribution que l'on prendrait comme élément d'imposition.

Pour faciliter l'exécution des dispositions précédentes, le décret du 24 mai 1898 (art. 4), en cas de changement de domicile, avant le 1er janvier, de l'assujetti et de l'ascendant, impose à ce dernier l'obligation de faire à la mairie de l'ancien domicile et avant le 15 février une déclaration indiquant le lieu de sa nouvelle résidence ou de celle de l'assujetti.

A défaut de cette déclaration, et si, d'ailleurs en fait, le domicile actuel n'est pas connu du service de l'assiette, il y a lieu de maintenir l'imposable à l'état matrice avec les bases de cotisation afférentes à l'année antérieure.

Les contrôleurs doivent, en résumé, s'attacher à soumettre à la taxe tous les hommes qui en sont véritablement redevables, mais ils ont également pour devoir d'éviter toute imposition abusive, et ne doivent pas négliger, en conséquence, de se munir au moment de leur travail dans la commune de tous les renseignements d'où ressortirait pour certains individus une exemption totale ou partielle.

Lorsqu'ils ont reçu tous les renseignements relatifs à la situation contributive des assujettis, ils complètent l'état matrice qu'ils n'avaient pas définitivement arrêté lors de leur tournée spéciale dans la commune, ils le communiquent au maire en l'invitant à y consigner, s'il y a lieu, ses observations et à l'adresser immédiatement au directeur. Les redevables y sont inscrits dans l'ordre alphabétique de leurs noms patronymiques. Cependant, dans les communes où on jugerait avantageux d'adopter l'ordre topographique par rues et numéros, ce mode de rédaction pourrait être autorisé par la Direction générale sur la proposition du directeur du département.

Le contrôleur doit faire la communication aux maires au plus tard le 20 avril; en même temps, il adresse au directeur la liste des communes dans lesquelles il n'y a pas d'assujettis à la taxe, et où, par suite, il n'y a pas eu lieu de rédiger d'état matrice.

Si le directeur ne juge pas qu'il doive être donné suite aux observations du maire, il soumet le différend au Préfet avec ses propositions motivées. Le Ministre des Finances statue définitivement si le Préfet n'adopte pas les propositions du directeur (art. 1er, décret du 24 mai 1898).

Le directeur vérifie l'état matrice en le rapprochant de l'état matrice de l'année précédente; s'assure de l'exactitude des bases de cotisation des intéressés, et fait le calcul de ces cotisations. Ces calculs doivent être soumis aux genres de preuves les plus efficaces pour en assurer l'exactitude.

§ 3. — Confection et publication des rôles.

Ce travail préparatoire effectué, il ne reste plus qu'à confectionner les rôles, c'est-à-dire le titre exécutoire permettant à l'administration de recouvrer l'impôt; les rôles doivent être la copie exacte de la matrice; s'il y avait désaccord entre le rôle et la matrice, c'est aux énonciations de cette dernière qu'il faudrait s'attacher de préférence. (Conseil d'État, 20 juillet 1888, Iran-Castel, *Leb. chr.*, p. 657.)

La date de la loi de finances en vertu de laquelle est autorisée la perception de l'impôt, doit figurer sur la feuille de tête du rôle. (Circulaire du 23 août 1830.) Mais les percepteurs ne sont plus tenus de représenter aux contribuables ces feuilles de tête; ceux-ci peuvent se procurer les renseignements qu'elle contient à la mairie sur un tableau où sont consignés tous les détails de la feuille de tête. (Circulaire du 20 juillet 1880.) Le rôle lui-même présente pour chacun des articles qui le composent les renseignements ci-après :

Les noms, prénoms, profession et résidence de l'ascendant responsable et de l'assujetti.

Les bases et détails de la taxe comprenant : La taxe fixe, la taxe proportionnelle et les éléments sur lesquels elle a été calculée, les centimes pour fonds de non-valeur, et les centimes pour frais de perception et d'avertissement.

La réunion de ces divers éléments forme le total de la dette du contribuable figurant dans l'article du rôle.

La confection des rôles est confiée aux premiers commis de direction qui doivent surveiller tous les travaux qu'elle comporte, en coordonner et vérifier les résultats sous la responsabilité du directeur.

Les rôles de la taxe militaire sont arrêtés et rendus exécutoires par le préfet. (Décret du 24 mai 1898, art. 5.)

L'homologation des rôles par le préfet est l'acte qui donne aux comptables le droit de mettre le rôle en recouvrement. Cette opération ne peut être faite en principe qu'après que la loi portant fixation du budget général des recettes de l'exercice en a autorisé la perception. (Circulaire du 20 juillet 1880.) En fait, à cause de l'abus des douzièmes provisoires et de l'époque tardive du vote du budget, la pratique s'est établie de détacher de la loi portant fixation générale du budget, les recettes relatives aux contributions directes dont l'établissement, à cause des opérations complexes qu'il comporte, est autorisé par une loi spéciale qui intervient généralement au mois de juillet de l'année antérieure à l'exercice.

Tantôt cette loi spéciale en même temps qu'elle autorise l'établissement de l'impôt direct, en autorise également la perception; tantôt elle contient une clause restrictive aux termes de laquelle la mise en recouvrement ne peut avoir lieu qu'en vertu d'une deuxième loi spéciale ou de la loi générale du budget, quand celle-ci intervient avant le 31 décembre.

Pour l'exercice 1898, c'est la loi du 21 juillet 1897 qui a autorisé l'établissement de l'impôt direct et des taxes assimilées, celle du 24 décembre 1897 en a autorisé la perception, mais dans son article 16 elle a fait une restriction relative à la taxe militaire à cause des réformes prévues pour cet impôt, en décidant qu'elle ne serait perçue qu'en vertu de la loi générale du budget. C'est donc en vertu de cette loi votée le 13 avril 1898 que les rôles de 1898 ont été publiés et mis en recouvrement.

L'émission consiste dans une déclaration inscrite au bas du rôle et par laquelle le préfet certifie en avoir vérifié le contenu, en arrête le montant, et enjoint aux percepteurs d'en opérer le recouvrement sur les contribuables.

L'émission des rôles doit avoir lieu dans les dix jours de leur réception par le préfet (arrêté du 16 thermidor, an VIII, art. 13).

Le préfet seul a le droit de rendre les rôles exécutoires. L'approbation préfectorale est une des caractéristiques essentielles de la contribution directe au même titre que la désignation nominative des contribuables. Cette approbation ne peut être donnée et les rôles dressés, que pour les taxes assimilées aux contributions directes par une disposition législative ; c'est ainsi que le Conseil d'État n'a jamais admis ce procédé de recouvrement pour certaines redevances dues au communes par les habitants, notamment pour distribution d'eau ou pour construction d'égouts (Conseil d'État, 25 juin 1875, Bon-Léonard (P. adm. chr.), 21 mai 1886, Baillon *Leb. chr.*, p. 438).

Il va sans dire qu'à l'inverse, lorsque des taxes comme celle qui nous occupe sont assimilées aux contributions directes, il ne serait pas permis de les recouvrer autrement que par le moyen des rôles revêtus de l'approbation préfectorale.

L'émission des rôles est une opération administrative qui ne peut donner lieu à aucun recours contentieux. Les contribuables ne sont pas recevables à se pourvoir pour excès de pouvoirs, soit contre l'arrêté du préfet qui rend le rôle exécutoire, soit contre les votes ou délibérations autorisant l'établissement de la taxe (Conseil d'État, 7 septembre 1869, Lepage (*Lebon, chr.*, p. 843) ; 27 février 1880, Godard Bellois (*Lebon, chr.*, p. 214.)

Lorsque les rôles ont été rendus exécutoires, ils sont remis au trésorier-payeur général par le directeur des contributions directes pour l'arrondissement chef-lieu, et aux receveurs particuliers pour les autres arrondissements. Ces derniers les distribuent aux percepteurs qui dans chaque commune les présentent au maire. Celui-ci, sur l'ordre du préfet, doit en opérer la publication dont les formes et délais sont encore réglés par la loi du 4 messidor an VIII (art. 5). La publication consiste dans une affiche sur papier non timbré que le maire fait apposer à la porte principale de la maison commune et aux endroits accoutumés et qui avertit les citoyens que le rôle revêtu des formalités prescrites est entre les mains du percepteur, et que chaque contribuable doit acquitter la somme pour laquelle il est porté audit rôle, dans les délais fixés par la loi, sous peine d'y être contraint. La minute de l'affiche est signée par le maire, et il en est fait mention sur les registres de la mairie. Ce fonctionnaire doit certifier en outre sur le rôle même l'accomplissement de cette formalité.

L'article 14 de l'arrêté du 16 thermidor an VIII portait que la publication devait être faite le premier décadi qui suivrait la remise des rôles au percepteur. On en a conclu que depuis le rétablissement du calendrier grégorien, elle devrait être faite le premier dimanche, et cette interprétation fut confirmée dans deux circulaires des contributions directes des 31 août 1884 et 26 août 1874, ainsi que dans une circulaire de la comptabilité publique du 11 décembre 1875. Un arrêt du Conseil d'État du 30 juin 1876 s'est prononcé en sens contraire en décidant que la publication *ne doit pas avoir lieu* nécessairement un dimanche.

La loi du 25 mars 1817 (art. 71) a disposé qu'indépendamment de la publication générale des rôles, chaque contribuable recevrait individuellement un premier avertissement. L'instruction du 8 mars 1894 prévoit spécialement la rédaction de ces avertissements pour la taxe militaire, ils doivent indiquer le montant de la contribution de chaque redevable, les lois en vertu desquelles elle est établie, les bases d'imposition, les termes d'éligibilité, enfin les dispositions principales de l'article 35.

Les avertissements sont transmis aux percepteurs en même temps que les rôles, et remis par leurs soins aux contribuables aussitôt après la publication, et moyennant cinq centimes par article de rôle pour frais d'impresion et de remise. Ces cinq centimes par article de rôle ne se confondent pas avec les trois centimes par franc pour frais de perception, et les cinq centimes pour fonds de non-valeur prévus par le paragraphe 7 de l'article 35.

§ 4. — Rôles complémentaires.

Régulièrement, il ne devrait y avoir pour chaque nature de contributions qu'un seul rôle général comprenant tous les contribuables d'une commune, d'après leur situation au premier janvier. Pratiquement on a été amené à introduire, à côté de ces rôles primitifs et généraux, des rôles confectionnés en cours d'année et comprenant des contribuables ne figurant pas aux rôles primitifs.

Ces rôles auxiliaires sont de deux sortes et présentent des caractères bien distincts.

Il y a d'abord les rôles supplémentaires qui existent, notamment, en matière de patente et pour certaines taxes assimilées, dans lesquels peuvent être compris non seulement les contribuables omis au rôle primitif dont les éléments d'imposition existaient au premier janvier, mais encore ceux qui n'étaient pas imposables au premier janvier, et le sont devenus en cours d'année ; ou bien encore, ceux dont les éléments d'imposition ont varié depuis cette époque.

Il y a ensuite les rôles complémentaires, c'est-à-dire ceux dans lesquels ne peuvent être compris que les contribuables imposables au premier janvier, mais omis dans les rôles primitifs. Il serait donc absolument illégal de faire figurer, sur ces rôles, des contribuables dont la situation au premier janvier n'aurait pas permis l'imposition au rôle primitif. On voit qu'il y a une différence essentielle entre les rôles supplémentaires et les rôles complémentaires, ces derniers n'étant que la constatation rétroactive de la situation des contribuables au premier janvier de l'exercice. Au contraire, la faculté d'établir des rôles supplémentaires et d'y comprendre des contribuables qui n'étaient pas imposables au premier janvier peut être considérée comme exorbitante, et, à ce titre, n'est d'ailleurs reconnue à l'administration par la jurisprudence du Conseil d'État que si un texte formel la lui a attribuée. (Conseil d'État, 7 janvier 1859; Lacombe [Lebon, chr., p. 7], 16 avril 1856; Garnier, § 57, 2, 158 P. Adm. chr.)

Le décret du 24 février 1894 (art. 13) a prévu pour la taxe militaire l'établissement de rôles complémentaires pour les cotisations omises aux rôles primitifs.

Lorsque par suite de changements de résidence ou de circonstances exceptionnelles, la situation contributive d'un redevable ne pourra être suffisamment déterminée au 20 avril, c'est-à-dire au moment où l'état matrice doit être définitivement arrêté, on ne le fait pas figurer sur ce document, mais bien sur un rôle complémentaire rédigé d'après un état matrice d'ailleurs semblable à celui qui sert à la confection du rôle primitif.

Il ne devra y avoir qu'un seul rôle complémentaire annuel par commune, et l'émission antérieure au 20 décembre, aura lieu en une seule fois pour le département.

Afin d'assurer l'exécution de cette disposition, les contrôleurs doivent faire en sorte que les derniers états matrices des rôles complémentaires soient communiqués aux maires avant le 1er décembre; de plus, ils adressent à cette date, au directeur, la liste des communes dans lesquelles il n'y a pas eu lieu d'établir de rôles complémentaires.

L'instruction de la Direction générale des contributions directes du 8 mars 1894, rappelle formellement que la formation des états matrices de rôles complémentaires est uniquement autorisée dans le but de permettre d'assujettir à la taxe, les redevables qui n'auraient pas été compris aux rôles primitifs; mais, qu'en aucune circonstance, il ne pourra être dressés des états matrices complémentaires pour les faits survenus depuis le premier janvier.

§ 5. — Quelles personnes doivent figurer au rôle et être constituées débitrices de la taxe.

Cette question est certainement une de celles qui a été le plus longuemnt discutée lors du vote par le Sénat de la loi du 15 juillet 1889.

Il semble bien, au premier abord, que la solution en soit très simple et qu'on doive porter au rôle le véritable débiteur de la taxe, c'est-à-dire l'assujetti. Mais un pareil système conduirait à des résultats sûrement négatifs au point de vue du rendement de l'impôt, car en raison de leur âge et de leur situation sociale, les assujettis ne présentent pas, dans la grande majorité des cas, les garanties de solvabilité nécessaires.

C'est ce qu'exprimait de la manière suivante le rapporteur de la Commission des finances au Sénat : « Si nous « demandons simplement la taxe aux assujettis, je « crois que nous n'obtiendrons rien, car ils ne pré- « sentent aucune surface à la poursuite ; il faut étendre « le recours de l'administration à la famille, pour avoir « une garantie efficace de recouvrement. »

Cette garantie, la Commission des finances prétendait

l'instituer par la disposition suivante, qu'elle fit insérer dans le projet de loi : « La taxe militaire est due par « l'assujetti ou, à son défaut, par les personnes tenues « envers lui de la dette alimentaire légale ».

Mais l'assimilation de la taxe à la dette alimentaire, vivement combattue, ne fut pas adoptée.

Ce système en effet outre qu'il eût été contraire à la conception juridique du caractère de la dette alimentaire qui n'est qu'une créance d'aliments, aurait conduit à des résultats assez souvent injustes et quelquefois bizarres : La dette alimentaire, aux termes des articles 205, 206 et 214 du Code civil, est due par le père, la mère, les ascendants de l'enfant ; et réciproquement par ce dernier à ses auteurs ; de telle manière que si l'on suppose un père encore assujetti à la taxe militaire, ce qui pouvait arriver alors que, sous l'empire de la loi de 1889, la taxe était payable pendant dix-neuf ans, le fils dans le système proposé aurait pu être tenu de payer pour son père insolvable.

De même l'article 214 étend la dette alimentaire aux époux, il en fait pour eux un devoir de réciprocité. La femme qui a obtenu la séparation de corps contre son mari, quelle que soit la gravité des fautes qu'elle ait eu à lui reprocher, reste obligée envers lui à la dette alimentaire ; la jurisprudence de la Cour de Cassation est formelle à ce sujet. Eh bien, dans le système de la Commission, la femme eût été obligée de payer la taxe militaire du mari contre qui elle avait obtenu la séparation. Ces conséquences n'étaient guère admissibles.

Même au point de vue du rendement de la taxe, l'assimilation proposée par la Commission n'eût donné souvent que des résultats négatifs.

Il convient effectivement de remarquer que les débiteurs éventuels de la dette alimentaire, ne la doivent pas toujours et dans toutes les situations. Le père n'est tenu de la dette alimentaire envers son fils que dans le cas où ce dernier est infirme et se trouve dans l'impossibilité d'assurer son existence par un travail personnel.

La tâche du père est accomplie lorsqu'il a achevé son œuvre éducatrice : il a le devoir d'élever, d'entretenir et d'instruire ses enfants, mais une fois que le fils a atteint l'âge d'homme, qu'il a acquis une indépendance complète, qu'il exerce un métier, une profession quelconque, il échappe à la tutelle paternelle et le père ne lui doit plus rien. Voici d'ailleurs l'interprétation qu'a faite la Jurisprudence de ces obligations de famille, notamment aux termes d'un arrêté de la Cour de cassation du 7 juillet 1863 : « Les père et mère ne doivent des aliments à « leurs enfants que lorsque ceux-ci sont dans l'impuis- « sance de pourvoir personnellement à leur subsistance. « Ainsi, l'enfant qui, après avoir reçu l'enseignement « nécessaire pour l'exercice d'une profession utile, se « refuse ou se soustrait au travail, et ne justifie d'aucun « effort sérieux pour se procurer des moyens d'existence, « n'est pas fondé à exiger de ses père et mère une pen- « sion alimentaire ».

Cela revient à dire que, dans tous les cas où le fils n'est pas frappé d'incapacité absolue de travail et où il peut pourvoir lui-même à son existence, le père ne lui doit pas d'aliments. Or, cette situation eût été précisément celle de la plupart des assujettis; leurs ascendants n'étant pas tenus de la dette alimentaire, il n'eût pas été possible de leur réclamer la taxe du chef de l'assimilation proposée.

Mais, tout en refusant d'assimiler la taxe à la dette alimentaire légale, le législateur estima qu'il était indispensable de fournir à l'administration le moyen de recouvrer le nouvel impôt autrement que sur l'assujetti. Quand on est en présence d'un contribuable qui n'offre pas de ressources suffisantes pour le recouvrement, il faut bien s'adresser à côté de lui à ceux qu'on peut le plus légitimement atteindre. Or, dans l'espèce, la famille peut dans bien des cas bénéficier de la dispense accordée à l'assujetti; elle était donc naturellement désignée pour être rendue responsable de sa taxe.

Il existait d'ailleurs, à cet égard, des précédents dans les législations étrangères. La loi Suisse rend les parents responsables de l'impôt pour les mineurs et majeurs demeurant avec eux. En Autriche, les parents payent la taxe dans la mesure que la loi civile leur impose. En Allemagne, le projet de loi sur la taxe militaire, présenté plusieurs fois au Reischtag, porte que la taxe est due par les parents pendant tout le temps où ils ont la charge et l'entretien des dispensés.

Le fait d'édicter la responsabilité d'un tiers pour le payement d'un impôt dont il n'est pas le véritable débiteur ne constitue pas d'ailleurs une nouveauté même dans notre propre pays. Nos lois fiscales soumettent souvent à l'action directe de l'État celui qui ne doit pas en définitive supporter l'impôt.

Et d'abord en matière de contributions directes, et nous sommes sur ce terrain puisque la taxe militaire est assimilée aux contributions directes, tout le monde sait que le propriétaire est responsable de la cote personnelle-mobilière de son locataire, lorsqu'il n'a pas rempli certaines formalités relatives à la déclaration du déménagement de ce locataire. Si même, il s'agit d'un locataire logeant en garni, le propriétaire est responsable dans tous les cas et nonobstant toute déclaration. Le percepteur fera donc payer au propriétaire tout ou partie de la cote mobilière de son locataire, sauf son recours contre ce dernier.

Il en est ainsi pour les prestations ; le père de famille paye la prestation due par son fils, bien que la prestation soit un impôt absolument personnel et individuel.

Le même principe est appliqué en matière de taxe de mutation, on trouve dans les lois qui s'y rapportent des chapitres distincts visant ceux qui sont débiteurs de l'impôt, et ceux qui doivent en faire l'avance au Trésor.

C'est ainsi que le législateur a donné au fisc la faculté de faire payer la totalité des droits de succession à l'un quelconque des héritiers ; alors, qu'en matière civile les dettes de la succession sont personnelles aux héritiers et que chacun d'eux n'en doit que sa part ; or, les droits de succession font partie du passif héréditaire, on devrait évidemment, si l'on s'en tenait aux termes de la loi civile, s'adresser à chacun des héritiers séparément. Cela serait conforme au principe civil de la division des dettes entre les héritiers. Mais nous n'aurions pas de législation fiscale, si on n'y insérait pas des dispositions particulières qui autorisent le Trésor à agir extraordinairement, en vertu d'une sorte de raison d'État résultant de la nécessité impérieuse d'assurer le recouvrement de l'argent sur lequel repose toute l'organisation des services publics. Il faut renoncer aux impôts ou il faut donner à l'administration les moyens de les percevoir.

En matière de vente, qui doit supporter la taxe de mutation ? C'est incontestablement l'acquéreur. Cependant la loi la fait payer au vendeur, quand l'acheteur ne s'acquitte pas ; pourquoi ? Parce qu'il y a là une sorte de solidarité qui tient à la nécessité d'opérer le recouvrement et de l'obtenir du vendeur à défaut de l'acquéreur.

Ces exemples montrent que le fait d'avoir rendu les parents responsables de la taxe militaire de leur fils, ne constitue pas une nouveauté fiscale. On n'a fait, en somme, que suivre sur ce point des règles déjà admises en matière d'impôt dans notre propre législation, et dans certaines législations étrangères à propos même du sujet qui nous occupe.

Après avoir examiné les motifs qui ont amené le législateur à édicter la responsabilité pécuniaire des ascendants, il y a lieu de déterminer les cas dans lesquels elle existe et où c'est l'ascendant qui doit être nominativement imposé, et ceux où l'assujetti lui-même doit être constitué débiteur par son inscription au rôle.

Aux termes du paragraphe 6 du nouvel article 35, la taxe est imposée au nom de celui des ascendants, dont la cotisation a été prise pour élément de calcul de la taxe, conformément aux règles que nous avons étudiées, c'est-à-dire au nom de l'ascendant qui est le plus imposé à la cote personnelle-mobilière. Nous verrons plus loin, au chapitre du recouvrement, que la taxe ainsi imposée au nom des ascendants est recouvrée sur eux sauf leur recours contre l'assujetti.

Voilà donc le principe. — La taxe est imposée au nom de l'ascendant qui en est constitué débiteur principal; mais, il y a des exceptions dans un certain nombre de cas limitativement déterminés, la taxe est directement imposée au nom de l'assujetti (§ 6, alinéa 2, art. 35) :

1° Lorsque ce dernier n'a plus ses ascendants du premier degré;

2° Lorsqu'ils sont décédés, indigents ou sans domicile connu en France.

La loi de 1889 prévoyait encore un autre cas d'imposition personnelle de l'assujetti; celui où il réunissait la double condition d'avoir atteint l'âge de trente ans révolus et d'avoir un domicile distinct de celui de ses parents. Cette hypothèse a naturellement disparu avec la loi nouvelle, qui restreint le payement de la taxe à la période triennale qui suit la décision du Conseil de revision.

Ces exceptions sont très naturelles et indiquées par la nature même des choses ; si les parents sont décédés, il va de soi qu'il est impossible de les imposer. En cas d'indigence ou si leur domicile est inconnu, leur imposition n'eût fait que compliquer inutilement les poursuites sans rien ajouter à la garantie du Trésor. Quant aux raisons qui, sous le régime de l'ancienne loi, avaient fait abandonner l'imposition de l'ascendant, lorsque l'assujetti réunissait cette double condition d'avoir trente ans révolus et un domicile distinct, elles se justifiaient aussi très facilement par cette considération qu'il était équitable de ne pas étendre, outre mesure, une responsabilité contraire en somme au principe de la personnalité des dettes.

Dans les différents cas d'imposition personnelle de l'assujetti prévus par le législateur, il se trouve qu'en fait l'ascendant n'est pas imposé à la taxe personnelle-mobilière, mais faudrait-il en conclure que dans tous les cas de non-imposition de l'ascendant à cette taxe, il y aurait lieu d'imposer l'assujetti personnellement, en un mot pourrait-on, embrassant dans une formule générale tous les cas d'imposition personnelle de l'assujetti, dire que la taxe devra être imposée à son nom toutes les fois qu'elle n'aura pas été calculée sur la cote personnelle-mobilière de l'ascendant. Nous ne le pensons pas, car cette formule trop compréhensive embrasserait même le cas où l'ascendant du premier degré, sans être indigent, ne figurerait pas pour une cause quelconque au rôle personnel-mobilier ; nous croyons, au contraire, que dans cette hypothèse l'ascendant serait quand même imposable.

Cette solution semble bien résulter de l'esprit de la loi qui a voulu que, dans la mesure du possible, il y eût à côté de l'assujetti un garant responsable du payement de la taxe. Cela résulte aussi de son texte, car en cas d'omission de l'ascendant au rôle personnel-mobilier, on ne se trouve dans aucune des hypothèses formellement prévues par le paragraphe 6, alinéa 2, et dans lesquelles la taxe doit être inscrite au nom de l'assujetti.

Cette solution toutefois ne va pas sans difficultés, à cause de ce même paragraphe 6, alinéa 1er, aux termes duquel la taxe doit être imposée au nom de celui des ascendants dont la cotisation a été prise comme élément de calcul de la taxe; d'où on pourrait tirer cette conséquence par un argument *a contrario*, que cette imposition de l'ascendant est subordonnée, d'une manière absolue, à la condition que sa cote ait été prise pour base de la taxe, et que cette dernière, pour être imposée au nom de l'ascendant, doit obligatoirement avoir été calculée sur sa cote personnelle-mobilière.

Mais ce serait là tirer une conséquence trop générale d'une règle qui a été édictée pour la solution d'un cas spécial : celui où l'assujetti ayant ses deux ascendants du premier degré, tous deux imposés à la taxe personnelle-mobilière, il fallait déterminer suivant quelles règles ces deux ascendants seraient imposés. Or, la loi a simplement dit pour cette hypothèse spéciale, que ce serait celui des deux dont la cote aurait servi de base au calcul de la taxe ; mais sans vouloir décider d'une manière plus générale que la condition *sine qua non* de l'imposition de l'ascendant, serait toujours et dans tous les cas que lui-même fût imposé à la taxe personnelle-mobilière et que sa cote eût servi de base au calcul de la taxe militaire.

Si telle eût été l'intention du législateur, au lieu de prévoir limitativement certains cas déterminés, il eût posé cette règle générale que l'assujetti serait personnellement imposable toutes les fois que pour un motif quelconque la taxe n'aurait pu être calculée sur la cote per-personnelle-mobilière de l'ascendant. Or, il s'est borné à prévoir simplement des hypothèses spéciales dans lesquelles il se trouve qu'en fait la taxe personnelle-mobilière de l'ascendant n'a pas servi à calculer la taxe de l'assujetti, mais cette énumération est limitative et n'autorise pas à conclure par voie d'analogie qu'il doive en être de même dans tous les cas. On doit donc, à notre avis, décider qu'en dehors des cas limitativement prévus par la loi, la taxe doit être imposée au nom de l'ascendant, alors même que sa cote n'aura pas servi de base au calcul de la taxe militaire. Si donc un assujetti a encore son ascendant du premier degré non indigent, bien que celui-ci ne soit pas imposé à la taxe personnelle-mobilière par suite d'omission lors de la confection des rôles, ou pour tout autre motif, il devra être imposé personnellement à la taxe militaire, qui sera recouvrée sur lui et non pas sur l'assujetti.

RECOUVREMENT

Après avoir étudié les règles relatives à l'assiette de la taxe militaire, c'est-à-dire à la détermination des personnes qui doivent être imposées et à la quotité des sommes à leur réclamer d'après les éléments d'imposition propres à chacune d'elles ; nous aborderons maintenant la partie de cette étude relative à la manière dont fonctionne le service chargé d'encaisser pour le compte du Trésor le produit de l'impôt dont les agents de l'assiette ont déterminé le montant, suivant les principes que nous avons examinés.

Dans cette partie de notre étude, comme il s'agira de règles, en général, communes à toutes les contributions directes, et dont le développement ne présente pas un intérêt spécial à notre sujet, nous n'insisterons guère que sur les points intéressants, soit parce qu'ils subissent certaines difficultés d'interprétation, soit parce qu'ils sont spéciaux à la taxe militaire.

Aux termes de l'article 35, paragraphe 6, 4e alinéa : « La taxe militaire est recouvrée, et les réclamations « sont instruites et jugées comme en matière de contri- « butions directes ».

Dans deux sections distinctes, nous étudierons d'abord les règles relatives aux opérations du recouvrement, puis très succinctement celles qui concernent les réclamations.

SECTION I

PERCEPTION

CHAPITRE PREMIER

AGENTS CHARGÉS DU RECOUVREMENT

Les percepteurs ont seuls titre pour effectuer le recouvrement de la taxe militaire sous la surveillance et l'autorité d'un receveur particulier des finances par arrondissement, et d'un trésorier-payeur général par département, qui centralise dans sa caisse le produit de tous les impôts directs perçus dans son ressort.

Le titre exécutoire indispensable aux percepteurs pour effectuer leurs recouvrements, est le rôle rendu exécutoire par le préfet, et publié dans chaque commune, suivant les formes que nous avons examinées plus haut (Règlement 1839, art. 9). L'irrégularité du rôle entraînant la nullité des poursuites, les percepteurs doivent vérifier notamment si le rôle est bien revêtu de la formule exécutoire.

La remise par les percepteurs aux contribuables, d'avertissements dressés par le Directeur des contributions directes doit suivre immédiatement la publication des rôles. (Règlement 1839, art. 10; ordonnance du 19 novembre 1817). Nous avons vu quelle était l'utilité de l'avertissement et la nature des renseignements qu'il devait présenter pour le contribuable.

CHAPITRE II

SUR QUELLES PERSONNES PEUT S'OPÉRER LE RECOUVREMENT

A. — Ascendant et assujetti.

Contre quelles personnes, et de quelle manière doivent être dirigées les poursuites? La législation a beaucoup varié à cet égard, et trois systèmes ont été successivement employés. Celui de la loi de 1889, celui de la loi du 26 juillet 1893, et enfin le système actuel de la loi du 13 avril 1898.

L'article 35 de la loi du 15 juillet 1889 prévoyait l'imposition sous un même article de rôle, de deux débiteurs et prescrivait de recouvrer la taxe sur l'assujetti et son ascendant. L'assujetti venait en première ligne, c'est à lui qu'on devait s'adresser d'abord. A défaut de payement constaté par une sommation, restée sans effet, la taxe était acquittée par l'ascendant.

Dans la pratique, la sommation adressée à l'assujetti, restait presque toujours sans effet, par suite de son insolvabilité ou de sa négligence, et venait compliquer inutilement les poursuites, sans aucun profit pour le recouvrement.

C'est pourquoi la loi du 26 juillet 1893 (art. 16), décida que le Trésor n'aurait plus désormais qu'un seul débiteur, celui que le rôle désigne nominalement comme imposable, c'est-à-dire tantôt l'ascendant, lorsque sa cote mobilière a servi de base au calcul de la taxe, tantôt l'assujetti dans le cas contraire.

Le système actuel de la loi du 13 avril 1898 est un moyen terme entre les deux autres. « La taxe imposée au nom des « ascendants est recouvrée sur eux, sauf leur recours contre « l'assujetti. Le recouvrement de la taxe peut être poursuivi « contre ce dernier, lorsqu'une sommation avec frais, « adressée à l'ascendant, est restée sans effet (art. 35, § 6). »

Désormais, le Trésor a donc deux débiteurs distincts, l'ascendant et l'assujetti, qui peuvent être poursuivis l'un et l'autre, en vertu du rôle, c'est donc un retour au système de la loi de 1889, avec cette différence que c'est l'ascendant et non plus l'assujetti qui doit être poursuivi tout d'abord, et que le percepteur demeure juge de l'opportunité des poursuites à exercer subsidiairement contre l'assujetti, ou peut, à son gré, contraindre au payement celui que le rôle constitue débiteur en première ligne, c'est-à-dire l'ascendant. Cette nouvelle procédure de poursuite et la latitude laissée à cet égard aux comptables, paraît devoir donner les meilleurs résultats. Il était logique qu'on s'adressât d'abord, en principe, à l'ascendant qui présente presque toujours plus de garanties pécuniaires que l'assujetti. C'est la règle générale, mais elle peut comporter des exceptions; et tel assujetti, en raison de sa fortune personnelle ou des revenus qu'il tire d'une profession lucrative, peut être parfaitement en état d'acquitter la taxe de ses deniers personnels, alors que la situation de son ascendant responsable peut être très précaire et ne lui permette pas de faire l'avance pour le compte de son fils. En pareil cas, le comptable instruit de cette situation, usera de la faculté conférée par la loi, et passera de la sommation restée sans effet contre l'ascendant, aux poursuites directes envers l'assujetti.

Cette manière de procéder, outre qu'elle est avantageuse pour le Trésor, qui a intérêt à s'adresser de préférence au plus solvable de ses débiteurs, donne également satisfaction au principe civil de la personnalité des dettes, en permettant au percepteur de demander le payement au véritable débiteur de la taxe. Il ne faut pas, effectivement, oublier que la responsabilité pécuniaire de l'ascendant, obligé d'acquitter personnellement la taxe de son fils, est absolument contraire à ce principe, et ne saurait se justifier que par la nécessité fiscale et l'intérêt supérieur du recouvrement. Dès lors donc que cet intérêt n'est plus en jeu, puisque, par hypothèse, le Trésor a devant lui un débiteur solvable, il était naturel de revenir au principe civil de la personnalité de la dette et de demander le payement de la taxe à celui qui la devait réellement.

En somme, la situation respective de l'ascendant et de l'assujetti, tant au point de vue de leur créancier commun le Trésor, que des liens de droit existant entre eux, est à peu près celle d'une caution solidaire et d'un débiteur principal.

L'ascendant est une sorte de caution solidaire légale (art. 2040 Code civil), bien que sa situation diffère d'une véritable caution solidaire en ce que le Trésor créancier, au lieu de demeurer absolument libre de s'adresser soit à la caution soit au débiteur principal, comme en matière civile, est obligé d'adresser d'abord à l'ascendant, c'est-à-dire à la caution, une sommation avec frais, et ne peut se retourner contre l'assujetti, débiteur principal, que si cette sommation demeure sans effet. Sauf cette différence, les relations de l'ascendant et de l'assujetti se règlent bien d'après les principes applicables au débiteur principal et à la caution solidaire : l'ascendant ayant son recours contre l'assujetti, débiteur principal, qui doit supporter définitivement la dette. L'étendue de ce recours doit d'ailleurs, semble-t-il, se déterminer conformément aux dispositions de l'article 2028 du Code civil, c'est-à-dire qu'il comprendra non seulement le principal de la taxe, mais encore les intérêts des sommes déboursées et les frais faits contre l'ascendant alors qu'il aura dénoncé à l'assujetti les poursuites dirigées contre lui.

De même, quand existait la pénalité du doublement de la taxe, en cas de retard du payement de trois douzièmes consécutifs, pénalité supprimée par la loi du 26 juillet 1893, l'ascendant responsable aurait pu réclamer le remboursement de l'intégralité de l'avance qu'il aurait dû faire.

Bien entendu, l'ascendant, caution solidaire, ne jouit pas du bénéfice de discussion accordé à la caution ordinaire (art. 2021, Code civil) et ne peut obliger le Trésor sur les premières poursuites dirigées contre lui à saisir et à vendre l'assujetti avant de continuer à le poursuivre lui-même. C'est une simple faculté et non pas une obligation pour le comptable de poursuivre le recouvrement contre l'assujetti quand une sommation avec frais adressée à l'ascendant n'a pas produit de résultat.

Remarquons qu'en sa qualité de caution solidaire, l'ascendant après avoir payé, aurait pu, même en l'absence du recours qui lui est formellement réservé par la loi contre l'assujetti, invoquer le bénéfice de la subrogation légale prévu par l'article 1250, alinéa 3 du Code civil. Aux termes de cet article, la subrogation dans les droits du créancier contre le débiteur a lieu de plein droit au profit de celui qui étant tenu de la même dette avait intérêt à l'acquitter.

C'est exactement le cas de l'ascendant qui a payé la dette de l'assujetti. Et comme la subrogation légale a pour effet d'investir le subrogé de la créance du subrogeant et de ses accessoires, l'ascendant pourra notamment invoquer le privilège qui garantit l'action du Trésor et se faire payer par préférence aux autres créanciers de l'assujetti, comme le Trésor l'aurait été lui-même.

Continuant à appliquer aux relations de l'ascendant et de l'assujetti les règles relatives au débiteur principal et à la caution solidaire, il faut décider que, dans certains cas, l'ascendant n'aura pas de recours contre l'assujetti pour se faire rembourser ce qu'il aura payé en son acquit; c'est ce qui arriverait, par exemple :

1° Lorsque l'ascendant n'ayant pas averti le débiteur principal du payement effectué, ce dernier payerait lui-même une seconde fois dans l'ignorance du premier payement. Cette hypothèse ne présente d'ailleurs qu'un intérêt pratique très secondaire, car il arrivera bien rarement qu'un percepteur reçoive de l'assujetti le payement d'une taxe déjà soldée par l'ascendant. Quoi qu'il en soit, en pareil cas, l'ascendant n'aurait aucun recours contre l'assujetti et devrait se borner à faire valoir son action en remboursement contre le percepteur.

2° Une autre hypothèse, susceptible de se présenter plus fréquemment dans la pratique, est celle que prévoit l'article 2031, paragrache 2 du Code civil, dans les termes suivants : « Lorsque la caution aura payé sans être poursuivie et sans avoir averti le débiteur principal, elle « n'aura point de recours contre lui dans le cas où au « moment du payement ce débiteur aurait eu des moyens « pour faire déclarer la dette éteinte, sauf son action en « répétition contre le créancier ».

Précisons par un exemple le cas d'application de ce texte aux relations de l'assujetti avec son ascendant. Soit une taxe militaire indûment imposée au nom d'un ascendant, et du chef d'un assujetti qui n'en était pas légalement passible pour un motif quelconque ; l'ascendant, sur le simple avertissement et sans poursuites préalables paye la taxe sans en avertir l'assujetti. Ce dernier repoussera l'action en remboursement de son ascendant en prouvant : 1° qu'au moment du payement de la taxe, ce dernier n'était pas poursuivi ; 2° que le payement a été fait à son insu ; 3° qu'à ce moment, il aurait pu faire déclarer la dette éteinte, c'est-à-dire obtenir la décharge du Conseil de préfecture.

L'ascendant qui voudra, dans tous les cas, conserver son recours contre l'assujetti aura donc le plus grand intérêt à ne payer que sur poursuites, et par poursuites il faut entendre au moins la sommation avec frais et à dénoncer le payement à l'assujetti. Autrement il serait d'autant plus exposé à perdre le montant de son avance, que son recours contre l'assujetti étant inefficace, il n'aurait pas l'action en répétition réservée à la caution civile ordinaire contre le créancier. Sa seule ressource serait de demander personnellement la décharge de la taxe au Conseil de Préfecture et d'en obtenir par voie de conséquence, le remboursement (Décret du 24 mai 1898, art. 20) ; mais la faculté de présenter valablement des réclamations de l'espèce se prescrivant par l'expiration d'un délai de trois mois après la publication du rôle, il arriverait pratiquement presque toujours que l'ascendant ne serait plus dans les délais.

Il est vrai qu'en pareil cas, l'assujetti conserverait le droit de réclamer valablement contre la taxe indûment imposée, puisque, pour lui, le délai de déchéance ne court qu'à partir du jour où il a été mis en demeure de la rembourser (Décret du 24 mai 1898, art. 20). Mais étant données les difficultés déjà survenues entre l'assujetti et son ascendant, il est permis de supposer que l'assujetti refuserait d'exercer un droit qui ne doit profiter qu'à son ascendant. Or, on ne voit pas que celui-ci ait un moyen quelconque, soit de l'y contraindre, soit de l'exercer à sa place en vertu de l'article 1166 du Code civil. Il faudrait pour cela qu'il fût créancier de l'assujetti, et il ne l'est plus, puisque par hypothèse il a perdu l'action en remboursement qu'il avait contre lui.

On a vu que, dans certains cas, l'ascendant perdrait son recours contre l'assujetti ; inversement, il pourrait arriver qu'il pût exercer son action, même avant d'avoir acquitté la taxe ; par exemple sur les poursuites dirigées contre lui personnellement, ou bien encore si l'assujetti venait à tomber en faillite ou en déconfiture. En pareil cas, si le Trésor ne produisait pas, l'ascendant aurait intérêt à le faire pour ne pas perdre le bénéfice de l'action en remboursement qui lui est réservée. Il ne toucherait d'ailleurs le montant de sa collocation qu'après avoir justifié du payement de la taxe au créancier, c'est-à-dire en l'espèce au Trésor.

L'action en remboursement réservée à l'ascendant qui a payé la taxe militaire de l'assujetti, passe naturellement comme toutes les autres à ses héritiers, et l'assujetti venant à la succession de l'ascendant devrait faire rapport à la masse des sommes dont il serait débiteur du chef des payements effectués en son acquit par l'ascendant, conformément aux règles établies par le Code civil (art. 829 et 851).

B. — Héritiers légataires.

En principe, c'est au contribuable porté au rôle (ascendant ou assujetti) à acquitter l'impôt, mais il y a des cas nombreux où il peut et doit l'être par d'autres que l'individu imposé, notamment par les héritiers ou légataires du contribuable. C'est l'application du principe que l'héritier succède aux droits et aux obligations du défunt.

Lorsqu'un contribuable viendra à décéder en cours d'année, ses héritiers seront tenus d'acquitter le montant de la taxe militaire (Loi du 21 avril 1832, art. 21. Décret du 24 mai 1898, art. 15) ; cela alors même que le décès serait antérieur à la publication du rôle, pourvu qu'il fût postérieur au 1er janvier de l'année de l'imposition ; car, ainsi que nous l'avons vu, c'est d'après les éléments existant au 1er janvier, que l'impôt doit être établi.

La loi du 21 avril 1832 ne détermine pas quelle est l'étendue de la responsabilité respective des héritiers quand il y en a plusieurs ; ce point a été réglé par l'article 4 du règlement sur les poursuites du 21 décembre 1839, ainsi conçu : « Les héritiers ou légataires peuvent être pour-« suivis solidairement, et un pour tous, à raison des con-« tributions de ceux dont ils ont hérité, ou auxquels ils « ont succédé, tant que la mutation n'a pas été opérée sur « le rôle ». D'après cet article, l'action du Trésor peut donc être exercée contre chaque héritier indistinctement pour la totalité de la somme exigible ; en un mot, les héritiers sont solidaires.

Mais il convient de remarquer, d'une part, que l'article 873 du Code civil déclare que chaque héritier n'est tenu personnellement des dettes de la succession que pour sa part et portion ; et d'autre part, qu'aux termes de l'article 1202 la solidarité ne se présume pas, et qu'elle doit résulter d'une stipulation expresse ou d'une disposition formelle de la loi.

Il y a là contradiction flagrante entre le Droit civil et le Règlement, auquel ni la Cour de Cassation, ni le Conseil d'État ne reconnaissent d'ailleurs force de loi.

Dans ces conditions, la solidarité personnelle des héritiers peut et doit, à notre avis, être sérieusement contestée, puisqu'elle est en opposition manifeste avec les principes de la loi civile, et qu'elle ne s'appuie sur aucun texte ayant l'autorité légale nécessaire.

D'ailleurs, l'administration elle-même ne semble pas très fixée sur l'étendue de ses droits en la matière, ni insister beaucoup pour maintenir le principe de la solidarité personnelle entre héritiers. Voici, en effet, la note dont elle fait suivre l'article 4 du règlement : « La solidarité dont « parle l'article doit être entendue en ce sens que même « après le partage de la succession, le privilège du Trésor « suit, en vertu de la loi du 12 novembre 1808, les meubles, « fruits et récoltes dans les mains des héritiers ou léga- « taires à qui ils ont été attribués; d'où il résulte que « le percepteur a le droit de les faire saisir jusqu'à con- « currence de la contribution privilégiée sur tout héritier « et légataire, moins comme débiteur solidaire que comme « détenteur ».

Cette note est, tout bien considéré, la négation même de l'article 4. Le principe de la solidarité personnelle des héritiers est implicitement abandonné, et l'on retient seulement la possibilité d'exercer contre chacun d'eux indistinctement, l'action réelle à raison des biens héréditaires qu'il détiendrait, et jusqu'à concurrence de la valeur de ces biens; alors même que cette valeur excéderait la quotité d'impôt correspondante à la part virile de l'héritier dans la succession; part qui donne la mesure de son obligation personnelle.

En dernière analyse, le système de l'administration auquel s'arrête Durieu, *Commentaires sur les poursuites en matière de contributions directes*, est le suivant : La solidarité établie par l'article 4 du règlement est abandonnée : Le Trésor pour le recouvrement des contributions dues peut exercer ses droits sur les biens particuliers de la succession et sur les biens personnels de l'héritier. L'un de ces modes n'exclut pas l'autre, mais les effets en sont différents. L'héritier qui s'est mis en possession des biens de la succession est à l'égard du Trésor soumis à la fois à une action réelle, à cause du privilège de la contribution sur les biens provenant du contribuable décédé, et à une autre action personnelle à cause de sa qualité d'héritier et par le seul fait de l'acceptation de la succession. Mais dans le premier cas, il n'est tenu au payement de la contribution qu'autant que la cote réclamée est privilégiée sur les biens qu'il a pris dans la succession, et seulement jusqu'à concurrence de la valeur desdits biens. Dans le second cas, il est tenu sur la généralité de ses biens personnels, non pas solidairement mais seulement pour sa part et portion héréditaire. Il en résulte que si le percepteur ne peut pas, au cas d'insuffisance provenant des biens de la succession, exiger de chaque héritier plus que sa part individuelle, l'héritier de son côté ne pourrait refuser sous aucun prétexte de payer cette portion. L'action personnelle et l'action réelle sont donc susceptibles d'être suivies concurremment ou séparément, soit à l'égard de tous les héritiers, soit à l'égard d'un seul, suivant que l'exige l'intérêt du recouvrement. Ce système bien que moins extensif des droits du Trésor que celui de l'article 4 du règlement de 1839, puisqu'il abandonne la solidarité personnelle entre les héritiers, ne nous semble pas admissible et conforme aux véritables principes de la matière rigoureusement interprétés.

Il se fonde en effet sur l'existence, au profit du Trésor, d'un véritable droit de suite que lui conférerait son privilège sur les meubles et effets mobiliers du contribuable, et en vertu duquel il pourrait les suivre et les faire vendre, alors même qu'ils seraient entrés dans le patrimoine d'un tiers, c'est-à-dire en l'espèce, dans celui de l'héritier ou du légataire qui sont absolument distincts en droit et en fait de celui du défunt, quand le partage est effectué et que l'héritier ou le légataire sont en possession du lot qui leur a été attribué.

Or, il paraît impossible d'admettre l'existence de ce droit de suite au profit du Trésor. L'article 2.119 du Code civil n'admet pas le droit de suite sur les meubles, et pour qu'il pût exister au profit du Trésor à l'encontre de la loi civile, il faudrait une disposition spéciale qu'on ne trouve dans aucun texte relatif au privilège du Trésor. Il est vrai que la loi du 12 novembre 1808, article 1er, paragraphe 2, dispose que le privilège du Trésor s'exerce sur tous les meubles..... appartenant au redevable, en quelque lieu qu'ils se trouvent. C'est la seule disposition sur laquelle on pourrait, à la rigueur, s'appuyer pour soutenir que le privilège du Trésor lui confère un véritable droit de suite sur les meubles qui y sont soumis, puisqu'elle lui permet de les saisir et de les faire vendre en quelque lieu qu'ils se trouvent. Mais il suffit pour circonscrire la véritable portée de cette disposition d'examiner avec attention la disposition textuelle de la loi. On peut remarquer en effet que ce n'est qu'en parlant du privilège de la contribution personnelle-mobilière que la loi du 12 novembre 1808 et le règlement sur les poursuites, disent que le privilège s'exerce sur les effets mobiliers du contribuable, en quelque lieu qu'ils se trouvent. Pareille disposition n'existe pas en ce qui concerne la contribution foncière, et cette différence sert à faire comprendre l'intention du législateur. En effet, comme la contribution foncière n'est privilégiée que sur les fruits et revenus de l'immeuble imposé, et qu'on ne serait pas admis à l'exercer sur les revenus d'un autre immeuble ; on aurait pu croire qu'il devait en être de même des autres contributions directes, et que le privilège n'affectait que les meubles qui se trouvaient dans l'appartement sur la valeur locative duquel la cote avait été établie. Or, c'eût été là une erreur grave, contraire au principe même de l'impôt et que la disposition de la loi a voulu prévenir. La contribution personnelle-mobilière, des portes et fenêtres et des patentes, bien qu'elle ait particulièrement pour base d'évaluation certaines facultés apparentes du contribuable, a cependant pour but d'atteindre l'ensemble de ses propriétés mobilières, et c'est une conséquence de ce principe que ces propriétés soient toutes et indifféremment affectées au privilège du Trésor. Ainsi ce privilège s'exercera non seulement sur les meubles qui se trouvent dans la maison où a été imposé le contribuable, non seulement dans la commune ou dans l'arrondissement de perception, mais dans tous les lieux où il possède des valeurs mobilières, soit en propre soit par indivis avec d'autres, soit détenus par le contribuable personnellement, soit détenus par des tiers ; mais c'est là tout ce qu'a voulu dire le législateur en décidant que le privilège porterait sur les meubles en quelque lieu qu'ils se trouvent, il n'a pas été plus loin, et n'a pu décider que le privilège s'exercerait sur les meubles du contribuable lorsqu'ils seraient sortis de son patrimoine pour entrer dans un autre patrimoine. Encore une fois une pareille interprétation exorbitante de droit commun aboutirait à la reconnaissance d'un véritable droit de suite qui ne saurait exister qu'en vertu d'un texte formel.

En résumé, il faut repousser la solidarité personnelle entre les héritiers pour le payement de la taxe militaire du défunt, solidarité reconnue par l'article 4 du règlement de 1839; nous n'admettons pas davantage l'existence au profit du Trésor, d'un droit de suite, permettant de poursuivre indistinctement dans tous les cas, le payement de la taxe sur chaque héritier, jusqu'à concurrence de la valeur des biens mobiliers recueillis par lui dans la succession : lorsque le partage en est consommé entre les divers ayants droit.

En résumé, voici quels doivent être au point de vue strictement légal les droits du Trésor, quand il s'agit de recouvrer la taxe d'un contribuable décédé (ascendant ou assujetti).

Il n'y a pas de solidarité personnelle entre les héritiers qui ne sont tenus personnellement que pour leur part et portion, c'est-à-dire proportionnellement à l'importance de leurs droits successifs (art. 875, Code civil).

Il n'est pas possible d'invoquer comme conséquence du privilège du Trésor un véritable droit de suite permettant indirectement de faire payer à un héritier plus qu'il ne serait possible de lui demander par l'action personnelle dont il est tenu.

Faisons maintenant l'application de ces principes aux différents cas qui peuvent se présenter :

Et d'abord, tant que les meubles sont encore dans l'indivision, qu'ils n'ont pas été attribués aux héritiers ou légataires, il n'y a pas de difficultés sérieuses, le percepteur fera au besoin opposition au partage et se fera payer par privilège sur l'ensemble du mobilier de la succession ; en pareil cas, on peut valablement soutenir que le patrimoine du défunt est encore distinct de celui des héritiers, que les meubles sont encore dans ce patrimoine, et il n'est pas nécessaire d'invoquer l'existence d'un droit de suite pour exercer le privilège. En vain, dirait-on que le décès du contribuable a eu pour effet de le dessaisir immédiatement de la propriété de ses biens, et d'en investir les héritiers, que, dès lors, ces biens ayant cessé légalement de lui appartenir, ne peuvent plus être soumis au privilège du Trésor, puisque la loi de 1808 ne donne à celui-ci le droit de saisir partout où ils se trouvent que les meubles appartenant au contribuable. Cette objection ne semble pas de nature à faire échec au privilège du Trésor. Sans doute, pour que la propriété des biens ne reste jamais un seul moment incertaine, le législateur a investi les héritiers à l'heure même du décès de leur auteur, mais ce principe n'est pas tellement absolu, la fiction n'a pas tellement pris la place de la réalité, que la loi elle-même ne distingue formellement dans plusieurs circonstances les biens du défunt de ceux des héritiers; cette distinction a lieu toutes les fois qu'elle est requise dans l'intérêt soit des créanciers du décédé, soit des héritiers eux-mêmes. La séparation des patrimoines et le bénéfice d'inventaire en sont des exemples (art. 878 et 774, Code civil).

Donc, avant tout partage, et pendant qu'ils sont encore dans l'indivision, le Trésor aura le droit de se faire payer par privilège sur l'ensemble de l'actif mobilier de la succession.

Mais supposons que le partage étant effectué, l'actif mobilier ait été définitivement réparti entre les divers ayants droit, héritiers et légataires. Dans ce cas le privilège du Trésor est éteint, car il ne comporte pas de droit de suite, ainsi que nous l'avons démontré, et ne permet pas de poursuivre ce qui est définitivement sorti en fait et en droit du patrimoine du contribuable.

Donc, après le partage, le Trésor n'aura plus aucun droit réel contre les objets mobiliers de la succession passés dans le patrimoine d'un héritier ou d'un légataire, et ne pourra plus réclamer à chacun d'eux, par une action personnelle, qu'une quote-part de la taxe, proportionnelle à ses droits successifs.

S'il s'agissait d'un légataire à titre particulier, le Trésor n'aurait plus aucune action, puisque les légataires particuliers ne sont pas tenus personnellement des dettes de la succession (art. 1024, Code civil).

C. — Tiers détenteurs et débiteurs de deniers appartenant aux contribuables.

Tous receveurs, agents, économes, notaires, commissaires-priseurs et autres dépositaires et débiteurs de deniers provenant du chef des redevables et affectés au privilège du Trésor seront tenus, sur la demande qui leur en est faite par le percepteur, de payer, en l'acquit des contribuables sur le montant et jusqu'à concurrence des fonds qu'ils doivent ou qui sont en leurs mains, les contributions dues par ces derniers.

Les commissaires priseurs séquestres, et autres dépositaires sont même autorisés à payer d'office les contributions dues avant de procéder à la délivrance des deniers. Les quittances des percepteurs (pour les sommes légitimement payées) leur sont allouées en compte (art. 14, Règlement du 24 décembre 1839).

Ces dispositions sont la reproduction de l'article 2 de la loi du 12 novembre 1808, et de celle des 5-18 août 1791 ; elles ont leur origine dans un édit de mai 1749 relatif aux vingtièmes.

Sans entrer dans l'étude complète de ces dispositions, ce qui sortirait de notre cadre, il est intéressant de préciser l'étendue des droits qu'elles confèrent aux agents du recouvrement, et les obligations corrélatives qui en découlent pour les tiers détenteurs et débiteurs.

En général, lorsque des sommes ou des objets mobiliers appartenant à un débiteur sont entre les mains d'un tiers, le créancier ne peut s'en faire mettre en possession qu'en suivant les formalités de procédure relatives à la saisie-arrêt, ou opposition qui est une véritable instance judiciaire par laquelle le créancier saisissant doit faire décider par le Tribunal que le tiers saisi versera entre ses mains les sommes dont il est détenteur du chef du débiteur saisi.

Les textes ci-dessus consacrent au profit du Trésor, pourvu qu'il soit privilégié sur les sommes détenues par les tiers, le droit d'agir directement contre eux pour obtenir la délivrance des deniers, sans être obligé de recourir aux formalités de procédure de la saisie-arrêt. « Les dépo- « sitaires et débiteurs, dit en effet la loi, sont tenus de « payer, sur la demande qui leur en sera faite. » A quoi bon, dans ce cas, la saisie-arrêt? Si le tiers détenteur est obligé de payer, sur la simple demande du percepteur, quelle serait l'utilité d'un acte qui n'a, en définitive, d'autre but que d'empêcher les tiers de se dessaisir des sommes jusqu'à ce qu'on se soit fait autoriser par la justice à en exiger la délivrance. Cette autorisation est donnée de plein droit par la loi au percepteur, il est donc inutile qu'il la demande au juge, et la saisie-arrêt, dans ce cas, loin d'assurer les droits du Trésor, ne ferait que retarder la marche du recouvrement et augmenter sans nécessité les frais de poursuites. C'est pour éviter ce double inconvénient, que la loi du 12 novembre 1808 a voulu ouvrir au percepteur une voie plus prompte. Mais, qu'on le remarque bien, le droit de se faire délivrer sur simple demande et sans saisie-arrêt par les tiers détenteurs les sommes qui appartiennent aux redevables de contributions, ne saurait s'exercer que s'il s'agit de contributions dont le payement soit privilégié sur les sommes détenues. « Tous dépositaires ou détenteurs de deniers provenant « du chef des redevables et affectés au privilège du Trésor « public seront tenus de payer..., etc... » La distinction entre les cas où le percepteur devra avoir recours à la procédure ordinaire de la saisie-arrêt, et ceux où il aura l'action directe établie par la loi de 1808, repose tout entière sur l'existence du privilège. Quand le privilège n'a pas lieu, le Trésor n'est plus qu'un créancier ordinaire obligé de se conformer aux règles du droit commun et d'agir par voie de saisie-arrêt. C'est en effet parce que, comme nous le verrons, son privilège s'exerce avant tout autre, que le Trésor a reçu le pouvoir exorbitant de se faire délivrer par les tiers, sur une simple demande, les sommes appartenant aux redevables de contributions dont ils se trouvent détenteurs ; ce pouvoir n'est donc qu'une conséquence du privilège quasi absolu attribué à la créance des contributions directes, et disparaît toutes les fois que le privilège ne peut être invoqué.

Lorsqu'il s'agira de recouvrer le montant des sommes dues par un contribuable imposé à la taxe militaire, le comptable devra donc examiner s'il est privilégié sur les sommes provenant du chef du contribuable, qui se trouvent entre les mains des tiers détenteurs ou débiteurs, et agir contre eux suivant les cas, par voie de saisie-arrêt ou de sommation directe.

Mais que faut-il entendre par tiers détenteurs ou débiteurs et quelles personnes doivent être considérées comme telles? L'énumération contenue dans la loi des 5-18 août 1791 et l'article 2 de la loi du 12 novembre 1808 se termine par une disposition générale qui embrasse tous ceux qui, à un titre quelconque, détiennent des deniers provenant du chef des redevables, c'est-à-dire, bien qu'ils ne figurent pas dans l'énumération ; les huissiers, les syndics de faillite. (Arrêt de cassation du 21 mai 1883, rapporté dans Durieu, p. 250, t. II.)

En ce qui concerne les receveurs des consignations cités par la loi de 1808, on peut remarquer que la Caisse des Dépôts et les receveurs des finances qui en font actuellement le service, sont naturellement compris dans cette dénomination, et comme tels, soumis aux dispositions de la loi.

Aux termes de la loi du 12 novembre 1808, les tiers détenteurs et débiteurs de deniers appartenant aux contribuables, sont donc uniformément tenus de déférer à la demande du percepteur lorsqu'elle concerne des contributions dont le payement est privilégié sur les sommes détenues ; ils doivent y déférer alors même qu'il existerait des oppositions précédemment formées par d'autres créanciers du contribuable venant en concurrence avec le Trésor. Ils ne pourraient même pas, sur le fondement de ces oppositions, et nonobstant la demande du percepteur, verser les sommes dont ils seraient dépositaires, à la Caisse des Dépôts et Consignations, conformément à l'article 657 du Code de Procédure civile, qui porte que faute par le saisi et les créanciers de s'accorder pour la distribution des sommes provenant des meubles vendus; l'officier qui aura fait la vente, sera tenu de consigner à la charge de toutes les oppositions, le montant de la vente. Le trésor ayant, aux termes de la loi de 1808, un privilège qui prime tous les autres, il ne peut jamais y avoir contestation sur la distribution des deniers, en ce qui le concerne. Dès lors il est inutile de consigner les fonds jusqu'à ce que le juge ait prononcé, et d'arrêter par là le recouvrement de la contribution. C'est précisément pour éviter une pareille procédure et un pareil résultat qu'ont été introduites les dispositions des lois de 1791 et de 1808. La consignation serait donc irrégulière, le détenteur pourrait être, dans ce cas, condamné à représenter les sommes au percepteur, et passible même, suivant les circonstances, de dommages-intérêts. Le percepteur pourrait donc purement et simplement le poursuivre, nonobstant toute opposition de sa part fondée sur le versement qu'il aurait fait à la Caisse des Dépôts et Consignations (Durieu, *Commentaires sur les poursuites*, t. I, p. 302). Cour de Riom. 4 mai 1852. D. 52-2-229. Tribunal des Sables-d'Olonne,

7 juillet 1891. Tribunal de Toulouse, 31 décembre 1891, affaire Daguzau. (*Mémorial des percepteurs*, année 1891, p. 180, et année 1892, p. 309.)

Nous partageons cette manière de voir, et croyons qu'effectivement les tiers détenteurs et débiteurs sont tenus de déférer à la demande du percepteur et de lui verser directement les fonds qui sont entre leurs mains nonobstant toutes autres oppositions, à la condition toutefois qu'elles émanent des autres créanciers du contribuable, et ne mettent en cause que le rang du privilège du Trésor et non pas son existence même.

Supposons, en effet, qu'un commissaire-priseur ait procédé à une vente mobilière sur un contribuable débiteur d'une taxe militaire ; un tiers se prétendant propriétaire des objets saisis et vendus fait opposition entre ses mains sur le produit de la vente, et revendique en même temps la propriété des meubles saisis. Il est bien certain qu'en pareil cas ce n'est plus le rang du privilège du Trésor qui est en question, mais son existence même, puisqu'il n'y aura privilège qu'autant que les meubles litigieux seront jugés appartenir au contribuable et non pas au revendiquant. En pareille occurrence, il nous paraît certain que le tiers détenteur ne sera pas tenu de déférer *de plano* à la demande du percepteur, et qu'il pourra très légalement, pour sauvegarder sa responsabilité, consigner les fonds litigieux. D'ailleurs en l'espèce, la procédure spéciale de la sommation directe à tiers détenteurs autorisée par la loi de 1808 manquerait de base légale, puisqu'elle ne peut régulièrement se fonder que sur le privilège du Trésor dont l'existence est précisément contestée. C'est d'ailleurs en ce sens que s'est prononcée la Cour de Cassation par un arrêt récent du 2 mars 1898, dans une affaire Rhodé-Staub contre Lainé, commissaire-priseur, cassant un jugement du tribunal de Melun et décidant que le commissaire-priseur, tiers détenteur des fonds provenant d'une vente à laquelle il avait procédé sur un contribuable, n'avait pu valablement se dessaisir des fonds en faveur du Trésor au mépris d'une défense à deniers qui lui avait été signifiée à la requête du sieur Rhodé-Staub, lequel revendiquait la propriété d'un piano compris dans les objets vendus, et dont le contribuable n'était que le locataire.

Observons en terminant que les obligations imposées par la loi à certains tiers détenteurs sont plus étendues que celles des tiers débiteurs, car la loi des 5-18 août 1791, contient une disposition qui leur est spéciale et d'après laquelle non seulement, ils sont tenus de déférer à la demande des comptables, mais encore ne peuvent se dessaisir des sommes déposées chez eux, sans que les contribuables du chef desquels elles proviennent, aient justifié du payement de leurs impositions. S'ils s'en dessaisissaient au préjudice du percepteur, même en l'absence de toute demande de ce dernier, ils pourraient être déclarés personnellement responsables.

Les tiers détenteurs ont longtemps soutenu que cette obligation à eux imposée par la loi des 5-18 août 1791, de prendre l'initiative du règlement des contributions, avait été abrogée par la loi de 1808 qui ne les obligeait qu'à déférer à la demande du percepteur et que, par suite, en l'absence de toute demande de la part de ce dernier, ils pourraient valablement disposer des fonds en faveur des autres créanciers. La jurisprudence a été longtemps contradictoire sur ce point, elle est maintenant fixée définitivement par un arrêt de la Cour de Cassation qui affirme toute la valeur législative actuelle de la loi de 1791 : « Attendu, porte cet arrêt, que loin d'avoir été l'objet « d'aucune abrogation législative, la loi des 5-18 août 1791 « a été expressément visée conjointement avec celle du

« 12 novembre 1808 par la loi du 18 juin 1843 sur le tarif « des commissaires-priseurs, qui accorde à ces officiers « ministériels un droit de vacation pour le payement des « contributions qu'ils sont obligés d'acquitter sous leur « responsabilité ».

Depuis cet arrêt, la question ne saurait plus faire de doute, les tiers détenteurs ayant un caractère public et officiel, visé par la loi de 1791, sont tenus non seulement comme les autres tiers débiteurs de déférer à la demande du percepteur quand elle se produit et dans les limites que nous avons indiquées; mais encore ils ne peuvent sous leur responsabilité se dessaisir des fonds en l'absence de toute démarche du percepteur, qu'après s'être fait justifier que le contribuable a payé ses impôts.

Le décret portant règlement d'administration publique du 24 mai 1898 a pris soin de viser par une mention spéciale les deux lois précitées de 1791 et de 1808, affirmant ainsi leur concordance déjà consacrée par l'arrêt ci-dessus dont l'importance est considérable tant au point de vue du recouvrement de la taxe militaire que des contributions directes en général.

D. — Non responsabilité des propriétaires et principaux locataires.

En matière de contribution personnelle-mobilière à laquelle la taxe militaire est assimilée par la loi et le règlement d'administration publique, il est encore d'autres personnes à qui le percepteur peut s'adresser dans certains cas pour le payement de l'impôt.

La loi du 21 avril 1832 (art. 22 et 23) dispose qu'en cas de déménagement hors du ressort de la perception les propriétaires et à leur place les principaux locataires devront, un mois avant l'époque fixée, se faire représenter par leurs locataires les quittances de leur contribution personnelle-mobilière. Lorsque les locataires ne présenteront point ces quittances, les propriétaires ou principaux locataires seront tenus dans leur responsabilité personnelle de donner dans les trois jours avis du déménagement au percepteur.

Dans le cas de déménagement furtif, les propriétaires ou principaux locataires deviennent responsables des termes échus de la contribution de leurs locataires, s'ils n'ont pas fait constater, dans les trois jours, ce déménagement par le maire, le juge de paix ou le commissaire de police.

Dans tous les cas, et nonobstant toute déclaration de leur part, les propriétaires ou principaux locataires, demeurent responsables de la contribution des personnes logées par eux en garni.

Le législateur n'a pas cru devoir étendre ces dispositions au recouvrement de la taxe militaire ; le règlement d'administration publique du 24 mai 1898 contient à cet égard une restriction formelle : « Toutefois ne sont pas « applicables à la taxe militaire les dispositions du « deuxième paragraphe de l'article 22 et celui de l'article 23 « de la loi du 21 avril 1832 ». L'administration a sans doute pensé que des recours trop nombreux se produiraient par la force même des choses contre les propriétaires et principaux locataires qui, ignorant le plus souvent si leurs locataires sont passibles de la taxe, négligeraient de demander un certificat négatif ou une quittance au bureau de perception, et se mettraient ainsi dans le cas d'être poursuivis.

CHAPITRE III

EXIGIBILITÉ ET MODE DE PAYEMENT

A. — Annualité de l'impôt. Exceptions à ce principe.

C'est un principe général en matière de contributions directes, que la taxe établie, d'après les éléments existant au 1er janvier, est exigible pour toute l'année. Ce principe s'applique et d'une manière absolue à la contribution foncière, personnelle-mobilière et des portes et fenêtres ; il existe des exceptions pour la patente : en cas de faillite, décès ou liquidation judiciaire, les droits ne sont dus que pour le passé et le mois courant. (Loi du 15 juillet 1880, art. 28.)

La taxe militaire établie au 1er janvier est également due pour l'année entière, sauf les exceptions ci-après : (§ 5, art. 35.)

1° Quand l'assujetti contracte un engagement volontaire ;

2° Quand il obtient son inscription sur les registres de l'inscription maritime. En pareil cas, le payement de la taxe n'est exigible que pour le passé et le mois courant, car tout mois commencé est exigible en entier ;

3° Enfin, en cas de mobilisation générale, la taxe cesse d'être perçue, non seulement en ce qui concerne les douzièmes à échoir ; mais encore pour les douzièmes échus et non encore payés. (Décret du 24 mai 1898, art. 18.)

Les douzièmes dont le percepteur n'a plus à faire le recouvrement, sont passés d'office en non-valeurs ; à cet effet, le service des contributions directes informe les percepteurs des engagements volontaires et des immatriculations sur les registres de l'inscription maritime, portés à sa connaissance conformément aux dispositions de l'article 11 du décret d'administration publique du 24 mai 1898.

L'article 26 du décret du 24 février 1894, abrogé par celui du 24 mai 1898, prévoyait encore un autre cas dans lequel le recouvrement de la taxe devait être suspendu en cours d'année par suite de l'accomplissement de trois années de service dans l'armée active. Cette disposition n'ayant plus de raison d'être dans le système actuel qui n'impose la taxe que pendant trois années à partir du 1er janvier qui suit l'appel de la classe à laquelle appartient l'assujetti, n'a pas été reproduite par le nouveau règlement d'administration publique, il faut donc limiter rigoureusement aux trois hypothèses d'engagement volontaire, d'inscription maritime, et de mobilisation, les cas de suspension de recouvrement en cours d'année.

B. — Exigibilité par douzièmes. Exceptions à ce principe.

La taxe militaire comme les autres contributions directes est, en principe, payable en douze mensualités dont chacune est exigible le premier du mois pour le mois précédent. (Décret des 28 novembre et 1er décembre 1790, titre V, art. 5; loi du 13 frimaire an VII, art. 146; règlement du 21 décembre 1839, art. 1er; loi du 15 juillet 1880, art. 29.)

Ces termes ayant été établis en faveur des débiteurs, ceux-ci ont le droit de n'en pas user et de payer plusieurs termes à la fois ou même la totalité de leur cote. Mais ils n'auraient pas réciproquement le droit d'exiger que le percepteur reçoive moins d'un douzième. C'est l'application de l'article 1244 du Code civil, aux termes duquel le débiteur ne peut forcer le créancier à recevoir en partie le payement d'une dette même divisible.

La faculté donnée au contribuable de payer l'impôt par douzième, ne doit pas avoir pour effet de faire considérer la cote ainsi divisée comme autant de dettes partielles dont les contribuables ne seraient grevés qu'à l'expiration de chaque mois. Cette division par douzième n'a d'autre objet que d'accorder des termes pour le payement de la dette, sans en détruire l'unité. Le contribuable en est constitué débiteur pour la totalité dès que le rôle est mis en recouvrement, et s'il avait payé dans les premiers mois l'intégralité de sa cote, il ne pourrait valablement réclamer ensuite le remboursement des termes non échus. Il n'a payé que ce qu'il devait et il n'y a pas lieu de lui rembourser les sommes avancées (art. 1186, Code civil).

Une exception au principe de l'exigibilité par douzièmes résulte de l'article 17 du règlement d'administration publique du 24 mai 1898, aux termes duquel, pour le recouvrement des sommes dues, en vertu des rôles complémentaires émis en cours d'année, les douzièmes échus ne sont pas immédiatement exigibles, mais recouvrés par portions égales, en même temps que les douzièmes non échus.

Soit une taxe militaire de 60 francs, mise en recouvrement par un rôle complémentaire, publié le 15 septembre. Si l'on s'en tenait au principe général de l'exigibilité par douzièmes, il y aurait lieu d'exiger immédiatement les huit douzièmes échus, soit 40 francs, et les autres douzièmes au fur et à mesure de leur échéance, les 1ers octobre, novembre, décembre et janvier. En vertu de la disposition précédente, le recouvrement devra s'opérer de la manière suivante : la totalité de la taxe sera divisée par le nombre des douzièmes à échoir, en l'espèce, en quatre parties égales, soit 60 : 4 = 15, et chacune de ces parties sera recouvrée au moment de l'échéance des douzièmes qui restaient à percevoir au moment de la publication du rôle. Pratiquement, la taxe sera exigible par quart au lieu de l'être par douzième ; il va de soi qu'elle pourrait l'être par tiers, par cinquième ou de toute autre manière, suivant l'époque de la publication du rôle complémentaire ; les portions exigibles devenant d'autant plus considérables que l'époque de la publication du rôle se rapprochera davantage de la fin de l'année.

Bien que le règlement ne prévoie cette exception au principe de l'exigibilité par douzièmes que pour les taxes dues en vertu d'un rôle complémentaire, il semble bien qu'on doive l'étendre aux sommes figurant sur les rôles primitifs, lorsque la publication en est postérieure au 1er mars ; cela, conformément aux dispositions de la loi du 15 juillet 1880, sur la patente (art. 29).

Cette assimilation de la taxe militaire à la patente est absolument justifiée par le paragraphe 6 de l'article 35, qui dispose d'une manière générale, que la taxe est recouvrée comme en matière de contributions directes, sans restreindre l'assimilation à la personnelle-mobilière, comme l'a fait le règlement d'administration publique du 24 mai 1898.

Les intéressés peuvent, en effet, valablement soutenir que le règlement ne saurait restreindre l'étendue d'application de la loi et que cette dernière, en prenant une mesure d'assimilation générale, a eu pour but d'étendre à la taxe militaire toutes les règles de recouvrement compatibles avec la nature de cette taxe et susceptibles d'alléger la charge des contribuables. Or, à ce point de vue, en cas de publication tardive du rôle, il est bien certain qu'il est plus avantageux pour l'imposé, de n'acquitter les douzièmes échus qu'au fur et à mesure des douzièmes à échoir, au lieu de les payer en une seule fois.

Il est encore d'autres exceptions au principe de l'exigibilité par douzièmes, indépendantes, celles-là, de l'époque de la publication des rôles.

En cas de déménagement hors du ressort de la perception, comme en cas de décès, de faillite, de liquidation judiciaire, de vente volontaire ou forcée, la contribution personnelle-mobilière, et par conséquent la taxe militaire, est exigible pour la totalité de l'année courante. Loi du 26 mars 1831, 21 avril 1832 et règlement du 21 décembre 1839 (art. 3).

Ces dispositions se rattachent toutes au principe établi ci-dessus, savoir que la faculté accordée au contribuable de payer par douzième, ne saurait avoir pour effet de diviser la cote en autant de dettes partielles dont les contribuables ne seraient grevés qu'à l'expiration de chaque mois. La division par douzième n'a pour objet que d'accorder des termes pour le payement, sans détruire l'unité de la dette. L'impôt établi dès le commencement de l'année est dû en totalité dès que le rôle est mis en recouvrement malgré que la loi accorde des délais pour le payement. Or, puisque la division par douzièmes n'est au fond qu'une série de termes de payement établis en faveur du contribuable, il doit en résulter que la contribution entière deviendra exigible toutes les fois que le débiteur diminuera la sûreté du Trésor, c'est l'application du principe de l'article 1188 du Code civil, d'après lequel le débiteur est déchu du bénéfice du terme quand il fait faillite ou diminue le gage de son créancier.

Or, en cas de faillite, de liquidation judiciaire, de décès, de déménagement, de vente de meubles, le Trésor peut craindre de voir disparaître sa garantie, et c'est le motif qui rend exigible la totalité de la contribution personnelle-mobilière, par conséquent de la taxe militaire qui lui est assimilée.

CHAPITRE IV

DEGRÉS DE POURSUITES

Le rôle, ainsi que nous l'avons vu, constitue pour le Trésor un titre exécutoire en vertu duquel il peut contraindre le contribuable à acquitter le montant des sommes dont il se trouve constitué débiteur. Lorsque ce dernier ne consent pas amiablement la délivrance des sommes dues, il peut y être légalement contraint par une série d'actes de poursuites prévus par la loi et le règlement.

Le contribuable qui n'a pas acquitté au 1er du mois, le douzième échu pour le mois précédent, est dans le cas d'être poursuivi. (Règlement, 1839, art. 20 : Instruction, 1859, art. 98.)

Toutefois, les actes de poursuites ne sauraient suivre immédiatement le défaut de payement d'un terme à son échéance.

Une sommation sans frais doit d'abord être adressée au contribuable, l'avisant qu'il sera poursuivi par voie de sommation avec frais s'il ne se libère pas dans le délai de huit jours. (Loi du 25 mars 1817, art. 71 et 72, et loi du 15 mai 1818, art. 51.)

Les actes de poursuites proprement dits, qu'inaugure la sommation avec frais, ne sauraient eux-mêmes résulter de la seule publication du rôle, bien que ce dernier constitue le véritable titre exécutoire contre le contribuable. Aucune poursuite de cette nature ne peut être exercée dans une commune, qu'en vertu d'une contrainte décernée par le receveur particulier de l'arrondissement, visée par le sous-préfet, et qui désigne nominativement les contribuables à poursuivre.

Les poursuites exercées par un percepteur sans délivrance préalable d'une contrainte seraient nulles, sans préjudice des dommages-intérêts éventuels auxquels pourrait être condamné le comptable.

D'après l'article 41 du Règlement de 1839, il y a quatre degrés de poursuites proprement dites, consécutives à la contrainte, ce sont :

1° La sommation avec frais ;
2° Le commandement ;
3° La saisie ;
4° La vente.

La sommation avec frais peut être employée huit jours après la sommation gratis, elle a remplacé l'ancienne garnison individuelle supprimée par la loi du 9 février 1877. La garnison individuelle consistait dans l'envoi au domicile du contribuable d'agents qui avaient le droit de s'y établir et d'y être nourris, éclairés et salariés. Jusqu'à la sommation avec frais inclusivement, les différents actes de poursuites exercés contre les contribuables sont des actes de poursuites administratifs qui échappent aux formalités ordinaires de la procédure quant à la forme, et à la compétence des tribunaux civils, quant à leur interprétation en cas de contestation.

Le commandement inaugure la série des poursuites dites judiciaires. Les règles du droit commun deviennent applicables, et en cas de contestation sur la validité de l'acte de poursuite, les tribunaux judiciaires sont compétents à l'exclusion des tribunaux administratifs.

Il résulte pourtant d'une décision récente du tribunal des conflits, en date du 30 avril 1898, que le Conseil de préfecture demeure compétent alors même qu'il s'agit de l'action en nullité d'un commandement ou d'un acte de poursuite postérieur, si cette action est uniquement basée sur ce que la somme réclamée par l'acte de poursuite argué de nullité n'est pas régulièrement due. En pareil cas, le Conseil de préfecture compétent pour statuer sur la question préjudicielle d'assiette, l'est encore pour décider par voie de conséquence de la validité de l'acte.

C'est là une modification, qui semble très rationnelle, de la procédure jusqu'alors préconisée par le Conseil d'État, et d'après laquelle le tribunal civil était toujours compétent du moment où l'opposition était faite à un acte de poursuite de droit commun, sauf à surseoir jusqu'à ce que les parties fussent allées devant le juge administratif pour faire statuer sur le fond du droit ; ce dernier ne pouvant, après avoir statué sur la question préjudicielle, prononcer par voie de simple conséquence sur le mérite de l'acte de poursuite.

Le commandement ne peut avoir lieu que trois jours après l'envoi de la sommation avec frais. Ce délai est franc et ne commence à courir que du jour de la remise de la sommation.

Le cadre de notre sujet ne comporte pas de développements sur les conditions de validité intrinsèque du commandement et les différentes mentions qu'il doit contenir à peine de nullité.

La saisie, qui doit toujours être précédée du commandement, ne peut avoir lieu que trois jours après la signification de cet acte. (Règlement, 1839, art. 63.)

Il ne peut être procédé à la vente que huit jours après le procès-verbal de saisie (art. 80); ce délai de huit jours doit être franc. Aucune vente ne peut, d'ailleurs, être effectuée qu'en vertu d'une autorisation spéciale du sous-préfet, accordée sur la demande expresse du percepteur par l'intermédiaire du receveur particulier.

CHAPITRE V

PRIVILÈGE

Le recouvrement de la taxe militaire est garanti par le même privilège qui appartient au Trésor en matière de contribution personnelle-mobilière et qui lui a été reconnu par l'article 1er de la loi du 12 novembre 1808 (art. 14, décret du 24 mai 1898).

Ce privilège fonctionne donc en matière de taxe militaire de la même manière et avec la même étendue que pour la taxe personnelle-mobilière, c'est-à-dire qu'il s'exerce pour l'année échue et l'année courante sur tous les meubles et effets mobiliers appartenant aux redevables en quelque lieu qu'ils se trouvent.

C'est un droit accessoire qui vient s'ajouter au droit résultant déjà de la créance et qui permet au créancier privilégié, outre la faculté qu'il possède comme tout autre créancier de faire vendre les biens de son débiteur, d'être payé sur le prix de ces biens par préférence aux autres créanciers ordinaires.

Le Trésor, pour le recouvrement de la taxe militaire,

sera donc sur le produit des biens mobiliers du débiteur de cette taxe, payé par préférence à tous autres créanciers ordinaires. Il est très généralement admis que son privilège prime tous les autres privilèges, sauf celui résultant des frais de justice; et par frais de justice il faut entendre ceux faits dans l'intérêt commun des créanciers pour la réalisation du gage du débiteur.

L'exercice du privilège a été limité à l'année échue et à l'année courante dans le but de ne pas entraver les transactions en ne frappant pas les biens des redevables d'une sorte d'indisponibilité résultant de l'étendue des charges qui les auraient éventuellement grevés.

Par année échue et année courante, il faut entendre l'année financière pour laquelle l'impôt a été établi et non pas une période de douze mois quelconque. (Durieu, tome Ier, page 170.)

CHAPITRE VI

PRESCRIPTION

Avec la prescription du privilège, il ne faut pas confondre celle de l'action en payement que ce privilège garantit, laquelle se prescrit par trois ans.

La prescription triennale doit s'appliquer à la taxe militaire, de même qu'à toutes les autres contributions directes et taxes assimilées. (Lois des 23 novembre, 1er décembre 1799, règlement 1839, page 18.)

Son point de départ commence à dater de la publication du rôle qui a mis la taxe en recouvrement; elle est d'ailleurs soumise au droit commun en ce qui concerne les causes de suspension ou d'interruption.

SECTION II

RÉCLAMATIONS

CHAPITRE PREMIER

NATURE DES RÉCLAMATIONS

Les réclamations auxquelles peuvent donner lieu l'assiette et le recouvrement de la taxe militaire, comprennent :

1° Les demandes en décharge ou réduction formées par les contribuables qui se prétendent indûment imposés ou surtaxés. C'est ainsi qu'il y aurait lieu à décharge si l'assujetti était imposé deux fois dans deux communes différentes, ou bien encore n'avait bénéficié d'aucune exemption de service actif justifiant l'imposition.

Si l'assujetti est légalement imposable, mais qu'il y ait eu erreur dans le calcul des bases de l'imposition, soit qu'on ait majoré le principal de sa propre taxe mobilière, ou celle de son ascendant, ou bien encore qu'on n'ait pas tenu compte du nombre des enfants de cet ascendant; il y aurait lieu non plus à décharge mais à simple réduction du montant de la taxe primitivement fixée.

2° Les demandes en remise ou modération tendant à

obtenir des diminutions ou exemptions de taxes à titre gracieux.

Les demandes de la première catégorie appartiennent au contentieux administratif, et se fondent sur un droit prétendu ; les autres sont du ressort de la juridiction gracieuse et ne peuvent être accordées qu'à titre de faveur.

Les premières sont jugées en premier ressort par le Conseil de préfecture à qui appartient la compétence en vertu de la loi du 28 pluviôse an VIII (art. 4), et en dernier ressort par le Conseil d'État.

Les secondes relèvent de la juridiction gracieuse du préfet sauf recours également gracieux au Ministre des Finances.

CHAPITRE II

FORMES ET PROCÉDURE

La procédure et les formes à suivre pour l'introduction, l'instruction, le jugement et l'exécution des réclamations en matière de taxe militaire sont en principe les mêmes que celles employées en matière de contributions directes en général, et spécialement en matière de contribution personnelle-mobilière. Ces règles contenues dans un grand nombre de lois et règlements divers se trouvent condensées et exposées d'une manière très complète dans l'instruction générale sur les réclamations du 29 janvier 1898, publiée par la Direction générale des contributions directes. Les étudier serait sortir du cadre de notre sujet, nous nous bornerons simplement à parler ici des particularités spéciales à la taxe militaire et des dispositions que contiennent à cet égard le règlement d'administration publique du 24 mai 1898, et l'instruction du 27 mai suivant.

Les réclamations relatives à la taxe militaire sont formées, instruites et jugées comme en matière de contribution personnelle-mobilière. Toutefois, le maire est appelé à donner son avis aux lieu et place des répartiteurs. (Décret du 24 mai 1898, art. 19).

Un compte particulier pour ces réclamations est ouvert tant à la direction, que dans les contrôles dans le registre spécial des taxes assimilées.

Cette substitution du maire aux répartiteurs dans l'instruction de la demande s'explique très naturellement par ce fait qu'il s'agit là non plus d'un impôt de répartition mais bien d'un impôt de quotité et qu'en pareil cas c'est toujours le maire qui est appelé à donner son avis, notamment en matière de patentes. (Loi du 15 juillet 1880, art. 27.) Malgré cette assimilation générale, dans la procédure à suivre entre la taxe militaire et la personnelle-mobilière; le règlement du 24 mai 1898 prévoit certaines hypothèses particulières spéciales à la taxe militaire.

La loi du 21 avril 1832 (art. 28) exempte du droit de timbre les réclamations ayant pour objet une cote inférieure à trente francs.

L'instruction du 27 mai 1898 détermine ce qu'il faut entendre par cette expression en matière de taxe militaire. On ne devra pas considérer dans tous les cas comme formant une seule cote l'ensemble de l'imposition inscrite au rôle sous le nom de l'assujetti ou de l'un de ses ascendants. Par suite, si la réclamation a exclusivement pour objet la taxe fixe ou la partie proportionnelle basée sur la contribution personnelle-mobilière soit de l'ascendant, soit de l'assujetti, le timbre ne sera exigible que si la somme afférente à l'objet ainsi défini de la demande atteint ou dépasse, y compris les centimes pour non-valeurs et pour frais de perception, le chiffre de 30 francs. Mais si la réclamation porte sur le total de la cotisation et que ce total atteigne ou dépasse 30 francs, le droit de timbre est dû, quel que soit le montant des divers éléments de la cotisation considérés isolément. (Instruction du 27 mai 1898, circulaire n° 927.)

Aux termes de l'article 20 du décret du 24 mai 1898, l'ascendant imposé peut se pourvoir soit contre son inscription au rôle, soit contre les bases d'imposition de la taxe, y compris celles qui sont personnelles à l'assujetti. De même l'assujetti peut réclamer soit contre l'inscription de son ascendant au rôle, soit contre les éléments d'imposition de la taxe, y compris ceux qui sont personnels à son ascendant.

Ces dispositions consacrent en somme le droit pour l'assujetti et son ascendant de réclamer pour l'ensemble de la taxe ; qu'il s'agisse de la taxe fixe, ou de l'élément proportionnel calculé sur leurs contributions personnelles-mobilières respectives.

Le droit pour l'assujetti de réclamer, sans mandat spécial contre une cotisation qui n'est pas imposée à son nom, constitue une exception au principe général admis en matière de contributions directes, et d'après lequel nul n'est admis à réclamer pour autrui s'il ne justifie de sa qualité d'ayant cause ou de mandataire. Mais cette exception se justifie aisément par la considération tirée du grand intérêt qu'a l'assujetti de pouvoir réclamer personnellement contre une imposition pour laquelle il ne figure pas, il est vrai, nominativement au rôle, mais qu'il peut avoir à supporter en définitive, soit que le percepteur le poursuive directement en cas d'insolvabilité de l'ascendant, soit que celui-ci exerce le recours éventuel qui lui est réservé par la loi pour le remboursement des sommes dont il a fait l'avance (§ 6, art. 35).

Lorsque la taxe est imposée au nom de l'un des ascendants de l'assujetti, le délai pour la réclamation de ce dernier ne court qu'à partir du jour où il a été mis en demeure de rembourser la taxe militaire. (Art. 21, décret du 24 mai 1898.)

Le délai pour réclamer ne court contre le contribuable imposé au moyen d'un rôle complémentaire (art. 6) qu'à partir de la connaissance qu'il a eue de son imposition par les poursuites dirigées contre lui par le percepteur (art. 22).

Ce sont là deux exceptions à la règle, d'après laquelle les demandes en décharge et réduction doivent être présentées dans les trois mois de la publication des rôles à peine de déchéance. (Lois du 4 août 1844, art. 8, et 6 décembre 1897, art. 12.)

Elles s'expliquent par ce fait que, dans les cas dont il s'agit, le contribuable se trouve placé dans des conditions telles qu'il peut parfaitement ignorer la publication du rôle de la contribution indûment établie : dans la première hypothèse, parce que son ascendant a pu lui laisser ignorer l'imposition ; dans la seconde, et s'il est personnellement imposé, parce que, n'ayant pas été porté au rôle primitif, rien ne peut lui faire supposer qu'il doive être compris dans un rôle complémentaire.

Ces exceptions au point de départ ordinaire du délai de réclamation se justifient au même titre que celle qui résulte de la loi du 29 décembre 1884, article 4, aux termes de laquelle le délai de réclamation, en cas de faux ou double emploi, part non pas de la publication du rôle, mais bien du jour où l'imposé a réellement eu connaissance officielle des poursuites dirigées contre lui. Les dispositions de cet article sont d'ailleurs applicables à la taxe militaire (art. 23).

Lui sont également applicables les dispositions des articles 2 et 3 de la loi du 21 juillet 1887, relatifs aux réclamations que les contribuables peuvent présenter par voie de déclaration dans les mairies, et dans le mois de la publication du rôle, sans préjudice du droit qu'ils conservent d'ailleurs de saisir le Conseil de préfecture dans les formes ordinaires, s'ils n'ont pas obtenu satisfaction.

Les décisions qui seraient obtenues par l'assujetti, ne font pas obstacle aux réclamations que l'ascendant imposé jugerait à propos de former par la voie contentieuse et réciproquement (art. 23).

Dans le cas de réclamation formée isolément, soit par l'ascendant imposé, soit par l'assujetti, le Conseil de préfecture ordonne, s'il y a lieu, la mise en cause, soit de l'ascendant imposé, soit de l'assujetti. La décision qui intervient est commune aux deux parties portées au rôle de la taxe.

Il en est de même dans le cas de pourvoi devant le Conseil d'État (art. 24).

RÉGIME SPÉCIAL A L'ALGÉRIE

Les dispositions de la loi du 15 juillet 1889, sur le service militaire obligatoire, sont applicables non seulement en France, mais dans les colonies de la Martinique, de la Guadeloupe, de la Guyane et de la Réunion (art. 81, alinéa 1. Loi du 15 juillet 1889).

Elles le sont également en Algérie et dans les colonies non désignées ci-dessus, mais sous certaines réserves indiquées par les alinéas 2 et 3 du même article, aux termes desquels l'obligation de la présence effective sous les drapeaux est réduite à une année pour les Algériens.

La taxe militaire est établie en Algérie conformément aux principes applicables dans la métropole, sauf les exceptions résultant des articles 25 et 26 du décret du 24 mai 1898.

Parmi les assujettis qui sont, eux ou leurs descendants imposables, domiciliés en Algérie, il faut distinguer :

1° Ceux qui ont satisfait à la loi de recrutement dans la métropole ;

2° Ceux qui ont satisfait à cette loi dans la colonie.

Les premiers doivent la taxe militaire pendant trois ans à partir du 1er janvier qui suit la décision par laquelle le Conseil de revision a fixé définitivement leur situation, tandis que les seconds ne la doivent que pendant une année.

Assujettis ayant satisfait en France à la loi sur le recrutement.

Les assujettis ayant satisfait en France à la loi de recrutement qui sont, eux et leurs ascendants, domiciliés en Algérie, ne doivent que la taxe fixe. Une taxe proportionnelle ne pourrait être établie que si l'assujetti ou ses ascendants imposables, bien que domiciliés en Algérie, avaient une résidence dans la métropole et y étaient assujettis à la contribution mobilière.

Dans les deux cas, qu'il s'agisse de taxe fixe ou de taxe proportionnelle, l'impôt est établi et recouvré en Algérie.

Si l'assujetti est domicilié en Algérie et ses ascendants dans la métropole, la taxe militaire est établie en France et comprend, outre la taxe fixe, la portion imposable de la cote de l'ascendant; elle serait réduite à la taxe fixe et imposée en Algérie si les ascendants étaient indigents. Il en serait de même au cas où les ascendants seraient décédés ou sans domicile connu.

Lorsqu'un assujetti sera domicilié en France et ses ascendants en Algérie, la taxe militaire sera imposée dans la colonie, elle comprendra la taxe fixe et s'il y a lieu une taxe proportionnelle égale à trois fois la contribution personnelle-mobilière payée dans la métropole par l'assujetti, si toutefois les ascendants étaient indigents, la taxe militaire serait, le cas échéant, établie en France.

Assujettis ayant satisfait en Algérie à la loi sur le recrutement.

Les assujettis ayant satisfait en Algérie à la loi sur le recrutement sont imposables à la taxe militaire dans les mêmes conditions que ceux qui ont satisfait à cette loi dans la métropole; toutefois la taxe n'étant due par eux que pendant l'année qui suit la décision par laquelle le Conseil de revision a fixé définitivement leur situation; il en résulte que ceux qui n'accomplissent aucun service dans l'armée active en sont seuls redevables.

Ce régime de faveur est subordonné à la condition, pour les assujettis, de rester domiciliés en Algérie.

La taxe deviendrait exigible pendant les trois années qui suivent la décision définitive du Conseil de revision, si les assujettis transportaient leur établissement en France avant l'expiration de ces trois années, elle pourrait être réclamée, dans ce cas, non seulement à ceux qui ont bénéficié d'une exonération totale du service dans l'armée active, mais aussi à ceux qui n'ont bénéficié que d'une exonération partielle.

Les agents de la France continentale réclameront, le cas échéant, du service des contributions directes de l'Algérie, les renseignements voulus pour que la cotisation due par les assujettis domiciliés en Algérie soit régulièrement établie dans la commune où résident les ascendants imposables. Par contre, lorsque les assujettis habiteront la métropole et que leurs ascendants imposables résideront en Algérie, les agents des contributions directes en France, auront à fournir au service de l'Algérie les indications qui leur seraient demandées par ce service.

SITUATION LÉGALE DES ASSUJETTIS EN CAS D'INCORPORATION POSTÉRIEURE AU PAYEMENT DE LA TAXE

Il peut arriver qu'après avoir payé la taxe, les assujettis se trouvent en situation d'être réincorporés pour la durée intégrale du service actif ou pour compléter la durée de ce service.

Cette situation se présente notamment pour :

1° Les dispensés de l'article 23 ;

2° Les dispensés de l'article 50 ;

3° Les dispensés des articles 81 et 82.

On sait, en effet, qu'aux termes de l'article 24 de la loi du 15 juillet 1889, les dispensés de l'article 23 qui n'ont pas obtenu, dans un certain délai, ordinairement à l'âge de 26 ou 27 ans, les diplômes en vue desquels ils ont été envoyés en disponibilité au bout d'une année de service, ou bien encore qui ne sont pas pourvus d'un des emplois prévus par la loi, sont réincorporés pour compléter la durée de leur service actif.

Quant aux dispensés de l'article 50, en résidence à l'étranger, ils doivent, aux termes de cet article, être incorporés pour la durée légale du service, c'est-à-dire pour trois ans, s'ils rentrent en France avant l'âge de 30 ans révolus (art. 50, alinéa 2).

Il en est de même des jeunes gens résidant dans certaines colonies ou pays de protectorat (art. 81, alinéa 6), qui rentrent en France avant l'âge de 30 ans révolus, ils sont astreints, comme les dispensés de l'article 50, à faire ou à compléter leurs trois années de service actif.

Or, il résulte des dispositions relatives au point de départ et à la durée de la taxe dont nous avons étudié le détail, que les assujettis dont il s'agit sont imposables comme les autres à partir du 1er janvier qui suit la décision prise à leur égard par le Conseil de revision, et payent effectivement la taxe pendant la période triennale qui suit l'appel de leur classe à l'activité. Les uns, tels les dispensés de l'article 50, exonérés de tout service, sont passibles de la taxe intégrale, c'est-à-dire de trois annuités ; les autres, tels les dispensés de l'article 23, envoyés en disponibilité au bout d'une année, ne bénéficient de l'exonération que pendant deux ans, et ne sont passibles que de deux annuités. Mais la situation juridique des uns et des autres reste la même vis-à-vis de l'État, lorsque ayant payé tout ou partie de la taxe, ils sont ensuite rappelés pour effectuer en nature les années de service à raison de l'exonération desquelles ils ont déjà payé.

Auront-ils le droit d'obtenir le remboursement des sommes qu'ils avaient payées, ou bien seront-elles définitivement acquises au Trésor ?

La loi n'a pas spécialement prévu cette situation. Cela est fâcheux, car les dispositions qu'elle contient à cet égard et dont il faut tirer la solution du cas qui nous occupe sont contradictoires et conduisent à des conclusions regrettables au point de vue de l'équité.

Le paragraphe 1er de l'article 35 dispose formellement, en effet, que seront tenus de la taxe ceux-là seuls qui bénéficieront de *l'exonération* totale ou partielle du service actif ; c'est-à-dire, ceux qui à un titre quelconque seront en définitive dispensés d'accomplir ce service ; il semble bien résulter de ce texte que tous ceux qui primitivement dispensés seront privés plus tard de la dispense, et accompliront en fait leurs trois années de service actif, ne devront pas la taxe ; car, en définitive, et c'est le cas des différentes catégories de dispensés dont nous nous occupons; lorsque, par suite d'un appel ou d'un rappel postérieur à l'activité, ils sont incorporés pour trois ans, il est impossible de voir là une exonération; mais un simple sursis. Ils ont accompli leur service plus tard que les hommes de leur classe, mais au même titre qu'eux et pendant la même durée. Or, rien dans le texte n'autorise à assimiler un simple sursis à l'exonération véritable et définitive.

Si l'on s'en tenait au paragraphe 1er de l'article 35 qui pose en définitive d'une manière formelle le principe qui doit servir de base à l'impôt, c'est-à-dire l'exonération; il faudrait donc décider que les dispensés des articles 23, 50, 81 et 82, ne doivent pas être assujettis à la taxe lorsque par suite d'un événement postérieur au prononcé de la dispense, ils en perdent le bénéfice.

Et pourtant, il résulte des dispositions subséquentes de la loi, que non seulement ces individus seront imposés et devront faire l'avance de la taxe; mais, encore qu'ils ne pourront légalement en obtenir plus tard le remboursement, en cas d'incorporation postérieure au payement.

C'est là que gît l'antinomie dont nous parlions entre le paragraphe 1er qui pose d'une manière formelle le principe que la taxe n'est due qu'en cas d'exonération, et les dispositions subséquentes conçues de telle sorte, qu'en fait certains individus auront à la supporter qui ne bénéficieront nullement de cette exonération.

C'est effectivement le cas des dispensés des articles 23, 50, 81 et 82 qui par suite d'événements postérieurs au payement de la taxe seront déchus du bénéfice de la dispense, et contraints d'accomplir en nature le service pour l'exonération duquel ils auront déjà payé en espèces. Il y a là une sorte de double emploi manifeste et l'équité d'accord en cela avec le principe posé par le paragraphe 1er de la loi, voudrait que les assujettis pussent obtenir le remboursement des taxes payées dans ces conditions.

En droit, ce remboursement paraît impossible, car il résulte des dispositions subséquentes de l'article 35, que les réclamations sont instruites et jugées comme en matière de contributions directes (§ 6), et d'autre part, que la taxe est établie au premier janvier pour l'année entière et d'après les éléments existant à cette date (décret du 24 février 1894), c'est la conséquence du principe de l'annualité de l'impôt en matière de contributions directes. Par application de ces dispositions, c'est donc au premier janvier de chacune des années de l'imposition, que les tribunaux administratifs saisis d'une demande en décharge devront se placer pour en apprécier la régularité. Or, ils ne peuvent que constater à cette date l'exonération résultant de la non-présence de l'assujetti sous les drapeaux, et sont naturellement conduits par voie de conséquence à déclarer la taxe bien établie et à rejeter les demandes en décharge basées sur des faits postérieurs, lesquels demeurent sans influence sur le bien-fondé d'une imposition régulièrement établie à l'origine.

Cette conséquence qui peut s'induire des principes généraux, se trouve d'ailleurs corroborée par un argument *a contrario* tiré du paragraphe 5 de la loi, lequel décide que la taxe cesse si l'assujetti contracte un engagement pour une durée de trois ans au moins. Il résulte effectivement de cette disposition que l'engagement volontaire n'a d'effet que pour l'avenir ; mais reste sans influence sur le passé, les annuités versées demeurent acquises au Trésor ; la taxe cesse purement et simplement mais n'est pas remboursée.

Il n'y a donc aucun moyen légal pour les assujettis, en cas d'incorporation postérieure au payement, d'échapper au double emploi dont ils sont victimes. Cette situation n'a pas d'analogue en matière de contributions directes, la loi fournissant toujours aux contribuables le moyen légal d'obtenir la décharge des faux ou double emplois constatés à leur préjudice. Il est regrettable que le législateur n'ait pas remédié à cette situation par une disposition formelle et spéciale permettant aux tribunaux administratifs de prononcer le remboursement des sommes payées par les assujettis en cas d'incorporation postérieure au payement.

La loi Suisse a pourvu à cette situation par une disposition intitulée :

« Ordonnance sur le remboursement de la taxe militaire « payée pour service manqué, lorsque ce dernier a été « fait subséquemment. » Ce texte s'applique littéralement, ainsi qu'il résulte de son intitulé même, au cas qui nous occupe et lui a donné la solution que commande l'équité.

Ce n'est d'ailleurs que l'application du droit commun sur les effets de la condition résolutoire accomplie qui remet les parties dans la situation où elles étaient avant d'avoir contracté. (Art. 1183, Code civil.) C'est en effet une sorte de contrat sous condition résolutoire qui intervient entre l'État et l'assujetti, l'Etat n'accordant la dispense que sous certaines conditions résolutoires déterminées, telles que la non-obtention dans un certain délai des diplômes prévus par la loi, ou bien, la rentrée en France avant une époque donnée ; l'assujetti de son côté s'engageant à acquitter une prestation pécuniaire en raison du bénéfice de la dispense. Dans ces conditions, si par suite de l'accomplissement de la condition résolutoire, la dispense vient à disparaître, l'autre terme de l'obligation devient sans cause, et la taxe doit être corrélativement remboursée ; de telle manière que l'on se trouve revenir au *statu quo ante*.

Telle est la solution que conseillerait l'équité, et qui serait d'ailleurs conforme ainsi que nous l'avons fait observer au principe posé par le paragraphe premier de l'article 3. Il est regrettable que le législateur Français ne se soit pas inspiré sur ce point de la législation Suisse.

DISPOSITIONS TRANSITOIRES DE LA LOI DU 17 AVRIL 1898

Les dispositions dont il s'agit visent les jeunes gens qui ayant déjà payé la taxe antérieurement, continuent d'en être passibles, aux termes de la loi nouvelle, tant à raison de la nature de leurs dispenses que du temps pendant lequel ils l'ont déjà payée. Tous ceux qui l'ont payée pendant trois ans au moins, et c'est le cas des hommes de la classe 1894 et des classes antérieures, doivent effectivement disparaître des rôles, puisque la durée légale de la période d'imposition fixée par la nouvelle loi, a été restreinte à trois années.

Ne sont donc soumis au régime transitoire organisé par la loi de 1898, que ceux des jeunes gens des classes 1895 et 1896 qui, en raison de la nature de leurs dispenses, demeurent passibles de la taxe; le législateur a eu pour but d'établir l'égalité vis-à-vis de l'impôt entre eux et les nouveaux assujettis qui payeront, pour la première fois, la taxe en 1898.

A cet effet, « tout homme qui, aux termes de la légis-« lation nouvelle, reste passible de la taxe militaire et qui « aura été précédemment assujetti à cette taxe, devra ac-« quitter en 1898 :

« 1° La taxe afférente à ladite année ;

« 2° Une taxe transitoire égale à la différence existant « entre les droits dont il aurait été précédemment rede-« vable d'après la nouvelle loi, et ceux auxquels il a « été réellement assujetti » (§ 8, art. 35).

Cette disposition constitue, en somme, un rappel sur des exercices antérieurs : pour les assujettis de la classe 1895, un rappel sur les exercices 1896 et 1897; pour ceux de la classe 1896 un rappel sur l'exercice 1897 seulement.

Est-ce à dire qu'elle doive être considérée comme illégale et prise en violation du principe de non-rétroactivité des lois?

De nombreuses réclamations, en ce sens, ont été adressées par des contribuables visés par cette disposition; elles sont encore trop récentes pour avoir reçu une solution. On peut pourtant prévoir, dès maintenant, qu'elles seront rejetées, car le principe de non-rétroactivité contenu dans l'article 2 du Code civil ne lie que le juge et non pas le législateur; le pouvoir législatif ne peut être restreint que par la constitution et l'article 2 n'est pas une loi constitutionnelle; c'est pourquoi, les réclamations dont il s'agit ne sauraient être admises du chef de la violation du principe de non-rétroactivité ; le législateur peut faire rétroagir la loi, ce point est aujourd'hui constant; ce faisant, il fera peut-être une mauvaise loi, mais son œuvre ne sera pas entachée d'illégalité. Mais si le principe de non-rétroactivité n'est pas un principe obligatoire, il faut bien reconnaître qu'il n'en doit pas moins s'imposer au législateur comme règle de justice et d'équité, car s'il fait la loi, il ne fait pas le droit. A ce point de vue, la rétroactivité ne doit être admise que dans des limites restreintes, et lorsqu'elle s'impose absolument.

La disposition transitoire relative aux assujettis des classes 1895 et 1896 satisfait-elle au principe de la non-rétroactivité considérée à ce dernier point de vue, c'est-à-dire comme simple règle de justice et d'équité? Qu'est-ce en effet que le principe de non-rétroactivité en matière fiscale, et à quoi reconnaître qu'une loi d'impôt est rétroactive? Une formule générale pourrait difficilement déterminer ce qu'il faut entendre par rétroactivité en la matière, cette formule embrasserait malaisément tous les cas qui peuvent se présenter à raison de la nature très dissemblable des divers impôts et des mesures d'exécution que les lois de cet ordre sont amenées à prescrire. Nous bornant à déterminer les caractères rétroactifs d'une loi qui règle un impôt direct de quotité comme la taxe militaire, nous dirons que cette loi doit être considérée comme rétroactive, toutes les fois que d'un fait entièrement accompli sous l'empire de la législation précédente, elle tirera des conséquences fiscales pour l'avenir.

Faisant l'application de cette formule au cas qui nous occupe, il est difficile de ne pas voir une disposition rétroactive dans le fait d'instituer un rappel sur des exercices antérieurs, en appliquant à ces exercices un mode de calcul et des bases d'imposition institués par une loi postérieure à la clôture de ces exercices. Il y a bien là, semble-t-il, tous les caractères de la rétroactivité, avec cette conséquence fâcheuse que cette rétroactivité place en fait les assujettis de l'ancienne loi dans une situation plus défavorable que les jeunes gens soumis pour la première fois au payement de l'impôt en 1898. Non pas qu'on leur demande de débourser, en définitive, une somme plus considérable que ces derniers, puisqu'en fait la taxe transitoire qu'on leur impose en 1898 est destinée à établir l'égalité à ce point de vue, mais bien parce qu'ils n'auront pour se libérer que des délais de payement beaucoup plus courts, et partant plus rigoureux.

Pour se rendre compte de la situation véritablement très dure faite à cet égard aux anciens assujettis par la loi nouvelle, et particulièrement à ceux de la classe 1895, qui ayant déjà payé la taxe en 1896 et 1897 doivent en 1898 supporter une taxe transitoire constituée par des rappels sur deux exercices antérieurs, il suffit de citer quelques chiffres. Nous n'entrerons pas d'ailleurs dans le détail des calculs qui servent à les obtenir; et dont le mécanisme a été pratiquement exposé dans le chapitre III de la section II intitulé : « Calcul pratique d'une taxe et de ses divers éléments ».

Prenons par exemple un assujetti de la classe 1895, qui a déjà payé la taxe en 1896 et 1897, et supposons qu'il ait personnellement un loyer de 1.400 francs, et son ascendant imposable un loyer de 3.600 francs; (par hypothèse, ces bases d'imposition n'ont pas varié pour 1896, 1897 et 1898). Quel va être le montant de la taxe exigible pour 1898?

A. — D'abord la taxe afférente à l'exercice 1898 :

1° Taxe fixe		6 f.	»
2° Taxe proportionnelle.	*A*. — Triple de la taxe personnelle-mobilière en principal de l'assujetti	184	47
	B. — Triple de la taxe personnelle-mobilière en principal de l'ascendant	463	71
3° Centimes additionnels pour fonds de non-valeur à raison de cinq centimes par franc de principal		32	71
4° Centimes pour frais de perception à raison de trois centimes par franc du principal augmenté des centimes pour fonds de non-valeurs, ci		20	61
Total		707	50

B. — Puis la taxe transitoire constituée par un rappel sur chacun des deux exercices précédents et égale à la différence entre ce qui a été payé pour ces exercices et ce qui aurait dû l'être si la taxe avait été calculée d'après la loi nouvelle; or pour chacun des deux exercices écoulés, l'assujetti a payé :

1° Taxe fixe		6 f.	»
2° Taxe proportionnelle.	A. — Principal de la taxe personnelle-mobilière de l'assujetti	61	49
	B. — Principal de la taxe personnelle-mobilière de l'ascendant	154	57
3° Centimes pour fonds de non-valeur		13	80
4° Centimes pour frais de perception		8	69
	TOTAL	244	55

L'assujetti a donc payé pour chacun des exercices antérieurs 244 fr. 55 au lieu de 707 fr. 50, qui eussent été exigibles d'après la loi nouvelle soit une différence, en moins, de 707 fr. 50 — 244 fr. 55 = 462 fr. 95 pour chaque exercice. La taxe transitoire payable en 1898 sera donc de 462 fr. 95 × 2 = 925 fr. 90, qui ajoutés à la taxe de 1898 donnent un total de 925 fr. 50 + 707 fr. 50 = 1.633 fr. 40. chiffre véritablement énorme, alors surtout que les délais impartis pour le payement des sommes afférentes à l'exercice 1898 doivent être extrêmement courts ainsi que nous le verrons bientôt (1).

(1) Il convient de remarquer que les chiffres afférents aux exercices 1896 et 1897 ne sont pas rigoureusement exacts, en ce sens que le centime le franc en principal, c'est-à-dire le rapport entre l'ensemble des valeurs locatives et le contingent mobilier en principal, varie chaque année, et qu'il aurait fallu pour établir très exactement le contingent mobilier en principal de l'assujetti et de son ascendant pour 1896 et 1897, multiplier le chiffre de leurs loyers par les centimes le franc respectivement applicables à ces deux exercices. Or, nous nous sommes servis d'une manière constante du centime le franc de 1898. Mais si l'on tient compte que le centime le franc, c'est-à-dire le chiffre d'impôt mobilier en principal afférent à un franc de valeur locative matricielle ne varie guère annuellement que de

En présence de ces résultats, il est permis de regretter que le législateur n'ait pas cru devoir procéder d'une autre manière pour établir l'égalité entre tous les assujettis. Son droit incontestable était en effet de déclarer, par une disposition spéciale, applicable aux jeunes gens ayant déjà payé la taxe en 1897 et 1898, que ces assujettis continueraient d'être imposés à la taxe d'après la nouvelle loi, exactement comme les nouveaux assujettis, c'est-à-dire pendant le même laps de temps et d'après les mêmes bases, sauf à déduire du montant de leur taxe, pour chacune des trois années de l'imposition, le tiers des sommes par eux déjà payées, au titre de l'ancienne loi. Ce faisant, la loi ne statuait que pour l'avenir, et échappait entièrement au grief tiré de la prétendue violation du principe de non-rétroactivité. En tous cas, cette mesure aurait eu le grand avantage de permettre aux contribuables de s'acquitter beaucoup plus aisément des charges parfois très lourdes que leur impose la nouvelle loi pour le seul exercice 1898.

En tout état de cause, et même avec le système qu'il adoptait, le législateur aurait dû prévoir des délais plus considérables que les délais légaux ordinaires pour le payement de la taxe transitoire afférente à l'année 1898. Cette mesure s'imposait d'autant plus qu'en raison de la date du vote de la loi, il était facile de prévoir que les rôles seraient publiés tardivement en cours d'année, que par suite le recouvrement ordinaire par douzième serait impossible, et que la situation du contribuable contraint de s'acquitter intégralement dans l'intervalle de la publi-

quelques dix-millièmes, on voit facilement que cette différence, même multipliée par le chiffre des loyers pris comme exemple, ne peut donner qu'un écart inappréciable au point de vue du rendement de la taxe.

cation du rôle à la fin de l'année, se trouverait encore aggravée de ce chef.

Malgré toutes ces considérations qui paraissaient sérieuses, le législateur n'a pas édicté de mesures particulières pour le mode de recouvrement de la taxe, il n'a pas non plus donné de délégation spéciale à cet effet au pouvoir exécutif, qui aurait pu prendre les mesures nécessaires dans le décret portant règlement d'administration publique, rendu en exécution de la loi. Aussi ne faut-il pas s'étonner que ce décret soit absolument muet sur la question, car à défaut de délégation spéciale, il ne pouvait légalement prendre l'initiative de mesures destinées, en somme, à modifier, pour la taxe militaire, les règles de recouvrement établies par la loi en matière d'impôts directs, règles normalement applicables au recouvrement de cette taxe (§ 6, art. 35).

La loi et le règlement d'administration publique étant muets sur les mesures spéciales qu'il convenait de prendre au point de vue du recouvrement, l'Administration des contributions directes ne pouvait qu'appliquer rigoureusement les principes généraux : c'est ce qu'elle a fait sans s'illusionner d'ailleurs sur les résultats probables de cette manière de procéder.

Ces résultats ne se sont point fait attendre, et se sont traduits, au moins à Paris, où il nous a été donné de le constater à la préfecture de la Seine, par une abondance de réclamations contentieuses et de demandes de remises et de délais telle, qu'on peut prévoir dès maintenant que le recouvrement de la taxe donnera lieu aux plus grandes difficultés, nécessitera des mesures d'exécution très nombreuses, à moins que, par la force des choses, on ne soit amené à accorder dans une très large mesure des remises gracieuses qui viendront grever outre mesure le fonds de non-valeur. C'est ce qui arrive presque toujours quand le législateur méconnaît cette règle essentielle que le rendement d'un impôt est en raison directe des facultés accordées au contribuable pour se libérer. C'est un fait d'expérience, que les contribuables qui sont en somme chez nous beaucoup plus dociles que l'apparence, mesurent la gravité de l'impôt plutôt à la rigueur des poursuites qu'à l'étendue du sacrifice pécuniaire qui leur est en définitive imposé.

LÉGISLATION ÉTRANGÈRE

Italie et Allemagne.

On a proposé sans succès, à différentes reprises, d'établir la taxe militaire en Italie et en Allemagne, dans ce dernier pays notamment un projet de loi très complet a été présenté au Reichstag en 1880 (1), mais il n'a pas été voté malgré l'importance que parurent y attacher le gouvernement impérial et le parti militaire représenté surtout à cette époque par le maréchal de Molke. Voici dans ses grandes lignes l'économie de ce projet :

Principe de la taxe. — La taxe était considérée comme une sorte de compensation pécuniaire, non plus seulement comme chez nous du service actif en temps de paix, mais encore du service dans la landwher ; qui, au moment où fut présenté le projet de loi sur la taxe militaire, correspondait à peu près à notre réserve de l'armée active.

« Les individus qui, sujets à la levée, ne peuvent rem-
« plir les obligations du service dans l'armée, dans la
« flotte, dans la landwher et dans la seewher de première
« classe sont tenus au payement d'un impôt conformé-
« ment aux dispositions de la présente loi (art. 1er). »

La seewher est la réserve de l'armée de mer, de même que la landwher constitue la réserve de l'armée de terre. Elle est divisée en deux classes, les hommes de la seewher

(1) *Bulletin de statistique et de Législation comparée*, année 1880, 2e semestre, p. 69 et suivantes.

de deuxième classe ne sont astreints à aucune période d'exercice en temps de paix. Il résulte du texte de l'article premier que l'exemption du service dans la seewher de première classe qui comporte, au contraire, un service effectif, donnait seule lieu au payement de la taxe.

Assujettis (art. 1er). — Sont notamment soumis à l'impôt :

« 1° Les individus exclus ou exemptés du service de « l'armée ou de la marine ;

« 2° Ceux qui sont placés dans la seconde réserve de « première ou de deuxième classe, ou dans la seewher de « deuxième classe ;

« 3° Ceux qui quittent le service militaire avant d'en « avoir accompli toutes les obligations. »

Pour se rendre un compte exact des catégories d'assujettis énumérées ci-dessus, il est nécessaire d'entrer dans quelques détails sur le recrutement de l'armée Allemande, et la répartition du contingent au moment où fut présenté le projet de loi :

Il n'y a pas de difficulté pour les exclus ou exemptés, ces deux catégories d'individus ont leurs analogues dans l'armée Française, et correspondent aux individus exclus pour indignité en vertu de l'article 4 ; et ceux visés par l'article 20 de la loi du 15 juilet 1889 qui ne présentent pas les aptitudes physiques requises pour le service.

Il est à remarquer que la loi Française, contrairement aux dispositions du projet de loi Allemand, ne soumet plus à la taxe militaire les individus exclus de l'armée comme indignes.

La seconde catégorie d'imposables comprend ceux qui sont placés dans la seconde réserve de première ou de deuxième classe ou dans la seewher de deuxième classe. Nous avons vu que la seewher de deuxième classe n'était autre qu'une portion de la réserve de l'armée de mer.

Mais que faut-il entendre par cette expression du projet de loi, seconde réserve de première ou deuxième classe ?

Disons d'abord que cette institution de l'organisation militaire allemande, n'a pas d'analogue chez nous, et qu'elle ne se confond nullement avec la réserve de notre armée active qui existe d'ailleurs également en Allemagne.

Ce que le projet de loi appelle première ou seconde réserve n'est autre que (l'Ersatz réserve) la réserve de remplacement instituée par la loi du 2 mai 1874 (1), et dans laquelle sont classés tous les dispensés du service actif sous les drapeaux pour un motif quelconque autre que l'incapacité physique absolue de servir. Elle sert : 1° à maintenir au complet les effectifs de paix; 2° à les compléter au moment de la mobilisation; 3° éventuellement à former des troupes de complément.

L'Ersatz réserve, aux termes de la loi de 1874, se divisait en deux classes, le service durait cinq ans dans la première classe, et sept ans dans la deuxième, soit une durée totale de douze années.

Dans la première classe on versait : 1° les hommes qui en raison de l'élévation de leur numéro de tirage n'avaient pas été pris pour le contingent de l'armée active; 2° les dispensés du service actif en temps de paix à titre de soutiens de famille; 3° les meilleurs au point de vue des aptitudes physiques de ceux qui n'avaient pas été reconnus bons pour le service actif.

La deuxième classe comprenait : 1° les hommes qui tout en n'ayant pas été complètement réformés ne présentaient pourtant que de médiocres aptitudes pour le service

(1) *Annuaire de législation étrangère*, année 1874, p. 88 et suivantes.

armé; 2° les hommes qui s'y trouvaient versés après cinq années de service dans la première classe.

Les uns et les autres étaient, d'ailleurs, en principe dispensés de tout service actif; les hommes de la première classe seuls pouvaient être astreints à trois périodes d'exercice d'une durée respective de dix, six et quatre semaines chacune; ceux de la deuxième classe étaient exempts non seulement de tout service actif, mais encore de toute convocation en temps de paix, qu'ils appartinssent à la première ou à la deuxième classe. Les hommes classés dans l'Ersatz réserve étaient d'ailleurs passibles de la taxe aux termes du projet de loi (1).

La troisième catégorie d'assujettis énumérée par le projet de loi, comprend ceux qui quittent le service militaire sans en avoir rempli toutes les obligations : ce sont notamment les déserteurs et les Allemands qui vont fixer leur résidence à l'étranger, tant qu'ils sont encore assujettis au service dans l'armée active, la landwher ou la seewher de première classe.

Dispensés. — Ne devaient pas être soumis à l'impôt :

1° Les individus dont les obligations à l'égard du service militaire étaient antérieures au 1er janvier 1872;

2° Les individus devenus incapables de servir par suite d'infirmités contractées au service;

3° Les individus qui, par suite d'infirmités physiques ou intellectuelles, sont impropres à tout travail lucratif et ne possèdent pas un revenu suffisant pour leur propre

(1) Il est bon de faire observer que l'organisation de l'Ersatz réserve a été grandement modifiée par une loi postérieure à la présentation du projet de taxe militaire, celle du 11 février 1888, art. 2, titre II; et que son organisation actuelle ne cadre plus exactement avec le projet de loi que nous étudions. Il n'existe plus notamment deux classes de l'Ersatz réserve, les hommes autrefois classés dans l'Erzatz réserve de 2e classe, le sont actuellement dans le Landsturm du premier ban.

entretien ou pour celui des parents dont ils sont de par la loi tenus d'assurer l'existence ;

4° Les individus qui sont secourus régulièrement par l'assistance publique.

Point de départ et durée de l'imposition. Circonstances qui la modifient. — L'obligation de payer la taxe porte sur une durée maximum de douze années, commençant au 1er avril qui suit la décision fixant définitivement les conditions de l'exemption militaire (art. 2).

Le payement de la taxe pendant douze années s'explique logiquement par ce fait que la durée du service dont la dispense donnait lieu à ce payement était précisément, à l'époque où le projet de loi fut présenté, de douze années, dont trois passées sous les drapeaux, quatre dans la réserve et cinq dans la landwher (loi du 9 novembre 1867 et articles 57 et 59 de la Constitution de l'Empire du 16 avril 1871) (1).

La durée du payement de la taxe, fixée en principe à douze années, est susceptible de diminuer par suite de certaines circonstances survenues en cours d'imposition. L'article 3 pose à ce sujet les règles suivantes :

Le temps pendant lequel les individus passibles de l'impôt auront servi dans l'armée active, la flotte, la landwher ou la seewher de première classe, sera déduit de la période imposable, et à cet égard, chaque année commencée au service comptera comme une année entière.

Lorsque les individus soumis à l'impôt sont appelés au service actif, ils cessent de le payer dès le commencement de l'année fiscale au cours de laquelle ils ont été appelés,

(1) Actuellement et depuis les lois du 11 février 1888 et 3 août 1893, les bases du service sont les suivantes : deux ans sous les drapeaux, cinq ans dans la réserve, cinq ans dans la landwher du premier ban, et six ans dans la landwher du 2e ban, formée par l'addition en 1888 des six premières classes du Landsturm.

Les sommes payées sur cette année leur sont restituées.

Les hommes de la seconde réserve de première classe, qui ont suivi les manœuvres en temps de paix conformément à toutes les prescriptions n'ont à payer; indépendamment de la faveur dont ils jouissent d'être exemptés de la taxe pour l'année au cours de laquelle ils ont été appelés, que la moitié de l'impôt normalement exigible jusqu'à la fin de la période d'imposition.

Les hommes visés par cette disposition sont ceux qui, faisant partie de la première classe de l'Ersatz réserve (réserve de recrutement), dont nous avons spécifié l'organisation ci-dessus, sont appelés à des périodes d'exercices conformément aux dispositions de la loi. Ces périodes sont au nombre de trois, et d'une durée respective de 10, 6 et 4 semaines. Lorsque les hommes appartenant à la première classe de l'Ersatz réserve avaient accompli ces trois périodes d'exercices, ils n'avaient plus à payer que la moitié de la taxe afférente à la période d'imposition restant à courir jusqu'à leur passage dans le landsturm du premier ban.

L'obligation de payer l'impôt cesse, en cas de mort, avec le trimestre dans lequel le décès a eu lieu (art. 4). Cette disposition est contraire au principe de l'annualité de l'impôt, dont la loi Française fait l'application en décidant qu'au cas de décès, la taxe est néanmoins due pour toute l'année, dès lors que l'assujetti était imposable au début de l'année d'imposition.

Responsabilité des ascendants. — Comme en France et dans les autres législations étrangères, les parents de l'assujetti sont solidairement responsables avec lui du payement de l'impôt, mais seulement quand ils ont l'obligation légale d'assurer leur existence. Dès que cette obligation vient à cesser et avec le trimestre dans lequel elle cesse, prend également fin leur responsabilité relative au payement de la taxe.

Bases de l'imposition. — (Art. 8.)

La taxe comprend :

1° Un droit fixe :

2° Un droit proportionnel.

Le droit fixe est fixé à 4 marks.

Le droit proportionnel est calculé de la manière suivante :

A. — Ceux qui ont un revenu imposé de 6.000 marks et plus payeront un droit annuel de 3 0/0, savoir :

De 6.000 à 7.000 marks........ 180 marks.

De 7.000 à 8.000 marks........ 200 —

et ainsi de suite, le droit augmentant de 30 marks pour chaque 1.000 marks de plus de revenu.

B. — Ceux dont le revenu imposé ne dépasse pas 6.000 marks auront à payer un droit annuel réglé conformément au tarif ci-dessous :

Pour un revenu annuel :

de plus de	jusqu'à	
5.400 marks.	6.000 marks.	148 marks.
4.800 —	5.400 —	120 —
4.200 —	4.800 —	96 —
3.600 —	4.200 —	72 —
3.000 —	3.600 —	52 —
2.400 —	3.000 —	36 —
1.800 —	2.400 —	24 —
1.500 —	1.800 —	18 —
1.200 —	1.500 —	12 —
1.000 —	1.200 —	10 —

Les individus dont le revenu annuel ne dépasse pas 1.000 marks n'ont à payer que le droit fixe, et sont exempts du droit proportionnel. L'évaluation du revenu devant servir de base à l'impôt devait être faite d'après les règles suivantes (art. 9).

Le revenu comprend les ressources que les personnes imposées retirent :

1° De leurs propriétés foncières ;

2° De leur fortune mobilière ;

3° De toutes créances à revenus périodiques ou autres avantages de toutes espèces ;

4° Du revenu d'un métier quelconque ou de n'importe quelle occupation lucrative.

On prenait la moitié de ce revenu total, on le divisait, le cas échéant par le nombre des enfants de l'assujetti, et c'était le chiffre ainsi obtenu qui servait de base à la taxe proportionnelle.

Aux termes de l'article 10, il y avait également lieu de prendre en considération certaines circonstances de nature à grever exceptionnellement les assujettis, telles que le grand nombre d'enfants, des parents pauvres à soutenir, les maladies et tous autres faits calamiteux de nature à compromettre leurs moyens de production ; dans ces différents cas, l'assujetti pouvait être placé dans la classe du revenu inférieur à son revenu réel, et s'il appartenait à la dernière catégorie être exonéré de l'impôt.

Les augmentations ou diminutions de revenus, qui peuvent intervenir au cours de l'année fiscale, ne modifient point le montant de l'impôt une fois arrêté. Si toutefois, un revenu imposé vient à disparaître complètement après que l'impôt a été arrêté, le droit afférent à ce revenu sera intégralement restitué à dater du trimestre dans lequel la demande en remise aura été faite ou dans lequel le revenu aura complètement disparu (art. 14).

Mode de libération. — Aux termes de l'article 11, l'impôt devait être payé à celui des États confédérés dans lequel l'assujetti avait son domicile. S'il habitait l'étranger, à l'État dont il était originaire.

Au cas de changement de domicile d'un État dans un autre État, l'impôt doit être payé pendant le trimestre du changement de domicile au bureau de perception où il a été payé jusque-là.

L'article 12 accorde aux contribuables, qui touchent des traitements ou pensions à une caisse de l'Empire ou d'un État confédéré, la faculté de faire déduire le montant de l'impôt de la somme qu'ils ont à recevoir, la caisse se chargeant alors de le faire parvenir au bureau de perception.

D'une manière générale, et cette dernière mesure prise dans l'intérêt des contribuables en est l'indication la plus topique, on voit que la loi Allemande ne craignait pas de compliquer le service de l'assiette et du recouvrement de l'impôt dans le but d'accorder des facilités plus grandes à l'imposé.

L'article 13 est relatif à la procédure à suivre en cas de réclamations contre la fixation ou l'évaluation de l'impôt. Les réclamations doivent être adressées dans un délai de quatre semaines après la notification du rôle aux autorités qui ont fixé ou évalué le montant de l'impôt. Il est statué par l'autorité fiscale de l'arrondissement de l'État dans lequel la fixation ou l'évaluation de l'impôt a eu lieu. Un délai de quatre semaines, à partir du jour de la notification de la décision, est accordé pour en appeler à l'autorité financière supérieure de l'État, dont la décision est sans appel.

L'impôt réclamé tardivement en cas d'omission (art. 15) n'est dû que pour l'année fiscale dans laquelle il a été réclamé ; cette mesure est conforme aux dispositions de notre législation qui ne permet également d'inscrire sur les rôles complémentaires que les contribuables omis au

1er janvier de l'année de l'imposition, et pour cette année seulement.

L'impôt établi se prescrit par quatre ans à partir de l'année fiscale dans laquelle il devait être payé (art. 16). Chez nous la prescription est fixée à trois années.

Aux termes de l'article 17, les frais de perception sont bonifiés à chacun des États fédérés à raison de 4 0|0 du montant total des sommes perçues sur son territoire.

L'article 18 prévoit des dispositions réglementaires à prendre par le Conseil fédéral pour l'établissement de l'impôt et punit d'une amende de 300 marks les contraventions éventuelles aux prescriptions réglementaires. L'amende pécuniaire peut être changée en emprisonnement pour les individus trop pauvres pour la payer. Les amendes ainsi payées sont acquises à l'État dont les autorités ont statué.

Enfin, les articles 19 et 20 se réfèrent à des mesures d'exécution générale ou transitoire qui n'offrent pas un intérêt spécial à la taxe militaire.

Autriche.

Les principes qui dominent l'organisation militaire en Autriche-Hongrie ont été posés par la loi du 5 décembre 1868 successivement modifiée par celles des 2 octobre 1882 et 11 avril 1889 (1).

Aux termes de ces lois, le service est en principe obligatoire pour tous les sujets de l'Empire; ils peuvent être appelés depuis dix-neuf jusqu'à quarante-deux ans ré-

(1) *État militaire des principales puissances étrangères au printemps de 1891* par le capitaine Lauth. Berger Levrault et Cie.

volus. En temps ordinaire, les jeunes gens sont appelés dans le courant de l'année où ils atteignent l'âge de vingt et un ans révolus.

Le contingent annuel, composé des hommes reconnus bons pour le service, se répartit de la manière suivante. Il est divisé en trois catégories :

A. — La première dans laquelle sont rangés les individus qui ont tiré les numéros les plus bas constitue le contingent de l'armée active qui sert successivement :

3 ans sous les drapeaux ;

7 ans dans la réserve ;

2 ans dans la landwher ou le honved (le honved constitue la landwher pour les pays Hongrois).

Après qu'ils ont quitté l'armée active, les hommes qui ont été compris dans le contingent de la première catégorie peuvent être soumis à des périodes d'exercice qui sont réglées de la manière suivante :

Pendant les sept années qu'ils passent dans la réserve, ils peuvent être rappelés trois fois sous les drapeaux pour une durée de quatre semaines au plus à chaque appel.

B. — Lorsque le contingent de l'armée active est au complet, on procède avec les numéros qui suivent immédiatement à la formation des contingents des landwhers dans lesquels sont versés directement les hommes qui ont obtenu ces numéros.

C. — Le surplus du contingent en hommes reconnus bons pour le service est classé dans la troisième catégorie fixée au dixième de la première, et compte pendant douze ans dans l'Ersatz-réserve (réserve de recrutement). La réserve de recrutement peut être appelée pendant les deux premières années à combler les insuffisances du contingent.

Dans cette catégorie sont également classés les 22.000 dispensés du service actif en temps de paix au titre d'instituteurs, élèves ecclésiastiques, soutiens de famille, etc.

Les hommes classés dans les deuxième et troisième catégories ci-dessus, c'est-à-dire dans les contingents de landwher et de l'Ersatz réserve, sont dispensés de tout ou partie du service actif en temps de paix ; leurs obligations militaires ne sont pas d'ailleurs exactement les mêmes dans les deux parties de la monarchie.

En dehors de l'armée active, de sa réserve et de la landwher, existe encore le landsturm dont font partie depuis dix-sept ans jusqu'à quarante-deux ans, tous ceux qui n'appartiennent pas à l'une des catégories précédentes et dans laquelle sont versés tous les landwheriens à l'expiration de leur service dans la landwher. Mais en temps de paix le service n'est pas obligatoire dans le landsturm.

En résumé tout citoyen de la monarchie Austro-Hongroise doit, en principe, personnellement le service militaire. La durée de service dans l'armée active est de 10 ans, dont 3 sous les drapeaux et 7 dans la réserve ; chaque citoyen appartient en outre pendant les deux années suivantes à la landwher, soit un total de 12 années de service. Le service dans le landsturm n'est point obligatoire en temps de paix.

Aux termes de l'article 55 de la loi du 5 décembre 1868, tout citoyen exempté pour une cause quelconque de tout ou partie du service militaire obligatoire en temps de paix, devait être assujetti au payement d'une taxe militaire annuelle. Malgré le principe posé par cet article, la taxe ne fut pas perçue en fait jusqu'à la loi du 13 juin 1880 qui est venue organiser l'assiette et le recouvrement de l'impôt créé par l'article 55 de la loi de 1868.

La loi du 13 juin 1880 (1) est divisée en trois chapitres :

(1) *Annuaire de Législation étrangère*, année 1880, p. 278 et suivantes.

Le premier s'occupe de la perception et de l'établissement de la taxe militaire ; les deux derniers sont relatifs à l'emploi qui doit être fait du produit de cette taxe.

Assujettis. — Sont assujettis en principe au payement de la taxe tous ceux qui sont dispensés en tout ou en partie du service obligatoire soit dans l'armée ou sa réserve, soit dans la landwher. Ce sont notamment tous les hommes exemptés pour infirmités, les ajournés, les dispensés de tout ou partie du service à titre de soutiens de famille ou en raison de professions qu'ils exercent, élèves ecclésiastiques, instituteurs, etc...; etc..., (art. 1er).

Dispensés. — Sont dispensés (art. 2) :

1° Ceux qui par suite d'infirmités physiques ou intellectuelles sont incapables de subvenir à leur existence par leur travail ; et à l'existence de ceux qu'ils doivent aux termes du droit civil nourrir et entretenir, et qui ne possèdent d'ailleurs aucune fortune ni revenu ;

2° Les indigents secourus par l'assistance publique.

Point de départ et durée de la taxe. — La taxe est payable pendant douze années à partir du mois d'avril qui suit la décision qui a exempté l'assujetti.

L'obligation de payer la taxe cesse par la mort de l'assujetti ou son incorporation.

Toutes les dispositions ci-dessus se rapprochent beaucoup du projet de loi Allemand et n'offrent à ce titre qu'un intérêt secondaire, où elles en diffèrent c'est au point de vue du mode de calcul de la taxe.

Mode de calcul et éléments de la taxe. — Le parlement Autrichien a repoussé le système de la double taxe fixe et proportionnelle, il a craint qu'une loi mettant à la charge de certains assujettis une imposition relativement très forte et proportionnelle à leur fortune ne fût trop considérée comme procédant du même esprit que l'ancien remplacement à prix d'argent.

L'article 3 établit une taxe unique avec 14 classes; et fixe pour chaque classe le taux suivant :

1re classe..	100	florins	8e classe..	30	florins
2e —...	90	—	9e —...	20	—
3e —...	80	—	10e —...	10	—
4e —...	70	—	11e —...	5	—
5e —...	60	—	12e —...	3	—
6e —...	50	—	13e —...	2	—
7e —...	40	—	14e —...	1	—

La répartition dans ces diverses classes des hommes soumis à la taxe militaire doit avoir lieu chaque année, d'après les conditions personnelles de fortune et de revenu de ces contribuables, ainsi que d'après la somme d'impôts directs annuellement payée par chacun d'eux.

La taxe militaire est d'un florin pour tous ceux dont les profits et revenus ne dépassent pas la valeur d'un salaire quotidien, et qui d'ailleurs ne payent pas d'impôts directs.

La répartition dans les diverses classes doit, en principe, être faite de telle sorte que l'homme soumis à la taxe militaire appartienne à la classe dans laquelle le taux de l'imposition corresponde à la dixième partie de la somme d'impôts directs (y compris les centimes additionnels revenant à l'État, mais à l'exclusion de tous autres centimes), qu'il paye annuellement — Par exemple l'homme qui paye 100 florins d'impôts directs par an sera placé dans la dixième classe.

Toutefois en raison des autres circonstances qui doivent être également prises en considération (capital, produit de la profession, revenu), l'homme soumis à la taxe peut être placé dans une classe plus haute ou plus basse. Pour la détermination de la taxe, il y a lieu, le cas échéant, de tenir compte du revenu des personnes responsables de la taxe de l'assujetti conformément à la disposition de l'article 4 ci-après ; avec cette modification toutefois, que la somme représentant la dixième partie des contributions directes payées par elle doit être divisée par le nombre d'enfants, petits-enfants, ou enfants adoptifs qui sont à la charge des personnes soumises à la taxe.

L'assujetti peut être placé dans une classe inférieure en cas de malheurs, mauvaises récoltes, accidents, etc..., survenus au cours de l'année. En pareil cas, les hommes qui auraient été placés dans les quatre dernières classes peuvent demander à être entièrement déchargés.

Ce système de taxation, comme on le voit, emprunte à la fois au système Allemand et au système Français en ce que la répartition entre les diverses classes se fait non seulement en prenant pour base le revenu comme le système Allemand, mais encore la somme des autres impôts directs payés par l'assujetti. Encore en France ne prend-on pour base que la seule taxe mobilière ; mais il présente cette particularité qu'il n'admet pas deux éléments de la taxe l'un fixe, l'autre proportionnel.

Le système Autrichien paraît en somme bien compliqué ; le service de l'assiette de l'impôt doit éprouver en fait les plus grandes difficultés et se heurter à des réclamations, d'autant plus fréquentes que les bases d'appréciation sont plus diverses et plus nombreuses.

Personnes responsables de la taxe. — Comme dans toutes les autres législations qui ont adopté la taxe militaire, à côté de l'assujetti passible de la taxe, on a institué la responsabilité de certains tiers (art. 4).

Ce sont les parents, grands-parents et parents adoptifs des assujettis, aussi longtemps qu'ils sont tenus, d'après le droit civil, de subvenir aux besoins de leurs enfants, ou enfants adoptifs.

Toutefois, cette obligation n'existe qu'autant que les assujettis eux-mêmes ne possèdent aucune fortune ni revenu, et sont encore à la charge entièrement, ou du moins en grande partie, de leurs ascendants.

Le système de la responsabilité des ascendants est sensiblement différent en droit Français, car si d'une part il est moins étendu, en ce sens qu'il n'atteint qu'une catégorie de personnes plus restreinte, les ascendants du premier degré ; d'autre part, il les atteint dans tous les cas et sans aucune restriction relative aux obligations de dette alimentaire pouvant exister entre eux et leurs enfants. En France, effectivement, la taxe est due par l'ascendant dont la cote personnelle-mobilière a servi de base à la taxe militaire, alors même qu'il ne se serait tenu aux termes du droit civil d'aucune obligation alimentaire envers l'assujetti.

Perception. — Aux termes de l'article 8, dans chaque commune une commission composée du chef des autorités politiques du district comme président, et de quatre membres, dont deux sont désignés par le président, et deux choisis par le Conseil municipal, est chargée d'établir en première instance les rôles des hommes soumis à la taxe.

Les rôles ainsi dressés doivent être, par les soins des employés communaux, affichés pendant quinze jours.

Un recours aux autorités provinciales (Landestelle) est ouvert contre les décisions de la commission pendant un délai de trente jours, à partir de la signification à l'homme soumis à la taxe du bordereau de taxe ; si la décision des autorités provinciales est conforme à celle de la commission, il n'y a pas de recours au ministre de la défense nationale.

Les réclamations ou recours relatifs à l'établissement ou à la perception de la taxe sont affranchis de tous frais de timbre.

Cette gratuité n'existe pas en droit Français, la taxe

militaire y est soumise au droit commun relatif aux réclamations en matière de contributions directes, et n'est affranchie de droits de timbre que si elle est inférieure à 30 francs.

Fonds spécial de la taxe militaire. — Avec le produit de la taxe militaire qui d'ailleurs doit, comme tout autre recette, figurer sur le budget annuel, il est constitué un fonds spécial dit fonds de la taxe militaire, administré par le Ministre des Finances et destiné, aux termes de l'article 13 :

1° A l'amélioration du sort des invalides ;

2° A l'assistance des veuves nécessiteuses et orphelins des gagistes (1) et des hommes appartenant à l'armée active, la marine et la landwher qui sont tombés devant l'ennemi ou qui sont morts à la suite de blessures ou de maladies contractées à la guerre.

Le Ministre de la défense du pays, d'accord avec le Ministre de la Guerre, administre le fonds de la taxe militaire (art. 14). Un état indiquant la situation financière du fonds est, chaque année, soumis au Parlement et approuvé par lui.

Les articles 15 et 16 sont relatifs aux mesures de détails à prendre pour la répartition des sommes distribuées aux divers ayants droit.

Des secours accordés aux familles nécessiteuses des mobilisés. — Le titre troisième de la loi est consacré aux secours à accorder aux familles nécessiteuses des mobilisés à l'aide du surplus du produit de l'impôt demeuré libre après prélèvement de la partie versée dans le fonds spécial. Cette dernière partie de la loi présente cette particularité importante qu'elle consacre pour les familles

(1) Les gagistes sont les officiers, employés militaires, médecins, etc... qui touchent des appointements au mois, tandis que les soldats touchent une solde par jour.

d'hommes mobilisés un véritable droit officiel de secours de la part de l'État. Nous avons eu l'occasion de voir en étudiant la législation Francaise que le Parlement avait énergiquement refusé de s'engager dans cette voie.

Aux termes de l'article 17, des secours en cas de mobilisation sont accordés aux familles nécessiteuses des hommes en état de congé, des hommes appartenant à la réserve, à la réserve de remplacement (Ersartz réserve), à la landwher, des hommes utilisés conformément à l'article 18 de la loi sur l'organisation militaire (il s'agit des hommes impropres au service armé, mais pouvant être utilisés en temps de guerre suivant les professions qu'ils exercent, dans les services auxiliaires de l'armée) ainsi que des hommes appartenant au landsturm convoqué.

Les secours consistent en une indemnité d'entretien pour chaque membre de la famille, égale à l'indemnité accordée par tête et par jour pour l'entretien des troupes de passage ; et si la famille paye un loyer, en une indemnité de logement égale à la moitié de l'indemnité d'entretien. Pour les enfants au dessous de huit ans, le secours est diminué de moitié.

Ces secours sont indépendants de ceux qui émanent des autorités provinciales, communales ou de la charité privée (art. 19).

Sont considérés comme faisant partie de la famille et ayant à ce titre droit à l'assistance (art. 18) la femme légitime de l'homme appelé au service et ses enfants.

Sont également considérés comme faisant partie de la famille les parents dans la ligne ascendante, et les frères ou sœurs s'ils sont nourris et entretenus par l'homme appelé au service.

Doit enfin être considéré comme ayant droit au secours tout membre de la famille qui n'a pour subvenir aux besoins de son existence d'autres ressources que le travail personnel de l'homme appelé au service.

Les renseignements nécessaires à la constatation de l'indigence sont recueillis par le maire, d'accord avec les autorités politiques du district où est domiciliée la famille qui réclame des secours (art. 18).

L'article 20 est relatif à l'organisation des commissions dites de secours instituées dans les différents pays représentés au Parlement et composées : 1° du chef de l'autorité politique du pays ; 2° d'un délégué de l'administration des finances ; 3° d'un député de la délégation du pays.

Les commissions prononcent, en dernier ressort, sur l'état d'indigence, déterminent le montant du secours, en ordonnent le payement et éventuellement la suppression. Leurs décisions sont sans appel.

Les secours accordés sont payables au bureau de la perception la plus rapprochée du domicile de la famille secourue les 1er et 16 de chaque mois.

Ils sont dus en principe du jour de la mise en route de l'homme appelé, jusqu'au jour de son retour dans ses foyers.

Dans aucun cas, il n'y a lieu à la restitution des secours reçus (art. 21).

Tout secours est supprimé par la commission, aux familles des hommes coupables de désertion ou légalement condamnés à une peine d'emprisonnement ou à une autre peine plus forte (art. 23).

L'article 24 charge le ministre de la défense du pays, d'accord avec le Ministre de la Guerre et le Ministre des Finances, de l'exécution de la présente loi.

Suisse (1).

Il n'y a pas en Suisse d'armée permanente, sur le pied de paix, analogue aux armées des pays voisins ; l'armée Suisse est une armée de milice comprenant un très petit nombre d'officiers et de sous-officiers maintenus d'une manière permanente sous les drapeaux en qualité d'instructeurs.

Les obligations militaires auxquelles est astreint tout citoyen Suisse, ont été réglées par la loi du 19 février 1875 complétée en 1887 par une loi sur le landsturm.

Aux termes de ces lois, tout citoyen Suisse, valide, doit le service militaire depuis 17 ans jusqu'à 50 ans révolus. Il n'est admis aucune exception en faveur des intérêts individuels ou de famille, mais des exemptions sont accordées, pendant la durée de leurs fonctions ou de leurs emplois à certaines catégories d'individus dans le but de donner satisfaction aux intérêts supérieurs des grands services publics, par exemple : aux instituteurs, aux membres du clergé, aux employés de l'administration des postes et télégraphes, des hôpitaux, des services de bateaux à vapeur.

En temps ordinaire, les jeunes Suisses sont appelés dans le courant de l'année où ils atteignent l'âge de 20 ans révolus, un peu plus de la moitié seulement sont déclarés bons pour le service, les autres ajournés ou définitivement exemptés pour inaptitude physique.

Pendant l'année de l'appel, les hommes déclarés bons pour le service, sont considérés comme recrues non disponibles, c'est-à-dire qu'ils ne sont pas incorporés dans

(1) *Puissance militaire des États de l'Europe*, par le capitaine Molard. Plon-Nourrit et Cie.

les corps de troupes, mais astreints à une période d'instruction dite *École de recrues* et dont la durée est de 45 jours pour l'infanterie, 50 pour le génie, 55 pour l'artillerie et 80 pour la cavalerie (loi de 1882).

Vers le 31 décembre de l'année qui suit l'appel et l'école de recrues, les hommes sont incorporés dans les différents corps de troupes et font dès lors partie de l'armée fédérale qui comprend :

1° L'armée régulière ou élite (auszug) ;

2° La landwher;

3° Le landsturm.

Tout Suisse valide est tenu de servir de la vingtième à la trente-deuxième année (12 ans) dans l'élite, de la trente-troisième à la quarante-quatrième (12 ans) dans la landwher.

Enfin, tous les hommes valides de dix-sept à cinquante ans, non incorporés dans l'une ou l'autre des précédentes catégories ou sortant de ces catégories, appartiennent au landsturm.

Pendant les douze années qu'ils passent dans l'élite, les hommes sont astreints à des périodes d'exercice qu'on nomme cours de répétition et qui sont réglés comme suit :

Pour l'infanterie, l'artillerie de campagne et le génie, tous les deux ans un cours de quatorze à dix-huit jours ;

Pour l'artillerie de forteresse, tous les deux ans un cours de dix-huit jours ;

Pour la cavalerie, un cours de dix jours tous les ans, mais pendant dix ans seulement.

Les cours de répétition donnent lieu à une véritable mobilisation des diverses unités constitutives de l'élite.

En ce qui concerne la landwher, les périodes d'instruction fixées par la loi spéciale du 7 septembre 1881, sont :

Pour l'infanterie, de cinq jours tous les quatre ans;

Pour l'artillerie et le génie, six jours tous les quatre ans;

La cavalerie n'est pas convoquée en temps ordinaire.

Quant aux homme du landsturm armé (hommes de quarante-quatre ans ayant fait leur service dans l'élite et la landwher), ils sont astreints en principe à une période d'instruction de deux jours tous les ans; en fait ils ne sont pas appelés.

La loi fédérale sur la taxe d'exemption du service militaire adoptée une première fois en 1875 et une deuxième fois le 27 mars 1877, fut plusieurs fois rejetée par la votation populaire et n'a été adoptée définitivement que le 28 juin 1878 (1). Voici quelles en sont les principales dispositions :

Principe de la taxe. Assujettis. — Aux termes de l'article 1er, tout citoyen Suisse en âge de servir, habitant le territoire ou hors du territoire de la Confédération, et qui ne fait pas personnellement le service militaire auquel il serait régulièrement astreint, conformément aux dispositions ci-dessus détaillées des lois particulières en vigueur, est soumis par compensation au payement d'une taxe annuelle en espèces.

Le Conseil fédéral a résolu, par l'adoption du principe suivant, la question de savoir dans quelle mesure le citoyen Suisse résidant à l'étranger, et celui qui, outre sa nationalité suisse, possède encore un droit de cité à l'étranger, peuvent être tenus de payer la taxe d'exemption du service militaire en Suisse :

1° Le citoyen Suisse résidant à l'étranger et appelé à y faire du service militaire ou à y payer la taxe équivalente,

(1) Voir *Recueil officiel*, nouvelle série, III, p. 532, et *Annuaire de Législation étrangère*, année 1878, p. 559.

soit parce qu'il est ressortissant de ce pays en même temps qu'il est Suisse; soit pour tout autre motif, ne sera pas tenu de payer la taxe militaire en Suisse, pour le temps où résidant à l'étranger, il y a rempli ses obligations militaires. (Cas Châtonay, feuille fédérale de 1885, III, 856.)

2° Le Suisse qui est en même temps citoyen d'un autre État, mais qui dans cet autre État n'est appelé à aucune prestation militaire, ne pourra pas invoquer sa double nationalité pour échapper au payement de la taxe militaire suisse, même pour le temps qu'il a passé à l'étranger. (Cas Hildebrand, feuille fédérale de 1884, IV, 621.)

L'article 1er contient, en outre, une disposition que l'on ne trouve pas dans les autres législations, et relative aux étrangers qui sont établis en Suisse : ils sont également soumis à la taxe, à moins qu'ils n'en soient exemptés en vertu de traités internationaux ou qu'ils n'appartiennent à un État dans lequel les Suisses ne sont astreints ni au service militaire, ni au payement d'une taxe équivalente en espèces.

A côté des assujettis, la législation Suisse, de même que toutes les autres législations a constitué un autre débiteur solidaire de l'impôt. Les parents sont effectivement responsables de la taxe pour leurs fils mineurs et pour ceux de leurs fils majeurs qui font ménage commun avec eux (art. 9).

Dispensés. — Sont dispensés de la taxe militaire (art 2) :

a) Les indigents secourus par l'assistance publique, ainsi que ceux qui, par suite d'infirmités physiques ou intellectuelles, sont incapables de subvenir à leur existence par leur travail, et ne possèdent pas une fortune suffisante pour leur entretien et celui de leur famille. Les autorités compétentes sont chargées de déterminer à partir de quel chiffre la fortune des exemptés pour infirmités physiques sera réputée suffisante et justifiera le payement de la taxe. Une circulaire du Conseil Fédéral du 12 décembre 1883 enjoint aux différents cantons de ne les taxer que si leur fortune dépasse quinze mille francs en capital.

Il est à remarquer que cette restriction à la dispense des individus exemptés du service pour cause d'infirmités, se trouve dans toutes les législations, sauf dans la législation Française, qui établit d'une manière absolue la dispense de cette catégorie d'individus sans avoir égard à leur situation de fortune, et met à ce point de vue sur la même ligne les pauvres et les riches. On peut le regretter au point de vue du rendement de la taxe déjà si compromise par les autres réformes de la loi du 13 avril 1898.

b) Les militaires devenus impropres au service militaire par suite de ce service (réformés).

c) Les citoyens Suisses à l'étranger s'ils sont astreints à un service personnel régulier, ou au payement d'une taxe d'exemption dans le lieu de leur domicile.

d) Les employés des chemins de fer et des bateaux à vapeur, s'ils sont dispensés du service personnel, et dans les années où conformément à l'article 2 de la loi sur l'organisation militaire, ils font leur service militaire en qualité d'employés pour l'exploitation des chemins de fer et des bateaux à vapeur en temps de guerre.

e) Les gendarmes et les agents de police, ainsi que les gardes frontière fédéraux.

Eléments et bases de calcul de la taxe. — La taxe d'exemption du service militaire consiste en une taxe personnelle de 6 francs, et une taxe supplémentaire proportionnée à la fortune et au revenu. La taxe annuelle simple d'un contribuable ne doit pas dépasser 3.000 francs (art. 3).

Cette fixation d'un maximum de la taxe est toute spéciale à la législation Suisse.

Il n'en est pas de même de la dualité des éléments de la taxe ; l'un fixe, l'autre proportionnel, qui se retrouve dans toutes les autres législations, sauf en Autriche.

La taxe proportionnelle s'établit de la manière suivante (art. 4).

Elle est calculée à raison de :

1,50 par francs 1.000 de fortune nette.

1,50 par francs 100 de revenu net.

Si la fortune nette d'un contribuable est inférieure à 1.000 francs en capital, elle n'est pas soumise à la taxe. De même si son revenu n'est pas supérieur à 600 francs, il n'entre pas non plus en ligne de compte.

L'article 5 pose les règles relatives à la détermination d'une part de la fortune (capital), d'autre part du revenu net imposable des assujettis.

a) *Fortune.* — La fortune nette imposable comprend les biens meubles et immeubles, déduction faite des dettes.

La valeur des objets mobiliers nécessaires au ménage, celle des outils servant à une industrie et celle des instruments aratoires ne sont pas portées en ligne de compte.

Pour taxer les immeubles on ne doit pas se baser sur leur rendement, mais uniquement sur la valeur vénale (1).

Les immeubles consistant en bâtiments agricoles et propriétés foncières ne sont estimés qu'aux trois quarts de leur valeur vénale, déduction faite des dettes hypothécaires. Quand une propriété présente un caractère mixte, il y a lieu de déterminer si elle rentre plutôt dans la caté-

(1) Circulaire du département fédéral des finances du 5 juillet 1879.

gorie des propriétés de luxe que dans celle des exploitations agricoles; et suivant les cas de la taxer pour l'intégralité de sa valeur vénale, ou seulement pour les trois quarts de cette valeur.

Ce n'est pas seulement la fortune actuelle des assujettis qui entre en ligne de compte, c'est encore leur fortune à venir, dans laquelle il faut comprendre les biens sur lesquels ils ont éventuellement un droit de succession légal.

La loi décide à cet égard que la fortune des père et mère, et à leur défaut des grands-parents, entrera en ligne de compte pour l'établissement de la taxe proportionnelle, à moins que le père du contribuable ne fasse lui-même du service ou ne paye la taxe d'exemption pour son compte personnel.

La portion imposable de la fortune des ascendants s'obtient en divisant la moitié de cette fortune par le nombre des enfants ou petits-enfants des ascendants. C'est on le voit à peu près le système de la loi Française du 15 juillet 1889 modifiée depuis par celle de 1893, et qui tenait également compte de la cote mobilière des ascendants du premier et du deuxième degré pour l'établissement de la taxe proportionnelle.

b) *Revenu.* — C'est le second élément sur lequel est basée la taxe proportionnelle. Dans le revenu ne sont naturellement pas compris les produits de la fortune mobilière et immobilière évalués ci-dessus et qui ont déjà servi au calcul de la taxe; autrement il y aurait double emploi. Par revenu il faut entendre en l'espèce :

1° Le gain que procure le revenu d'un art, d'une profession, d'un commerce ou d'une industrie, d'une fonction ou d'un emploi.

Les dépenses faites en vue d'obtenir ce gain sont déduites, à l'exception toutefois des frais de ménage et du 5 0/0 du capital engagé; en un mot c'est du bénéfice net dont il s'agit.

2° Le produit des rentes viagères, des pensions et des autres revenus analogues.

La taxe proportionnelle est, on le voit, directement établie sur l'ensemble des ressources des assujettis et non plus, comme en France, sur l'indication plus ou moins imparfaite résultant indirectement du chiffre de l'impôt mobilier ; quoi qu'il en soit, ce système paraît bien compliqué et comporte tout un système d'inquisitions et d'enquêtes, dont le contribuable s'accommoderait sans doute très mal en France.

Point de départ et durée de l'imposition. — La taxe est payable en principe par les assujettis pendant toute la période qui s'écoule entre leur vingt et unième et leur quarante-quatrième année, soit pendant vingt-trois ans.

Toutefois, à partir de l'âge de trente-deux ans jusqu'à la fin de la période d'imposition, la taxe est diminuée de moitié. C'est donc pendant les douze années qui correspondent au service dans l'élite que la taxe est due intégralement ; on a considéré que la dispense des obligations du service dans la landwher ne justifiait pas le payement d'une somme aussi forte (art. 7).

Il est encore certaines circonstances dans lesquelles la taxe peut se trouver réduite :

1° Pour les militaires qui après huit ans de service viennent à être réformés, ou bien encore pour ceux qui sont libérés temporairement en vertu de l'article 2 de la loi sur l'organisation militaire (individus libérés à raison de la nature des fonctions civiles qu'ils ont à remplir). Ils n'ont à payer que la moitié de la taxe fixée pour leur classe d'âge (art. 6) ;

2° Pour ceux qui ont commencé le service, mais qui sont licenciés durant la première partie de ce service, ils sont tenus de payer seulement la moitié de la taxe légale pour l'année correspondante. (Circulaire du Conseil fédéral du 7 juillet 1887, art, 2.)

3° Lorsque le service manqué pendant l'année ne consiste qu'en une inspection ou un exercice d'un jour, la taxe afférente à cette année est également réduite de moitié, à condition que l'absence ait été occasionnée par un cas de maladie. (Règlement d'exécution de la loi fédérale du 1er juillet 1879, art. 1er.)

Dans le même ordre d'idées, mais à l'inverse, l'assemblée fédérale a le droit d'élever la taxe militaire jusqu'au double de son montant normal pour les années dans lesquelles la plus grande partie des troupes de l'élite est appelée d'une manière extraordinaire à un service actif. En pareil cas, les obligations normales du service se trouvant notablement aggravées, on a pensé qu'il était juste d'augmenter corrélativement l'étendue du sacrifice pécuniaire représentatif de ce service (art. 8).

L'année d'imposition part du 1er janvier, et le 1er mai est fixé comme date uniforme de l'établissement du rôle annuel (art. 14).

Moyens de service et dispositions diverses. — Les autorités cantonales sont chargées de l'établissement du rôle annuel de tous les contribuables, ainsi que de la perception des taxes. Les cantons remettent annuellement à la Confédération, au plus tard à la fin du mois de janvier qui suit l'année de l'imposition, la moitié du produit brut de la taxe perçue par eux, ainsi que les pièces justificatives. L'Assemblée fédérale fixe la part à prélever sur ce produit et qui doit être affectée au fonds des pensions militaires (art. 12 et 14).

Les ordonnances d'exécution édictées par les différents cantons, et relatives à l'établissement des rôles, à la perception de la taxe, à la désignation des autorités qui en sont chargées, doivent être soumises à la sanction du Conseil fédéral. Elle doivent pourvoir :

a) A ce que les rôles originaux terminés au plus tard à la fin de mai, soient laissés à la disposition des intéressés pendant un délai convenable.

b) A ce qu'un bordereau de taxe renfermant toutes les indications nécessaires pour en apprécier les divers éléments, ainsi que la procédure de recours et les délais de réclamations, soit communiqué à chaque contribuable ; le bordereau de taxe remplit le même rôle que, chez nous, l'avertissement.

c) A ce que les comptes de la taxe soient clôturés le 31 décembre.

Tout homme exempté du service, astreint ou non à payer la taxe militaire, reçoit, s'il n'en est pas déjà muni ensuite d'un service militaire antérieur, un livret de service dans lequel sont officiellement consignés les payements de la taxe militaire, ou la libération de la taxe. (Art. 8, règlement d'exécution du 1er juillet 1879.)

Voies de recours. — Il est constitué dans chaque canton une juridiction chargée de statuer sur les recours contre les décisions de l'autorité qui a établi les rôles (art. 13).

Dans le but d'assurer une application uniforme de la loi, le Conseil fédéral a un droit de haute surveillance sur toutes les opérations relatives à la taxe militaire, et doit connaître notamment de toutes les réclamations contre les décisions en premier ressort des juridictions cantonales, lorsqu'elles sont dirigées contre la violation ou l'application incorrecte des dispositions légales. Les recours de l'espèce doivent être formés dans un délai de dix jours au plus tard à partir de la signification de la décision de la juridiction cantonale, dans le cas contraire, cette décision est définitive.

Situation légale des assujettis incorporés postérieurement au payement de la taxe. — Il est intéressant de signaler, en terminant l'étude des principales dispositions de la loi Suisse, une ordonnance en date du 24 avril 1885 intitulée : « Ordonnance sur le remboursement de la taxe « militaire payée pour un service manqué, lorsque ce der- « nier a été fait subséquemment » (1), nous y avons déjà fait allusion à propos de la situation en France de certaines catégories de jeunes gens, et notamment des dispensés conditionnels de l'article 23 qui peuvent être réincorporés pour compléter leurs trois années de service actif, alors qu'ils ont déjà payé la taxe compensatoire de ce service. Nous avons vu que d'après les principes généraux de notre législation, et en l'absence d'une disposition formelle à cet égard, ces jeunes gens ne pouvaient prétendre au remboursement de la taxe déjà payée, ce qui constituait en somme à leur préjudice une sorte de double emploi.

Le législateur Suisse a pourvu à cette situation par l'ordonnance du 24 avril 1885 aux termes de laquelle : « Lorsque conformément aux articles 82 et 85 de l'orga- « nisation militaire, un homme est astreint au service pour « un cours de répétition (période d'exercice) en compen- « sation duquel il a déjà payé la taxe d'exemption ; cette « dernière doit lui être remboursée ».

Le remboursement de la taxe payée a lieu contre quittance par le canton qui a perçu ladite taxe aussitôt que le droit au remboursement a été reconnu. Il est pris note de ce remboursement sur le livret militaire de l'homme.

(1) *Loi générale sur les contributions publiques* du 9 novembre 1887, p. 95, imprimerie centrale Génevoise-Genève.

CONCLUSION

De l'étude qui précède semblent pouvoir se dégager les conclusions suivantes :

Le principe sur lequel repose la taxe militaire la justifie très suffisamment. en tant qu'un impôt puisse se justifier autrement que par l'*ultima ratio* qui leur est commune à tous; savoir, la nécessité pour l'État de se procurer les ressources nécessaires au maintien de l'ordre social, et au fonctionnement des grands services publics. Il est en somme naturel et juste d'imposer un sacrifice pécuniaire à ceux que la loi fait bénéficier d'une véritable faveur : l'exonération de tout ou partie des trois années obligatoires de service actif. A cet égard, on ne peut méconnaître que la taxe militaire ne soit un des impôts directs le plus aisément justifiable, surtout depuis les réformes introduites par la loi du 13 avril 1898 qui ne frappe plus que les dispensés ayant retiré de la dispense un profit personnel véritable.

Mais ce point de vue n'est pas le seul auquel on doive se placer pour le critérium d'un bon impôt; il faut encore tenir compte des difficultés d'assiette et de recouvrement qu'il est susceptible de présenter, et surtout du rendement qu'on en peut attendre. Or, à cet égard, la taxe militaire ne saurait échapper à des critiques évidemment très fondées.

Nous avons vu que son assiette donnait lieu presque toujours à des recherches nombreuses et à des calculs compliqués, que d'autre part, les bases sur lesquelles reposait l'élément proportionnel, étaient essentiellement variables d'année en année ; et que par suite de ces variations de la matière imposable, le service chargé de l'établir, était exposé à de fréquents mécomptes. Toutefois, ces difficultés dans la recherche et l'appréciation des éléments de l'assiette ont beaucoup diminué depuis la réforme introduite en 1893, et d'après laquelle en cas de décès des ascendants du premier degré de l'assujetti, il n'y a plus lieu, comme auparavant, de tenir compte de la taxe personnelle-mobilière des ascendants du second degré.

Mais la critique de beaucoup la plus sérieuse que l'on puisse actuellement adresser à la taxe, depuis les réformes résultant de la dernière loi, c'est son manque de productivité. A ce point de vue, on ne saurait méconnaître que la loi de 1898 en a gravement compromis le rendement. Il suffit, pour s'en rendre compte, de citer quelques chiffres extraits des documents statistiques publiés par le Ministère des Finances, et présentant les effets financiers de la nouvelle loi par rapport à ceux de la loi de 1889.

C'est ainsi que le rendement annuel de l'ancienne taxe s'élevait en moyenne, par classe, à 712.000 francs, ce qui, à partir de l'année 1911, date du plenum de la taxe avec dix-neuf classes soumises à l'impôt, aurait produit 13.600.000 francs environ. Avec le système nouveau, on arrive à un produit, par classe, de 933.000 francs environ, ce qui donne comme produit annuel, pour les trois classes désormais soumises à l'impôt, la somme de 2.800.000 francs.

En se plaçant au point de vue exclusivement fiscal, et quand il s'agit d'une loi de finances, il faut bien reconnaître que ce point de vue est surtout intéressant, on ne peut méconnaître que les réformes introduites par la loi de 1898 conduisent à des résultats désastreux, puisqu'elles font disparaître plus des trois quarts du produit de l'impôt.

On peut regretter que le législateur n'ait pas cherché à compenser dans une certaine mesure la moins-value devant résulter d'une part de la disparition de certaines catégories d'assujettis, d'autre part de la réduction de la période imposable. Il aurait pu atteindre ce résultat en portant du simple au double le taux de la taxe fixe, et en le fixant à douze francs ; ce taux n'eût pas semblé excessif, même pour les assujettis vivant uniquement de leur travail qui, au moyen d'un prélèvement de moins 0,04 centimes sur leur salaire quotidien, auraient pu faire face au payement de l'impôt. Il n'y avait en fait rien d'anormal ni d'excessif à augmenter dans la proportion ci-dessus le taux de la taxe fixe.

D'autre part, au lieu de réduire de dix-neuf à trois années la durée du payement de la taxe, on aurait peut-être pu fixer une durée intermédiaire qui tout en ne présentant pas les inconvénients nombreux tant au point de vue de l'assiette que du recouvrement de la trop longue période antérieure, lui eût conservé néanmoins une certaine productivité.

Le législateur de 1898 ne s'est pas préoccupé de ce côté pourtant capital de la question, puisqu'il s'agit en définitive de la productivité de l'impôt ; il s'est borné uniquement à donner satisfaction aux réclamations qui s'étaient produites contre le régime institué par la loi de 1889. Si l'on en cherche la raison, on est amené à croire qu'il a considéré les réformes introduites dans l'assiette de la taxe comme un simple acheminement vers sa suppression définitive. Cette hypothèse se trouve confirmée d'ailleurs par le passage ci-après du rapport adressé par M. de Lasteyrie au Ministre des Finances, et qui montre dans quel esprit fut élaboré le projet qui est devenu la loi du 13 avril 1898.

« La Commission n'a pas cru devoir admettre la suppres-
« sion totale de la taxe militaire. Il ne faut point oublier
« en effet que la taxe a été établie en vue de fournir au
« Trésor une ressource nécessaire pour l'accroissement
« de nos charges militaires. Or, en inaugurant nos tra-
« vaux et en nous invitant à les conduire en toute indépen-
« dance, vous nous avez recommandé, Monsieur le Mi-
« nistre, de ne pas perdre de vue les intérêts du Trésor et
« de ne pas oublier que dans la situation de nos Finances,
« on ne saurait faire l'abandon complet de cette ressource
« qu'à condition d'apporter, en compensation, des recettes
« nouvelles. »

Il semble bien qu'on soit fondé à tirer de ce qui précède cette conséquence que dans la pensée de ses auteurs la loi de 1898 n'a été qu'un acheminement vers la suppression de la taxe dont le principe même est condamné. S'il en était autrement, et si elle consacrait un état de chose définitif, on ne pourrait, tout en reconnaissant, au point de vue de la simple équité, le mérite de certaines de ses réformes, que la considérer comme une loi fiscale très médiocre, car le rendement de l'impôt qu'elle a organisé sera loin d'être en rapport avec les difficultés d'application qu'elle présente, et l'impopularité devant forcément résulter des mesures transitoires édictées pour 1898 et dont nous avons présenté la critique dans un chapitre précédent.

Vu : l'Assesseur,
GÉRARDIN.

Vu : le Président,
DUCROCQ.

Vu et permis d'imprimer :
Le Vice-Recteur de l'Académie de Paris
GRÉARD.

TABLE DES MATIÈRES

ASSIETTE

SECTION I

SECTION II

SECTION III

SECTION IV

RECOUVREMENT

SECTION I

SECTION II

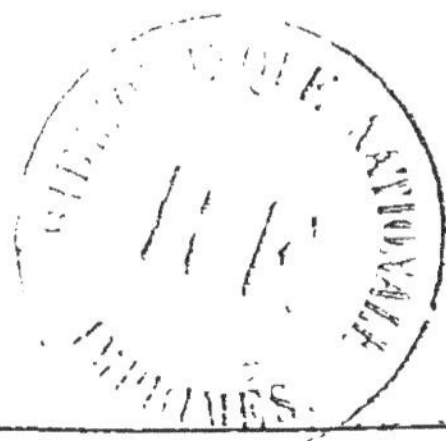

Ar. ROUSSEAU, Imprimeur-Éditeur. — Paris.

Le Mans. — Association ouvrière (MAUBOUSSIN, JOBIDON et Cie), 5 rue du Porc-Epic

www.ingramcontent.com/pod-product-compliance
Ingram Content Group UK Ltd.
Pitfield, Milton Keynes, MK11 3LW, UK
UKHW020315230726
13925UKWH00002B/425